SÉMÉIOTIQUE.

DE L'IMPRIMERIE DE J. M. EBERHART,
RUE DU FOIN SAINT-JACQUES, N° 12.

SÉMÉIOTIQUE,

OU

TRAITÉ

DES SIGNES DES MALADIES;

Par A. J. LANDRÉ-BEAUVAIS,

Chevalier de la Légion d'Honneur, Professeur de Médecine clinique, Médecin de l'hospice de la Salpêtrière
et de l'École royale Polytechnique, Membre adjoint
de la Société de la Faculté de Médecine de Paris, etc.

*Medicus curandi rationem optimè molietur, si ex
præsentibus affectionibus futura prænoverit.*
Hipp. *Prænot.* 1.

TROISIÈME ÉDITION,

REVUE, CORRIGÉE ET AUGMENTÉE.

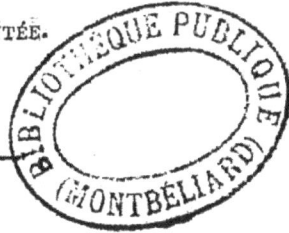

A PARIS;

Chez J. A. BROSSON, Libraire, rue Pierre-Sarrazin, n° 9.

1818.

MONSEIGNEUR,

Vous repousseriez les éloges que la vérité se plairoit à mettre dans une épître dédicatoire, et je puis à peine, sans craindre de vous offenser parler de ce goût pour les sciences qui vous fait allier leur culture avec les grands travaux qu'exigent les places les plus éminentes de l'État. Je dois à mon amour pour la science et à l'art que je professe l'estime et la bienveillance dont vous m'honorez : permettez que je vous en témoigne publiquement ma reconnoissance en vous offrant cet Ouvrage.

Je suis avec le plus profond respect,

MONSEIGNEUR,

Votre très-humble et très-obéissant serviteur,

LANDRÉ-BEAUVAIS,

INTRODUCTION.

———

Une connoissance profonde des signes des maladies est indispensable à celui qui se destine à pratiquer l'art de guérir. Elle éclaire ses pas dans la route difficile où il va s'engager, et elle distingue l'homme habile qui a profité des observations des médecins de tous les temps d'avec l'aveugle routinier dont quelques succès, le plus souvent dus au hasard, on fait la célébrité.

Les signes qui indiquent l'état présent des malades sont les premiers qui méritent de fixer l'attention. Chacun d'eux doit être d'abord étudié isolément. La pathologie spéciale apprend ensuite à les réunir et à reconnoître les Genres et les Espèces des maladies. La science du diagnostic est donc la première des parties qui constituent réellement la médecine; sur elle est fondée toute administration de moyens curatifs; enfin elle conduit au pronostic.

Mais les signes qui font porter un œil pénétrant sur les terminaisons favorables ou fâcheuses qui se préparent ou qui s'opèrent ne sont pas moins importans. Un médecin ne visite pas une personne attaquée d'une maladie qui ait la moindre apparence d'être grave, qu'on ne lui demande ce qu'on doit espérer ou craindre de ses suites; et il ne peut se dispenser de répondre à de pareilles questions, sans s'exposer à donner une mauvaise opinion de ses lumières ou de son caractère (1). L'art du pronostic est d'ailleurs très-avantageux au médecin qui parvient à y exceller ; ses pronostics, confirmés par les évenemens, ne peuvent qu'augmenter sa considération en donnant une haute idée de ses talens et de son expérience; et si quelqu'un de ses malades succombe à la violence de son mal, l'art du pronostic le met à l'abri d'être blâmé des personnes judicieuses, puisqu'il aura fait connoître d'avance ou que la maladie étoit pleine de danger, ou même qu'elle étoit supérieure à toutes les ressources de l'art (2). Rien au contraire n'est plus capable de perdre un médecin de réputation, que les erreurs frappantes et réitérées dans le pronostic. L'habileté du médecin dans le pronostic assure aussi son repos, sa tranquillité dans l'exercice de son art; dépourvu de ce talent, il vivroit dans une perplexité continuelle; il se verroit exposé à

---

(1) LEROY; du Pronostic dans les maladies aiguës.
(2) HIPPOCRATE. Prénot.

essuyer chaque jour de nouvelles mortifications. Le malade y trouve aussi de grands avantages : il est traité avec d'autant plus d'intelligence et de succès, que le médecin connoît mieux et de plus loin tout ce qu'on doit craindre de la maladie ou espérer des ressources de la nature. Prévoyant le danger, le médecin emploiera promptement les remèdes les plus efficaces pour en garantir le malade : lorsqu'il observera, au contraire, que sa situation n'a rien d'alarmant, que la nature fait tout ce qu'il faut pour le guérir, il se gardera bien de prescrire des remèdes plus ou moins superflus, souvent nuisibles.

Les signes qu'on observe dans les maladies annoncent quelquefois une guérison certaine, quelquefois une mort assurée; souvent aussi, moins décisifs, ils ne donnent que de justes raisons d'espérer ou de craindre, ou même ne laissent qu'une entière incertitude sur l'événement. Un médecin mesurera toujours l'énoncé de son pronostic sur ces différens degrés de certitude ou de probabilité que présentent les signes qu'il observe. Pour peu qu'une maladie soit grave de sa nature, ce ne sera que sur le concours des signes les plus décisifs qu'un médecin prudent se déterminera à prononcer affirmativement que la guérison est prochaine et assurée; le plus souvent il se contentera de faire connoître les signes qui donnent lieu de l'espérer. On ne doit pas être moins réservé sur les prédictions de mo t inévitable, particulièrement dans les maladies aiguës, où, comme l'observe Hippocrate, les signes qui annoncent la mort ou la guérison sont, en général, un peu moins certains que dans les maladies chroniques.

Lorsqu'on aperçoit dans une maladie des signes salutaires, on doit les faire connoître au malade, afin d'établir dans son ame ce calme et cette confiance qui contribuent si fort au succès des remèdes et à sa guérison.

On ne sauroit, au contraire, user de trop de prudence lorsqu'on se croit obligé de faire connoître le fâcheux pronostic qu'on porte sur une maladie ; presque toujours il seroit barbare d'en instruire le malade lui-même et de le jetter par un tel aveu dans la crainte et dans l'abattement, passions de l'ame qui, troublant la nature dans ses opérations, seroient capables de la priver des ressources qu'elle emploie quelquefois si heureusement, et contre l'attente des médecins les plus éclairés : on doit même, en pareils cas, ménager la sensibilité des personnes qui, par les liens du sang ou de l'amitié, s'intéressent vivement au sort du malade. Mais il convient de confier

de tels pronostics à une personne judicieuse
qui ait quelque empire sur l'esprit du malade
et qui soit capable d'agir de sang-froid ; de
cette manière le médecin fera parvenir avec
ménagement ses craintes à la famille du malade ; il le déterminera lui-même à régler ses
diverses affaires par de simples motifs de prudence. Il continuera cependant de le rassurer,
en l'abordant avec la même sérénité ; il feindra
de n'avoir aucune part aux précautions qu'il a
lui-même suggérées.

- On a déjà remarqué, et c'est en effet une
chose singulière, que la connoissance des signes
pronostiques des maladies s'acquiert mieux
dans les écrits des anciens médecins que dans
ceux des modernes. Les premiers médecins
grecs, uniquement occupés à observer les signes des maladies, tracent des tableaux si
clairs, si précis et si exacts, que l'on y trouve
presque tout ce qui est rigoureusement nécessaire pour la connaissance parfaite des signes
pronostiques. Les modernes, qui, aidés de
leurs ouvrages, auroient dû les perfectionner,
se sont au contraire, pour la plupart, complètement écartés de la route qui leur avait été
tracée, pour se livrer à des recherches sur les
causes et la nature des maladies. Leurs longues
et inutiles digressions sur les causes prochaines,

leurs efforts continuels pour s'appuyer sans
cesse de l'autorité de quelques-uns des pères
de la médecine, les ont éloignés du véritable
but. Les signes des maladies, présentés sans
suite et sans liaison, noyés dans un déluge
d'explications, décrits d'une manière imparfaite,
tronqués pour être accommodés à quelque théorie, n'offrent pas même d'attrait pour la curio-
sité; et c'est un véritable travail que de réunir
ces objets épars et détachés, pour en former un
tableau qui ait de la suite et de l'ensemble.

Les anciens médecins nous ont fait connoître la plupart des signes dangereux, salutaires ou douteux; les Pronostics et les Aphorismes d'Hippocrate, les Prénotions Coaques,
et les Prédictions, ouvrages du même auteur ou
de ses premiers disciples, ne traitent guère que
des signes des maladies, et, de l'aveu des plus
grands maîtres de l'art, ils sont et seront toujours des guides sûrs pour apprécier le présent
et juger de l'avenir. Hippocrate a saisi la meilleure manière d'écrire sur cette partie de la médecine, et de la porter par degrés au plus-haut
point de perfection. Il expose simplement et
brièvement les faits, c'est-à-dire, les résultats
de l'observation relativement à la signification
pronostique des symptômes que présentent les
maladies, et il se garde bien d'entrer dans des

explications erronées et souvent inutiles, comme Galien a fait depuis dans différens ouvrages sur les signes. Ce que Arétée, Cœlius Aurelianus, Alexandre de Tralles, Galien même, nous ont transmis sur le diagnostic et le pronostic des maladies, forme la partie la plus intéressante de leurs écrits.

Depuis la renaissance des lettres, les commentateurs d'Hippocrate se sont beaucoup occupés des signes des maladies : on peut citer parmi eux Duret (1), Valésio (2), etc. Mais ces hommes si estimables d'ailleurs, entraînés par l'esprit du siècle où ils vivoient, et cédant au desir d'étaler une vaine érudition, s'écartent de la route qu'il falloit tenir pour augmenter le fonds de nos connoissances. Au lieu de nous ramener sans cesse à l'observation au lit des malades, leur usage est d'établir la vérité d'une sentence d'Hippocrate sur plusieurs autres assertions du même auteur. Ce n'est point à l'autorité ni au raisonnement spéculatif, qui nous égare continuellement, c'est à l'expérience seule qu'il appartient de confirmer et d'augmenter les signes des maladies ; c'est en observant avec soin et en s'aidant d'une bonne classification que

---

(1) *Hippocratis magni Coacœ Prænotiones.*
(2) *In Aphorism. Hipp. Commentarii septem.*

l'on peut perfectionner la doctrine des signes.

Parmi les traités de Séméiotique, il faut distinguer ceux de Prosper Alpin (1), de Fienus (2), de Lommius (3). Le premier a rassemblé les sentences d'Hippocrate et tout ce qu'il a pu trouver de mieux dans Galien et dans les Arabes: il est bien supérieur aux deux autres. Il y a cependant dans cet ouvrage une telle profusion d'érudition et d'explications d'après la philosophie galénique, que l'on ne peut le regarder que comme un riche et vaste amas d'excellens matériaux, mêlés de beaucoup de choses inutiles, et qu'on n'a pas la patience d'étudier autant que l'importance du sujet l'exige.

Leroy (4) et Pezold (5), dans des traités sur le *Pronostic dans les maladies aiguës*, ont recueilli ce qu'Hippocrate et tous ses commentateurs nous ont transmis de meilleur sur le prognostic; ils y ont ajouté quelques observations intéressantes, et leurs ouvrages se distinguent par une grande exactitude et une

---

(1) *De Præsagiendâ vitâ et morte ægrotantium*, libri VII.

(2) *Semiotice, sive de Signis Tractatus.* Lugd.; 1664.

(3) *Medicinalium observationum*, lib. III, in-8.

(4) Du Pronostic dans les maladies aiguës.

(5) *De Prognosi in acutis.* Lips.; 1778.

grande précision. Freind (1), Cope (2), Aubry (3), ont donné des commentaires estimés
des ouvrages d'Hippocrate, que l'on peut
consulter avec fruit.

Gruner (4) a publié une Séméiotique physiologique et pathologique : c'est l'ouvrage le
plus complet sur cette matière ; on peut seulement lui reprocher d'être surchargé d'érudition, et de n'avoir pas assez précisé la valeur
des signes, en les rapportant à des maladies
bien classifiées ; mais à l'époque où Gruner a
donné son excellent ouvrage, on ne sentoit
pas encore généralement l'utilité des nosologies,
et l'analyse appliquée à la médecine avec tant
d'avantage par le savant auteur de la Nosographie philosophique n'avoit pas appris à distinguer avec exactitude les Genres et les Espèces
des maladies (5). Les ouvrages de Séméiologie
de Dantz et de Sprengel ont paru après celui

---

(1) *Comment. in libr. Epid.* Paris, 1735.

(2) *Demonstratio medico-practica Prognosticorum
Hippocratis.* Amst. 1785.

(3) Oracles de Cos. *Paris*, 1781.

(4) *Semiotice physiologicam et pathologicam gene-
ralem complexa.* Halæ Magdeburgicæ, 1775.

(5) Nosographie philosophique, ou la méthode de
l'analyse appliquée à la médecine, par Ph. PINEL,
6e. édition, 1818.

de Gruner; mais, comme ils sont écrits en allemand, je n'en puis juger qu'imparfaitement par quelques fragmens qui m'ont été communiqués.

Je ne parlerai point de quelques Séméiotiques publiées en France par des auteurs vivans; je me bornerai à dire qu'elles m'ont paru insuffisantes, ou faites d'après des vues bien différentes de celles qui ont présidé à la rédaction de ce Traité des Signes des Maladies.

L'enseignement de la médecine clinique, qui est devenu presque général à la fin du siècle dernier, a ramené naturellement à une étude plus suivie et plus judicieuse des signes des maladies. Le professeur qui doit apprendre à reconnoître au lit des malades et à traiter les nombreuses altérations qui surviennent dans notre organisme, commence par fixer les sens des élèves (1) sur les symptômes des maladies; il cherche ensuite à leur faire acquérir cette justesse, cette précision des sens qui fait distinguer le mode de lésion et le de-

_____

(1) De toutes les sciences physiques, en général, il n'en est peut-être pas une dans laquelle il importe plus d'interroger les sens que dans la médecine pratique strictement dite : toute théorie se tait ou s'évanouit presque toujours au lit du malade, pour céder la place à l'observation et à l'expérience. Eh! sur quoi se fondent

gré de chaque symptôme; enfin, parmi les différens symptômes qui s'offrent à l'observation,
il fait distinguer ceux qui sont caractéristiques
des maladies, et qui peuvent éclairer sur l'état
présent ou futur des malades. Cette première
partie de la médecine clinique, cet exercice
habituel, convenable et méthodique des sens,
étoit assez négligé, lorsque le professeur Pinel
voulut bien, il y a dix-huit ans, m'associer à
son enseignement particulier de la médecine
clinique; dès-lors je commençai à faire des cours
dans lesquels, après avoir exposé les différentes
formes et qualités, et les différens degrés sous
lesquels s'offrent les altérations des fonctions,
des organes et des matières des sécrétions,
j'exerçois les élèves à reconnoître chacune de
ces altérations au lit des malades; ensuite, après
avoir fixé les bases qui devoient servir à convertir ces symptômes en signes, je faisois connoître les divisions établies entre les différens
signes et la valeur diagnostique et pronostique
de chacun de ces signes dans les diverses maladies.—

l'expérience et l'observation; si ce n'est sur le rapport
de nos sens? (Voyez la *Préface de la Nouvelle Méthode
pour reconnoître les maladies internes de la poitrine
par la percussion de cette cavité,* par Avenbrugger,
traduit par M. CORVISART).

b

Il ne suffisoit pas de faire une exposition fidèle des élémens des signes et des signes eux-mêmes des maladies, il falloit les disposer dans un ordre qui fît mieux ressortir leur liaison avec la physiologie et la nosographie, et les avantages que la Séméiotique a retirés des progrès faits dans ces deux branches de la médecine. Il en est des signes des maladies comme d'un grand nombre d'autres objets scientifiques : à certaines époques, ils doivent être augmentés des connoissances nouvelles, présentées dans un ordre qui soit en rapport avec l'état et les progrès des autres sciences ; c'est ce que j'ai fait dans mes leçons de Séméiologie et de Médecine clinique et c'est le résultat de ce travail que je présente au public.

J'ai conservé, pour l'exposition des signes des maladies l'ordre que j'avois suivi dans les éditions précédentes, celui que les physiologistes Bichat (1) et Richerand (2) ont admis pour la classification des fonctions ; mais au lieu de commencer par les signes tirés de la

_____

(1) Anatomie générale appliquée à la Physiologie et à la Médecine. 4 vol. in-8°., à Paris, chez Brosson. (Une nouvelle édition de cet ouvrage, augmentée de notes, par MM. Pinel, Béclard et Laennec, paroîtra incessamment.)

(2) Nouveaux Elémens de Physiologie.

digestion, il me paroît plus convenable de traiter d'abord de ceux que fournissent la circulation et la respiration, ces signes, qui sont
d'une grande importance, étant ceux sur lesquels ordinairement l'attention se fixe avant
de s'occuper des lésions de la digestion. L'exposition des signes est précédée de quelques
considérations sur ce qu'on entend par *phénomène, symptôme* et *signe* des maladies,
sur l'art de convertir les symptômes en signes,
sur la division à établir parmi les signes, et
sur la valeur des différens signes. En traitant
de chaque signe en particulier, quelquefois je
rappelle brièvement l'état naturel des fonctions, des organes ou des matières des sécrétions qui fournissent les signes. J'expose ensuite
les différentes formes ou qualités sous lesquelles
l'observation a fait reconnoître le symptôme
que l'on convertit en signe. Je parcours les
différentes maladies dans lesquelles on le remarque, et j'indique ce qu'il annonce de l'état
présent ou futur des malades. J'ai déterminé
avec plus d'exactitude la valeur pronostique
de chaque signe d'après les résultats de l'observation. Quelquefois un signe suffit pour
faire prédire des changemens. Presque toujours les signes n'ont qu'une valeur relative à
d'autres signes et aux périodes des maladies.

Les conjectures pronostiques diffèrent entre elles par des nuances multipliées, relativement à leur degré de probabilité; souvent elles ne s'élèvent qu'à une présomption plus ou moins forte ; dans d'autres cas elles touchent de près , quelquefois même elles atteignent à la certitude. L'énoncé de chaque pronostic est mesuré sur le degré de probabilité.

A mesure qu'une science fait des progrès, les mots qui désignent des choses différentes se multiplient, son langage devient plus pur et plus correct. La perfection des langues scientifiques indique la perfection des sciences, a dit Condillac : cela doit être, car mieux l'on connoît, mieux l'on conçoit les choses, et plus on a de facilité à les énoncer par des expressions appropriées. Il importe beaucoup de bien connoître et de bien fixer la signification des termes employés dans une science, de suppléer à ceux qui manquent pour désigner des choses différentes, et de bannir toutes les dénominations insignifiantes pour leur en substituer d'autres plus exactes.

On est loin d'avoir porté un goût aussi pur et aussi sévère dans les ouvrages écrits jusqu'à ce jour sur les signes des maladies. Les termes propres manquent absolument lorsqu'il est question d'énoncer des nuances délicates, mais qu'il est cependant utile de faire connoître : les divers délires en fournissent un exemple ; je pourrois en citer beaucoup d'autres. Souvent on n'est pas même d'accord sur les termes qui servent à rappeler les lésions des principales fonctions, telles que la respiration et la circulation. En effet, que plusieurs médecins touchent le bras d'un malade attaqué d'une pleurésie, tous auront la même idée, résultat d'une même impression faite sur les sens ; ils chercheront à énoncer une lésion dans la pulsation de l'artère ; mais les uns diront que le pouls est dur, d'autres qu'il est roide, qu'il est tendu, etc. Peut-on corriger ces imperfections de la Séméiotique et y introduire un langage plus correct? je le pense; mais je ne l'entreprendrai pas : je fixerai seulement la signification des termes auxquels on n'a pas attaché de sens assez précis ; je ferai connoître le plus grand nombre des objets par les dénominations consacrées par l'usage.

On trouvera dans ce Traité des Signes des maladies des détails et un ensemble destinés particulièrement à l'usage des jeunes praticiens; ils sont le résultat des observations des médecins de tous les âges et de celles que l'exercice de la médecine dans un grand hôpital et la pratique particulière m'ont permis de faire depuis

près de vingt-cinq ans. Je n'ai point surchargé
cet ouvrage d'une érudition que j'aurois pu facilement y faire entrer ; je n'ai même pas toujours indiqué les sources où j'ai puisé ; j'ai pris
partout où j'ai rencontré des faits justes, clairs
et bien présentés, surtout lorsque j'avois eu occasion de les vérifier au lit des malades, et il y
en a bien peu que je n'aie vus. Les Aphorismes
et les Pronostics d'Hippocrate, les Prénotions
Coaques, le Pronostic de Leroy, la Sémiotique
de Gruner, sont les traités que j'ai le plus souvent mis à contribution. Les gens instruits
connoîtront aisément les auteurs dont j'ai quelquefois employé non-seulement les idées, mais
même les expressions : vouloir mieux dire que
les autres n'est que trop souvent le moyen
de mal s'exprimer, et, en matière de science,
celui de manquer le but qu'on doit se pro-
poser.

TRAITÉ

DES

SIGNES DES MALADIES.

DES SIGNES EN GÉNÉRAL.

1. Il est une partie de la médecine qui ne variera jamais, c'est l'exposition des signes des maladies. Indépendante des temps et des opinions comme la nature dont elle est le tableau fidèle, partie fondamentale de l'art, elle a été présentée avec soin dans les ouvrages les plus authentiques d'Hippocrate. Les médecins grecs qui se sont efforcés de marcher sur les traces du vieillard de Cos, et parmi les modernes, Prosper Alpin, Duret, Baillou, Sydenham, Boerhaave et plusieurs autres, ont successivement rendu plus complète l'exposition des signes des maladies; et par là se sont acquis des droits à notre reconnoissance.

2. Les médecins qui ont fait connoître les signes des maladies ont indiqué en même temps le présage que l'on doit en tirer. Mais si l'on considère que ces signes ont presque toujours été présentés d'une manière générale, et que d'ailleurs les descriptions, et surtout les dénominations de

1

la plupart des maladies, étoient fort incomplètes
et variables avant les travaux des nosologistes modernes, on comprendra facilement combien cette
branche de la science médicale exige encore de recherches.

3. Avant de commencer l'exposition des signes
des maladies, il faut déterminer ce que l'on entend
par *phénomène*, *symptôme* et *signe*. En les considérant d'une manière générale, ce sont des abstrac-
tions auxquelles on s'élève par l'observation d'un
grand nombre de faits particuliers.

4. Le *phénomène* est tout changement du corps,
sain ou malade, perceptible par les sens (1). Il y
a des phénomènes qui appartiennent à la santé,
tandis qu'il y en a d'autres qui ne surviennent que
dans les maladies. Un auteur moderne a restreint
la signification du mot *phénomène* aux changemens qui surviennent dans l'état de santé, et emploie toujours le mot *symptôme* pour exprimer les
changemens qui se manifestent dans les maladies:
cette distinction n'est ni exacte ni conforme à l'u-
sage. On désigne ordinairement par phénomènes
des maladies les symptômes, les accidens, les épiphénomènes et les épiginomènes. La physiologie
s'occupe de l'exposition des phénomènes de la
santé. L'exposition des signes des maladies est une
des parties les plus essentielles de la pathologie.

---

(1) Le terme *phénomène* se prend en médecine pour tous
les différens effets qu'on remarque dans l'économie animale;
dans l'usage ordinaire, il ne se dit que de ce qui apparoît de
nouveau, que des choses qui surprennent par leur nou-
veauté.

5. Le *symptôme* est un changement, une altération de quelques parties du corps ou de quelques-unes de ses fonctions, produit par une cause
morbifique et perceptible aux sens. C'est par la
collection et la succession des symptômes qu'on
reconnoît une maladie. Galien a dit que le symptôme est une affection contre nature qui suit la
maladie comme l'ombre suit le corps. Le phénomène de la maladie est un simple changement de
l'état de santé; le symptôme est un changement
lié à l'état de la maladie : c'est donc un même
effet, mais pris dans une acception plus ou moins
étendue.

6. Le *signe* est tout phénomène, tout symptôme,
par le moyen duquel on parvient à la connoissance d'effets plus cachés. Il se rapporte à l'état
actuel, à ce qui a précédé, à ce qui surviendra (1).
Le signe est donc un effet apparent qui fait connoître des effets plus cachés passés, présens ou
futurs. Le signe, dans son essence, est une conclu-
sion que l'esprit tire des symptômes observés par
les sens, au lieu que le symptôme n'est qu'une
perception des sens. Le signe appartient plus au
jugement, et le symptôme aux sens. Les signes
des maladies ne peuvent exister sans les symptômes, c'est-à-dire sans une impression faite sur les
sens. Les symptômes sont reconnus par tout le
monde : il n'en est pas de même des signes Il n'est

---

(1) *Ad signa quæ pertinet pars, in tria distribuitur : in
cognitionem præteritorum, in contemplationem præsentium,
et præsagitionem futurorum.* GALENUS, *de Humor. comm.*

1.

personne, en effet, qui ne reconnoisse unè douleur profonde au côté, avec difficulté de respirer
et crachement de sang, et le médecin seul découvre des signes dans ces symptômes. *Omne*
symptoma signum est, sed omne signum non est
symptoma : tout symptômè est signe, mais tout
signe n'est pas symptôme. Il est des signes qui
appartiennent à la santé; les symptômes ne s'observent que durant les maladies : on dit signe, et
non symptôme de la santé.

7. Examinons quelle est l'opération de l'entendement par laquelle un symptôme qui ne frappoit
que les sens acquiert une signification, et devient un motif de juger de l'existence d'une chose
cachée. Cette opération consiste dans la recherche
du rapport qui unit le symptôme signifiant avec
le phénomène signifié, et cette recherche se fait
de plusieurs manières : par l'observation physiologique, par l'observation clinique, et par l'anatomie
pathologique.

8. La connaissance d'une fonction peut être assez
complète pour que les circonstances qui ont précédé ou qui accompagnent ses lésions nous fassent
connoître la cause des symptômes qui frappent nos
sens. La physiologie nous apprend que l'air subit
dans le poumon des changemens notables, qu'il
en sort après avoir acquis une température plus
chaude, et que ces changemens tiennent de très-
près à la vie, soit comme effet, soit comme cause.
Si l'air expiré se trouvoit froid chez un malade,
et qu'il n'apportât aucun signe de l'action pulmonaire, il seroit permis d'annoncer un affoi-

blissement radical dans les forces vitales et leur destruction prochaine. Voilà comment la connoissance des fonctions d'un organe doit instruire sur la nature de ses affections. Nous pouvons donc établir en principe que la physiologie est un des moyens qui servent à convertir les symptômes en signes.

9. Pour qu'un phénomène apparent devienne signe, il n'est pas toujours nécessaire que la physiologie nous montre ses rapports avec l'objet qu'il indique; l'observation clinique et l'anatomie pathologique nous conduisent au même résultat. *La coexistence constante ou très-fréquente de deux phénomènes devient pour nous une preuve de leur liaison.* Toutes les sciences physiques sont remplies de propositions fondées sur ce principe; mais il n'en est aucune où on le mette aussi fréquemment en usage qu'en médecine. Lors donc que l'observation nous a fait voir souvent un symptôme lié avec un tel état intérieur, nous osons affirmer l'existence de ce même état chaque fois que le symptôme se présente, quoique leur mode de liaison nous soit inconnu. Quel rapport y a-t-il entre la langue chargée, le tremblement de la lèvre inférieure, et la disposition au vomissement? On l'ignore; mais l'observation a souvent fait voir les deux premiers phénomènes accompagnés de cet état, et cela suffit pour qu'à l'avenir ils en deviennent signes. L'observation a également fait voir que, lorsqu'une violente péripneumonie a été suivie tout-à-coup de la cessation de la douleur et de l'expectoration, de la décomposition des traits

de la face, de l'insensibilité du pouls, l'autopsie cadavérique présente constamment l'hépatisation du poumon; cela suffit encore pour qu'à l'avenir les mêmes symptômes deviennent signes de cette altération du tissu de l'organe de la respiration. Les connoissances acquises par l'observation clinique et par l'anatomie pathologique sont donc un second moyen par lequel un symptôme se change en signe, et c'est celui dont on fait le plus d'usage.

10. L'observation est encore le seul moyen que nous ayons pour faire tourner au profit de la séméiotique la connoissance des causes procatarctiques. L'action de ces causes sur nous ne paroît pas subordonnée aux seules lois de la chimie et de la physique : aussi n'est-il pas possible d'en calculer d'avance les effets. Mais l'observation peut déterminer quel est l'effet qui correspond le plus fréquemment à une telle cause, et tirer ainsi du passé non-seulement la connoissance du présent, par la liaison qu'il doit avoir avec les circonstances antérieures, mais encore prévoir l'avenir.

11. Ces moyens de convertir les symptômes en signes sont subordonnés à certaines règles dont l'observation est nécessaire pour qu'ils puissent nous conduire à la vérité. En mettant en usage la physiologie, par exemple, il faut ne compter que sur ce qu'elle présente de certain. Les signes que l'observation a découverts ne peuvent acquérir de la certitude que par leur liaison fréquente avec la chose indiquée. Pour qu'un phénomène puisse en indiquer un autre, il est important

que leur simultanéité ait été observée assez souvent pour écarter tout soupçon de hasard.

12. Tout signe étant symptôme avant d'être converti en signe, et tout symptôme étant un changement, une altération de l'état de santé, de quelque fonction ou de quelque organe, il est convenable, avant de parler de chaque signe, d'exposer les divers changemens que l'on observe dans les fonctions et dans les organes pendant les maladies. Cet ordre réunit les avantages de faire connoître les élémens des signes et les signes eux-mêmes, et d'indiquer les imperfections et les lacunes de la séméiotique : il a été suivi dans tout le cours de cet ouvrage.

13. Les signes, comme nous avons vu, sont des effets apparens au moyen desquels on parvient à la connoissance d'effets plus cachés, dérobés au témoignage des sens. On distingue ordinairement trois ordres de signes : les diagnostiques, qui donnent la connoissance de l'état présent des malades; les signes commémoratifs, par lesquels on remonte au temps passé; les signes pronostiques, au moyen desquels on peut prédire les événemens futurs.

14. Les signes diagnostiques sont ceux qui représentent le tableau de la maladie, et font en même temps connoître l'état actuel du malade. Par exemple, un malade se plaint d'une douleur profonde et violente à l'un des côtés de la poitrine, la respiration est difficile, il expectore des crachats de sang pur ou mêlés de beaucoup de sang, le pouls est dur et fréquent, la face animée; voilà

les signes diagnostiques de la péripeumonie, ils font connoître une lésion du poumon, ils ne peuvent exister réunis sans que cette lésion n'ait lieu, ils en sont les effets immédiats.

15. Les signes diagnostiques se divisent en caractéristiques, communs et accidentels.

16. Les signes caractéristiques sont propres à chaque maladie et en sont même inséparables : la toux sèche, la douleur lancinante de côté et la difficulté de respirer, sont les signes caratéristiques de la pleurésie. Pour établir le diagnostic d'une maladie, les signes caractéristiques doivent être en nombre suffisant et correspondre entre eux. Les signes caractéristiques ont encore été nommés *pathognomoniques*, vrais, essentiels, univoques, suffisans. Les signes organiques sont des signes caractéristiques qui font connoître quel est l'organe affecté.

17. Les signes communs sont ceux qui se rencontrent dans plusieurs maladies, et qui péuvent être regardés comme n'appartenant spécialement à aucune : telles sont la fréquence du pouls, la chaleur de la peau, la rougeur de la face, etc. Ces signes s'observent dans les fièvres inflammatoires et bilieuses, dans les phlegmasies, et dans beaucoup d'autres affections. Les signes communs ont encore été appelés signes équivoques, insuffisans.

18. Les signes accidentels ou les *accidens* sont des phénomènes qui se présentent quelquefois dans une maladie, et qui d'autres fois n'existent point : ainsi les phlegmasies ont quelquefois pour accidens des hémorragies, des sueurs, des diar-

rhées. C'est aux signes diagnostiques accidentels
que l'on peut rapporter ce que l'on a nommé
supervenientia, épiphénomènes, épiginomènes. Les
supervenientia sont des dispositions développées
par la maladie, et qui la surchargent d'accidens
étrangers, comme le flux des règles chez les
femmes avant les époques ordinaires, la dentition
chez des enfans qui n'en étoient pas tourmentés
avant qu'une autre maladie l'eût accélérée. On a
donné l'épithète d'épiginomène aux accidens qui
surviennent dans une maladie, et qui proviennent
non pas de la maladie, mais de quelques circonstances étrangères, des inattentions de ceux qui
assistent le malade, des imprudences qu'il com-
met, ou même d'un mauvais traitement. On entend par épiphénomènes des signes accidentels
qui ne paroissent pas avant que la maladie soit
tout-à-fait formée. Quoi qu'il en soit de l'utilité
et de l'exactitude de cette sous-division scholasti-
que, tous ces signes peuvent être compris parmi
les accidens.

19. Tous les signes diagnostiques d'une maladie
ne se rencontrent pas toujours réunis, particulièrement dans le commencement, quoique la maladie soit déjà établie: ainsi chez les péripneumoniques, le crachement de sang ne survient souvent que le troisième ou le quatrième jour. Jusqu'à ce qu'il y ait un nombre suffisant de signes
diagnostiques correspondans entre eux, on ne
peut établir le diagnostic d'une maladie. Souvent
alors on s'éclaire beaucoup par les signes commémoratifs.

20. Les signes anamnestiques ou commémoratifs se rapportent au passé, comme les diagnostiques au présent : ils rappellent tout ce qui s'est
passé de relatif à la maladie. Ils ne se bornent pas
à ce qui l'a précédée ; ils s'étendent à tout ce qui
lui a donné lieu, à sa cause, à son développement ;
ils embrassent ce qu'on nomme causes occasion-
nelles, causes procatarctiques.

21. Les signes commémoratifs tirés des causes
procatarctiques des maladies en complètent l'histoire. Les effets ordinaires de ces causes étant
connus, on déterminera plus vîte le caractère de
la maladie. Ils servent surtout, dans l'imminence
d'une maladie, à faire juger ce qu'elle sera, et à
la prévenir par un traitement qu'ils indiquent
dans ce cas seul : par exemple, si la transpiration
a été supprimée par le froid, on préviendra quelquefois une maladie qui menace, par un régime
légèrement sudorifique.

22. C'est encore à l'aide des signes anamnestiques qu'on peut distinguer ce qui arrive par
cause de maladie, ou par certaines autres causes
qui ont précédé sans avoir déterminé une maladie. Si, après un excès de promenade, on éprouve
une lassitude, un mal de tête, une chaleur vive,
une douleur du cou, des lombes ou des hypochondres, on n'en concluera pas qu'une maladie
est imminente ; car ces phénomènes n'ont communément pas de suite ; ils disparoissent par le
repos ; mais s'ils se manifestent sans aucune erreur
de régime, il y a lieu de craindre qu'ils ne soient
les premiers signes d'une maladie commençante.

23. Les signes pronostiques sont ceux qui dé-
notent et qui font prévoir ce qui arrivera de bon
ou de mauvais. En général, les signes pronostiques ne se font pas observer aussi long-temps
que les diagnostiques : il faut néanmoins qu'ils
aient une durée assez longue, et qu'ils soient en
nombre suffisant pour acquérir de la valeur. Ces
signes s'appliquent à tous les phénomènes qui,
dans le cours d'une maladie aiguë, indiquent des
changemens plus ou moins notables, favorables
ou fàcheux ; mais ils s'appliquent plus particulièrement aux événemens qui surviennent tout-à-
coup, et se font remarquer vers la fin de la maladie et aux approches de la crise.

24. Les signes pronostiques qui n'indiquent
que des changemens, se font remarquer au commencement comme en toute autre période de la
maladie, et ils ont été nommés acritiques ou non
critiques. Ils nous éclairent sur la durée de la maladie, et font prévoir des signes qui arriveront,
ou même la mort du malade

25. D'autres signes pronostiques ne se présentent guère que dans le plus haut degré de la maladie dont ils annoncent la terminaison ; quelquefois cependant ils continuent pendant le déclin.
Ils varient selon les organes par lesquels se font
les crises. Ces signes ont été appelés critiques.

26. On a tenté de distinguer les signes des
maladies en signes certains et incertains ; mais il
est impossible d'établir exactement cette division
entre les signes considérés chacun séparément : le
degré de certitude de chaque signe varie selon un

trop grand nombre de circonstances. La valeur des
signes n'est pas la même dans les différens genres,
les différentes espèces de maladies. L'aphonie est
un signe dangereux dans les fièvres putrides, presque toujours mortel dans les fièvres ataxiques;
elle n'est, au contraire, d'aucune valeur dans l'hystérie.

27. La valeur des signes varie dans les divers
temps des maladies : tel signe qui est fâcheux au
commencement d'une maladie, devient équivoque
ou favorable dans le plus haut degré de la même
maladie. Les tintemens d'oreille, la surdité, sont
dangereux au commencement des fièvres ataxiques;
ils sont d'un heureux présage lorsqu'ils surviennent plus tard. Le pronostic à tirer des parotides
varie également selon l'époque de leur apparition.

28. Chaque signe a cependant en lui-même sa
force, sa valeur : ainsi l'urine claire a sa valeur,
l'urine épaisse a aussi la sienne; mais ce signe a
une plus ou moins grande valeur selon les circonstances. L'urine claire est un signe bien moins
fâcheux chez une femme jeune et nerveuse que
chez un vieillard.

29. L'habitude affoiblit la valeur des signes. Il
est des personnes qui, dans l'état de santé, dorment les yeux ouverts. Ce signe, dans l'état de maladie, n'a aucune valeur chez elles, quoiqu'il soit
de mauvais augure dans toute autre circonstance.
Il en est de même du grincement de dents, du
sommeil agité, inquiet. On sent que, chez les mêmes
personnes, ces signes n'ont point de valeur. Il y a
des personnes qui tombent dans le délire au moindre

accès de fièvre : ce signe n'est pas alors de la même importance que chez les autres malades.

3o. Les signes doivent être consistants et constans. S'ils sont vagues et mobiles, *ils ne marquent pas.* Un mal de tête occasionné par le soleil disparoît bientôt. Dans une indigestion, il ne dure pas plus de vingt-quatre heures. Il est cependant quelques signes d'une très-courte durée et d'une grande valeur ; tels sont les soubresauts des tendons : mais il faut que ces signes soient observés à plusieurs reprises.

31. Les signes ont une valeur corrélative : il faut les rapprocher, les comparer, pour porter un jugement. Un signe mauvais et isolé a plus de force pour annoncer la mort, qu'un bon signe pour annoncer la santé. Un signe très-bon en efface ou balance un simplement mauvais. Les ongles noirs et livides, la face décomposée, le pouls insensible, le froid aux extrémités, l'haleine fétide, offrent un concours de signes qui annoncent la mort prochaine ; mais si, avec les ongles livides, le visage est bon, les forces en bon état, le sommeil comme dans l'état naturel, ce mauvais signe isolé n'a pas de valeur ; du moins les autres le balancent et l'emportent.

32. Quel soin doit-on apporter à découvrir la cause prochaine de chaque symptôme que l'on convertit en signe ? Cette recherche qui pourroit éclairer beaucoup la séméiotique, est presque toujours infructueuse, et ne sert le plus souvent qu'à induire dans des erreurs dangereuses. Le vrai moyen de perfectionner la doctrine des signes,

c'est de se livrer à l'observation des faits, et de
s'appliquer à bien connoître tous les symptômes
propres à chaque maladie, ainsi que les signes qui
annoncent le danger, la mort ou le retour de la
santé. Or, ces signes ont des nuances, des liaisons
qu'il est essentiel de savoir bien distinguer. Tout
le surplus du temps qu'on emploie à l'étude des
causes est presque en pure perte. C'est par cette
raison que nous écartons de cet ouvrage tous rai-
sonnemens qui ne sont pas directement liés avec
les faits dont nous traitons, et déduits rigoureusement de la physiologie expérimentale, de l'observation clinique et de l'anatomie pathologique.

DES SIGNES TIRÉS DU POULS.

33. On donne le nom de *pouls* au battement
des artères produit par leur dilatation et leur contraction. Les signes tirés du pouls sont au nombre
de ceux qui éclairent le plus le diagnostic et le
pronostic des maladies. Il paroît cependant qu'Hippocrate, sans avoir entièrement négligé de se servir des signes tirés du pouls, n'y a pas attaché
toute l'importance qu'on y a donnée depuis.

34. Galien est un des médecins de l'antiquité
qui se sont le plus occupés du pouls. Il a laissé
plusieurs Traités (1) où l'on trouve un système
très-étendu sur l'art sphygmique. Livré au rai-

(1) *De Puls. ad Tyron. De differ. Puls.*

sonnement plus qu'à l'observation, Galien a établi des divisions et des subdivisions qu'on ne retrouve pas au lit des malades. Il y a néanmoins dans ses ouvrages sur le pouls des recherches intéressantes, et qui ont peut-être été la source de découvertes modernes, telles que les effets produits sur le pouls par les bains de diverses températures, par les affections des différens organes.

35. La doctrine du pouls resta à-peu-près dans le même état jusqu'au commencement du siècle dernier. Alors Solano de Lucques, médecin à Antequerra en Espagne, publia un ouvrage sous le titre de *Lapis Lydius Apollinis*, dans lequel il chercha à prouver que le pouls pouvoit faire prédire la plupart des crises qui surviennent dans les maladies, et annoncer l'organe par où elles se feroient. Bientôt après, Nihel médecin anglais que l'amour de la vérité et le desir de s'instruire avoient conduit auprès de Solano), Bordeu, Fouquet et plusieurs autres, écrivirent sur le pouls.

36. Pour bien connoître le pouls, il ne suffit pas de le tâter, il faut encore se conduire dans cette opération d'après quelques règles et quelques notions particulières (1).

37. Il faut, en général, pour bien juger de l'état du pouls, le tâter à plusieurs reprises, lever et replonger alternativement les doigts, du moins par intervalles, de crainte que la continuité du battement de l'artère sur les doigts n'émousse à la fin le tact. Il faut encore attendre que le malade

(1) FOUQUET. Du Pouls.

se soit remis de l'émotion que peut lui causer la présence du médecin, et observer qu'il ne parle point durant cette opération.

38. Il convient de tâter constamment le pouls de l'un et l'autre poignet. Cette précaution est recommandée par la plupart des auteurs, tant anciens que modernes, et elle est d'autant plus nécessaire, que souvent un pouls supplée ce que l'autre ne marque pas, et que d'ailleurs la simultanéité des signes sur les deux pouls ne peut qu'ajouter infiniment à la certitude du diagnostic et du pronostic.

39. Le bras de la personne à laquelle on tâte le pouls doit être, ainsi que les doigts, plutôt étendu que plié : c'est le moyen de donner à l'artère toute sa liberté. Le bras doit encore être appuyé sur toute sa longueur, et sur le bord qui répond au petit doigt ; c'est-à-dire que l'avant-bras doit être dans une situation moyenne entre la pronation et la supination, inclinant plus néanmoins vers la première que vers la dernière de ces deux attitudes. Il est encore important que l'avant-bras ne soit ni serré, ni gêné par aucun lien, aucune bande, etc.

40. Le médecin qui tâte le pouls en sentira beaucoup mieux toutes les modifications, en le tâtant avec les quatre doigts pressés latéralement l'un contre l'autre, et les arrangeant de manière qu'il soient parallèles par leurs extrémités. Cette circonstance de tâter le pouls avec les quatre doigts doit être observée, quoique le petit doigt ne se mette pas aisément au niveau des autres ; mais la

main de l'observateur est mieux appuyée, et l'artère est couverte dans un plus grand espace. On doit en même-temps ne point faire trop d'efforts dans ce serrement du bout des doigts; car cela ne pourroit manquer de porter sur l'artère, qui en seroit trop pressée, et par conséquent gênée dans ses mouvemens.

41. Il est nécessaire de commencer par plonger un peu les doigts, et de presser l'artère pour la mieux sentir. Il est vrai qu'il faut livrer ensuite l'artère à elle-même, en réglant néanmoins les pressions sur la plus ou moins grande élévation de l'artère. Il y a des personnes qui ont l'artère enfoncée, tandis que d'autres l'ont très-superficielle. Il n'est pas nécessaire d'avertir qu'il faut proportionner la pression à la profondeur de l'artère. On trouve quelquefois des pouls si forts, que les doigts en sont comme repoussés ou soulevés. Il en est, au contraire, d'autres d'une petitesse et d'une foiblesse telles, que pour les sentir on a besoin de plonger les doigts en pressant considérablement; toutefois il faut que cette pression n'aille point jusqu'à suffoquer, s'il est permis de parler ainsi, l'artère, à laquelle on doit laisser une certaine liberté. Il est également important de ne pas comprimer l'artère plus avec un doigt qu'avec l'autre.

42. Le pouls doit être touché un certain temps, au moins pendant cinquante pulsations sur chaque poignet; car ce n'est souvent qu'au bout d'un assez grand nombre de pulsations qu'il survient des changemens propres à éclairer.

2

43. La position du malade et celle du médecin ne sont point indifférentes par rapport au tact du pouls. S'ils sont l'un et l'autre dans une situation gênée, certainement le pouls et le jugement qu'on en porte peuvent s'en ressentir. La meilleure position pour un malade auquel on tâte le pouls, c'est d'être assis ou couché sur le dos, et non sur les côtés, particulièrement sur celui dont on tâte le pouls : faute de cette attention, un observateur se trompe la plupart du temps. Il est encore d'autres états où peuvent se trouver les personnes auxquelles on tâte le pouls, dont la considération n'est pas à négliger : ainsi on ne doit pas le tâter à un malade aussitôt après son réveil, ni à celui qui vient de manger ou d'être saigné, ni à ceux qui sont émus de quelque violente passion.

44. Il est encore nécessaire de tâter de la main gauche le pouls droit du malade, et réciproquement de la main droite le pouls gauche; en un mot, de manière que l'*index* de l'observateur soit toujours vers la main de la personne à laquelle on tâte le pouls. Il faut prendre la base de l'apophyse styloïde du *radius* pour le point fixe sur lequel doit poser l'*index*, où, par conséquent, doit commencer la rangée des doigts.

45. Avant d'en venir à l'observation du pouls sur les malades, il convient d'abord de s'exercer sur le pouls des personnes bien portantes, et de se rendre familières les modifications dont il est susceptible. Mais il faut, autant qu'on le peut, ne pas discontinuer l'exercice du tact; on doit aussi ne pratiquer aucun art, ne s'occuper à rien qui

puisse rendre le bout des doigts calleux; enfin il
est bon d'observer que les dispositions où se
trouve la peau dans certains momens, et qui varient suivant les dispositions meme du corps; l'é-
tat de l'atmosphère, etc., que ces circonstances,
dis-je, peuvent influer notablement sur la sensation du tact, qui est quelquefois, pour ainsi dire,
engourdi, en comparaison de sa finesse, de sa
délicatesse dans des temps différens.

46. C'est un grand avantage pour un médecin,
que de bien connoître le pouls naturel de la personne qu'il traite. Les anciens, dans leurs ouvrages, paroissent s'être très-occupés, avec raison, de
cette remarque.

47. Le médecin doit encore avoir l'attention de
faire mettre le bras du malade hors du lit. Il arrive
quelquefois que le pouls donne un battement plus
grand lorsqu'on le touche sans cette précaution.
Le médecin doit aussi prendre garde d'avoir la
main trop froide lorsqu'il touche le bras du malade, afin de ne ▪▪▪ occasionner une sensation de
froid qui feroit ▪▪▪▪ le pouls. Il n'est pas toujours possible de toucher le pouls à l'avant-bras :
quelquefois l'artère y est si profonde ou si foible
qu'elle n'y est point sensible. Il faut alors chercher
les pulsations des artères carotides, brachiales ou
temporales, ou même celles du cœur.

48. Certains peuples ne se contentent pas de toucher le pouls à l'avant-bras; ils portent leurs recherches sur diverses parties du corps suivant les
maladies dont on se plaint, et ils assurent les reconnoître d'après l'état du pouls. Les médecins

2.

chinois passent aussi pour être très-habiles dans
l'art sphygmique; mais il paroît que les rapports
qui nous en ont été faits sont au moins fort exa-
gérés. « Les médecins chinois, disent quelques
voyageurs, prétendent connoître par les seuls
battemens du pouls quelle est la maladie, et en
quelle partie du corps elle réside. Quand ils sont
appelés chez un malade, ils appuient d'abord son
bras sur un oreiller; ils appliquent ensuite les
quatre doigts le long de l'artère, tantôt mollement, tantôt avec force. Ils sont un temps très-
considérable à examiner les battemens, et à en
démêler les différences, quelque imperceptibles
qu'elles soient; et selon le mouvement plus ou
moins fréquent ou plus vite, plus fort ou plus
foible, plus uniforme ou moins régulier, qu'ils
observent avec la plus grande attention, ils dé-
couvrent la source du mal, de sorte que, sans interroger le malade, ils reconnoissent en quelle
partie du corps il sent de la douleur, ils lui annoncent quand la maladie cessera, quand il re-
couvrera de l'appétit ».

49. Avant de parler des différentes lésions du
pouls, il faut rappeler ses caractères dans l'état de
santé. Le pouls naturel est égal, souple, point fréquent, point lent, d'une force médiocre. Il bat
à-peu-près soixante-dix fois par minute chez les
adultes. Ses pulsations se ressemblent parfaitement, et se font à des distances égales. Les changemens que le corps éprouve par le sommeil, les
veilles, la digestion, les passions, quelque effort,
quelque légère douleur, etc., se transmettent

aussitôt au pouls. Les âges apportent aussi beaucoup de différence dans le pouls. Chez les enfans
et les vieillards, il s'éloigne beaucoup du pouls
des adultes. Dans les premiers mois de la vie, il
bat cent quarante fois par minute. Vers la seconde
année, il n'offre plus que cent battemens pendant le
même temps. A l'époque de la puberté, on compte
quatre-vingts pulsations. A mesure qu'on s'éloigne
de l'enfance, le pouls devient plus plein, plus développé, moins fréquent, jusqu'à ce qu'il soit parvenu à ce degré de consistance qui caractérise le
pouls des adultes : il donne alors de soixante-cinq
à soixante-quinze pulsations par minute. Le pouls
des vieillards est un peu moins fort et moins fréquent : il bat de cinquante à soixante fois par
minute.

50. Le pouls des femmes est, en général, plus
fréquent, plus rapproché de celui de la jeunesse
que celui des hommes; du reste, il varie suivant
les différentes situations où elles se trouvent,
même dans l'état de santé. Les femmes enceintes
ont le pouls plus fréquent, et chez elles il varie
beaucoup dans les premiers mois de la grossesse.
Le pouls présente des différences selon les tempéramens : il est plus fréquent, plus vîte et plus fort
dans les tempéramens bilieux et sanguins; il est
plus foible et plus rare dans ceux où prédomine
le système lymphatique.

51. On remarque dans le pouls des variations
diurnes régulières, et ces variations coïncident
avec celles du baromètre et du thermomètre. Brian
Robinson, de Dublin, dit avoir observé que le

pouls étoit très-lent le matin jusqu'à midi, et qu'alors sa vîtesse augmentoit, qu'il baissoit de nouveau deux heures après jusqu'à huit heures du soir, puis se relevoit; que le sommeil produisoit ensuite une légère rémission, et enfin qu'il reprenoit jusqu'à deux heures du matin, temps auquel il étoit à son plus haut degré d'élévation et de fréquence, pour baisser de nouveau jusqu'à sept ou huit heures.

52. Il n'y a rien dont on parle plus fréquemment que du pouls; les personnes même qui ne se livrent pas à la pratique de la médecine s'imaginent le connoître. Les différences qu'il présente dans les maladies sont cependant difficiles à saisir.

53. Le pouls éprouve des altérations, 1°. dans la fréquence ou la rareté (le nombre) des pulsations dans un temps donné; 2°. dans la vîtesse ou la lenteur avec laquelle l'artère vient frapper le doigt; 3°. dans la dureté ou la mollesse des pulsations; 4°. dans le développement de l'artère, dont la pulsation est grande ou petite; 5°. dans la force ou la foiblesse des pulsations; 6°. dans leur régularité ou leur irrégularité; 7°. dans leur égalité ou leur inégalité; 8°. le pouls devient confus ou même insensible. De ces altérations du pouls résultent différentes qualités des pulsations désignées par les dénominations suivantes : pouls fréquent, rare; vîte, lent; dur, mou; grand, petit; fort, foible; régulier, irrégulier, intermittent; égal, inégal; confus, insensible.

Du Pouls fréquent et du Pouls rare.

54. Le nombre des pulsations du pouls dans un temps donné fait distinguer le pouls fréquent et le pouls rare. Le pouls fréquent est celui dont les pulsations sont en plus grand nombre qu'elles ne doivent être dans un temps donné. On prend ordinairement pour terme de comparaison la minute divisée en soixante secondes. Le pouls rare est le contraire du pouls fréquent: dans un temps donné, il bat moins de fois que dans l'état naturel.

55. Pour reconnoître la plupart des qualités du pouls, il faut toujours s'en rapporter à l'habitude de le toucher, il n'y a pas d'autres moyens d'en juger; mais pour la fréquence ou la rareté du pouls, on peut s'assurer plus facilement et plus exactement de l'une ou de l'autre avec une montre à secondes, et on énonce ensuite le nombre des pulsations dans une minute. Les expressions de pouls fréquent, plus fréquent, très-fréquent, ne donnent pas une idée nette de ce qu'on veut exprimer. La fréquence du pouls est une circonstance très-importante dans la marche des maladies, et il seroit à souhaiter que dans les descriptions on exprimât toujours cette fréquence par des nombres.

56. Est-il un degré de fréquence du pouls où commence la fièvre? Généralement parlant on peut dire avec Haller que le pouls devient fébrile lorsqu'il donne quatre-vingt-dix pulsations par minute. D'ailleurs, la fièvre n'est pas seulement

caractérisée par la fréquence du pouls : il y a des fièvres où la fréquence du pouls n'est pas augmentée, quelques-unes même où il devient plus rare. Certaines personnes ont habituellement le pouls plus fréquent, d'autres l'ont plus rare. Beaucoup de médecins ont vu à Paris, il y a quelques années, un homme dont le pouls n'avoit jamais plus de vingt-quatre ou vingt-cinq pulsations par minute.

57. Le pouls est naturellement plus fréquent chez les enfans, les femmes, les sujets de tempérament sanguin, dans les climats chauds, dans l'été, après des exercices violens, des veilles prolongées, des excès de colère, après avoir pris des liqueurs alcooliques ou des alimens en trop grande quantité. Dans les maladies, la fréquence du pouls est aussi augmentée par les médicamens excitans internes et externes.

58. La fréquence du pouls et un des signes de la fièvre ; il manque cependant quelquefois. D'ailleurs, la fièvre est un état si composé, qu'il s'en faut bien qu'on puisse la reconnoître à ce signe seul.

59. C'est particulièrement dans les fièvres inflammatoires et dans les phlegmasies, dans les fièvres gastriques, dans la première période des fièvres adynamiques et ataxiques, et dans les hémorrhagies actives, que le pouls devient plus fréquent.

60. Dans la plupart des maladies aiguës, la fréquence du pouls est en rapport avec les autres signes ; elle augmente ou diminue comme eux, et

sert à faire connoître l'état d'irritation ou de coction. Ainsi le retour du pouls à son état naturel , et accompagné d'autres bons signes , annonce la fin de la maladie. Mais toutes les fois qu'après des signes de coction le pouls acquiert un plus grande fréquence et plus de dureté , on peut reconnoître à ce signe le retour de l'irritation ou une conversion de la maladie. On regardera donc comme douteuse la convalescence d'une maladie aussi long-temps que le pouls restera très-fréquent, sans qu'on puisse l'attribuer à des causes extérieures. Il arrive cependant quelquefois que la fréquence du pouls se soutient durant quelque temps dans la convalescence des maladies fébriles , et ne se dissipe guère que quand les forces se rétablissent par l'exercice et la nourriture. Le médecin feroit alors beaucoup de mal s'il regardoit cet état de fréquence du pouls comme un état fébrile , s'il défendoit de sortir du lit et de prendre de l'exercice et des alimens.

61. Le pouls n'est pas plus fréquent dans la plupart des maladies chroniques. Il ne prend cette qualité que sur la fin, lorsque les forces s'épuisent, ou qu'il s'établit quelques foyers purulens : c'est ce qu'on remarque dans la phthisie pulmonaire , les inflammations lentes , les hydropisies atoniques , etc.

62. Il y a quelques maladies chroniques où le pouls fréquent est un bon signe : ainsi dans les apoplexies asthéniques , dans les paralysies , dans la plupart des maladies nerveuses , le pouls qui devient plus fréquent donne lieu d'espérer une

heureuse terminaison, lorsque les forces générales ne sont point épuisées.

63. En général, l'augmentation de la fréquence du pouls annonce que le danger de la maladie accroît. Quand le pouls est déjà très-fréquent le matin, il indique ordinairement que la journée et la nuit suivante seront mauvaises.

64. Le pouls d'un adulte qui donne au-delà de cent cinquante battemens par minute, est presque toujours un signe mortel.

65. Plus le pouls fréquent est petit, foible et inégal, plus le signe qu'il donne est mauvais. Mais plus le pouls fréquent est grand et fort, moins il y a de danger On le trouve de cette manière dans les inflammations bénignes et avant les crises salutaires. Nous verrons que dans ces dernières le pouls est inégal ou irrégulier.

66. Le pouls qui devient moins fréquent le soir annonce, le plus souvent, une heureuse terminaison de la maladie. Il y a cependant des maladies qui, dans toutes leurs périodes, présentent des redoublemens le matin, et des symptômes moins intenses le soir, et où le pouls moins fréquent le soir n'est point d'un présage aussi favorable : il concourt seulement avec les autres signes à faire connoître la rémission qui existe entre les redoublemens. Une péripneumonie avec adynamie, que j'ai eu occasion d'observer à la Salpêtrière, a présenté les deux premiers jours des accès dont le frisson commençoit à dix heures du matin; les jours suivans, les redoublemens sont venus à la

même heure ; le soir, le pouls et la respiration étoient moins fréquens.

67. Dans l'état naturel, le pouls est plus rare chez les vieillards, les hommes, les sujets dont la conformation de la poitrine est viciée, chez ceux en qui le système lymphatique prédomine. Il est également plus rare en hiver et dans les pays froids.

68. Le pouls est plus rare dans la plupart des fièvres pituiteuses, dans quelques fièvres adynamiques et ataxiques, et dans les maladies chroniques avec épuisement des forces. Dans l'apoplexie asthénique, dans certaines lésions organiques du cœur, dans quelques maladies soporeuses et dans les compressions du cerveau, il en est de même. M. Chomel (1) a vu, à l'hôpital de la Charité, un jeune homme atteint d'une lésion organique du cœur, dont le pouls ne donnoit que vingt-huit, et quelquefois même que vingt-cinq pulsations par minute. Sprengel rapporte d'après Spens, qu'un épanchement séreux dans les cavités du cerveau fit retarder le pouls depuis vingt-quatre jusqu'à neuf battemens par minute, et que le malade périt alors.

69. Si le pouls, après avoir été fréquent, devient peu à peu plus rare, et que les autres signes annoncent que les forces se soutiennent, c'est un bon signe, particulièrement dans les maladies inflammatoires. La rareté du pouls est un des signes qui servent à faire reconnoître le danger des fièvres lentes nerveuses. Elle est beaucoup moins à crain-

___

(1) Elémens de Pathologie générale, Paris 1817.

dre dans les fièvres synoques ataxiques, ou ataxiques inflammatoires.

70. Si le pouls n'est pas trop rare, ce signe a peu de valeur. Dans le cas contraire (lorsque chez un adulte il présente moins de cinquante-cinq à soixante pulsations par minute), c'est un mauvais signe : il annonce l'oppression ou l'épuisement des forces. Le pouls rare qui est en même temps mou, petit et irrégulier, est mauvais. Le danger est bien plus grand si le pouls rare survient à la fin d'une maladie, et est accompagné de syncopes, d'un sentiment de froid des membres, et d'autres signes d'une grande foiblesse. Le pouls rare et dur, quoique petit et irrégulier, est beaucoup moins dangereux : il n'indique que l'oppression des forces, et il ne se rencontre guère uni aux signes de la foiblesse.

Du Pouls vîte et du Pouls lent.

71. La vîtesse des mouvemens de dilatation des artères fait reconnoître le pouls vîte. Le pouls vîte est celui dont la diastole est plus prompte que la systole, et qui vient en conséquence frapper le doigt avec vivacité. Dans le pouls lent, au contraire, la systole s'exécute plus vîte que la diastole : il est l'opposé du vîte, comme le rare est l'opposé du fréquent. Pour juger du pouls vite et du pouls lent, il faut s'en rapporter au tact. Il en est de même des autres qualités du pouls que nous ferons connoître.

72. La vîtesse du pouls est ordinairement réunie

à la fréquence. Ces qualités du pouls peuvent cependant exister séparément : la vîtesse se trouve même jointe quelquefois à la rareté. J'ai communiqué au professeur Pinel (1) l'observation recueillie dans un de mes cours de médecine clinique, d'une fièvre ataxique lente nerveuse qui a été guérie, et pendant le cours de laquelle le pouls rare (de cinquante-deux à cinquante-six pulsations par minute) étoit beaucoup plus vîte.

73. Il est difficile de distinguer la vîtesse du pouls lorsqu'il y a plus de soixante ou soixante-cinq pulsations par minute. Le pouls présente trois temps, la systole, la diastole, et l'intervalle entre la systole et la diastole. Quand il n'y a que soixante pulsations par minute, chacun de ces temps dure à-peu-près la troisième partie d'une seconde, ce qu'il est possible d'observer; mais quand le pouls a une fréquence de quatre-vingts pulsations, il faut reconnoître la deux cent quarantième partie d'une minute, ou le quart d'une seconde, ce qui est bien plus difficile. Enfin, il est impossible de juger de la vîtesse quand le pouls bat cent vingt fois par minute, parce qu'alors il faudroit distinguer la sixième partie d'une seconde.

74. On trouve habituellement le pouls vîte chez les femmes délicates. Il est vîte et fréquent chez les enfans. Les médicamens affoiblissans et les fortes évacuations lui donnent cette même qualité chez tous les individus.

75. La vitesse du pouls est presque toujours

---

(1) *Voyez* Médecine clinique, 3ᵉ. édition, pag. 110.

jointe à la fréquence, dans les maladies inflammatoires. On les remarque aussi dans la plupart des
fièvres adynamiques et ataxiques.

76. Dans les fièvres ataxiques lentes nerveuses,
dans les apoplexies des vieillards, le pouls est souvent vîte et rare.

77. Dans les fièvres, le pouls qui, déjà fréquent
et vîte, devient petit et plus vîte, indique le passage
à l'adynamie; et dans les inflammations, il annonce
le passage à la gangrène. Chez les mourans, le
pouls acquiert de la vitesse : souvent alors il est
très-vîte et très-rare.

78. Le pouls lent est le plus souvent joint au
pouls rare, et il indique les mêmes choses. Il paroît cependant qu'on peut remarquer la lenteur
du pouls sans rareté dans le frisson fébrile et dans
les spasmes.

79. C'est un bon signe quand le pouls auparavant vîte devient plus lent, et que ce dernier persiste. Il faut cependant que les forces se conservent;
car le pouls lent, petit et foible, est très-mauvais.

Du Pouls dur et du Pouls mou.

80. Le pouls dur et le pouls mou se reconnoissent à la tension plus ou moins grande de l'artère
pendant la diastole. Lorsque le battement vient
frapper le doigt à la manière d'un corps solide mû
par une espèce de vibration, le pouls est dur. C'est
à cette qualité du pouls qu'on doit rapporter le
pouls roide, tendu, résistant. Le pouls mou est
celui dont le battement, sans diminuer de volume,

vient frapper le doigt avec mollesse, et se déprime
avec facilité par la compression.

. 81. Naturellement on trouve le pouls dur chez
les vieillards, dont les parois des artères sont plus
solides, et quelquefois même ossifiées.

82. Le pouls est dur dans les fièvres bilieuses,
dans le premier temps de la plupart des phlegmasies, dans les hémorrhagies actives, dans les hydropisies inflammatoires, dans quelques hystéries et
quelques hypochondries. Dans les fièvres adynamiques et ataxiques, le pouls devient dur lorsqu'elles se compliquent avec quelque inflammation des viscères.

83. Le pouls dur des fièvres bilieuses, du commencement des phlegmasies, des hémorrhagies actives, n'indique rien de fâcheux. Le pouls qui, dans
les phlegmasies, reste dur après les époques ordinaires des crises, donne lieu de craindre la terminaison par une autre maladie.

84. Dans les fièvres adynamiques et ataxiques,
et dans les maladies chroniques, la dureté du
pouls se trouve ordinairement réunie avec deux
séries de signes bien différens. Dans les maladies
nerveuses, le pouls dur est petit et irrégulier;
l'urine est pâle, aqueuse, souvent supprimée; la
chaleur n'est pas augmentée. Cet état du pouls a
peu de valeur dans les spasmes chroniques, tels
que l'hystérie, l'hypochondrie; mais dans les fièvres ataxiques, il est d'un mauvais présage. Le
pouls dur des phlegmasies est fréquent et vîte; en
même temps l'urine est couleur de feu, la peau
sèche et brûlante, la soif intense, et il y a une

douleur fixe dans un organe, avec dérangement
de ses fonctions. Cette dureté du pouls n'indique
cependant pas toujours l'inflammation de quelque
partie, de même qu'elle ne se trouve pas toujours
dans les phlegmasies. On voit, en effet, des fièvres
essentielles et sans complication d'inflammation,
telles que les fièvres bilieuses, présenter un pouls
dur. Les phlegmasies ne sont quelquefois accompagnées de dureté du pouls que dans leur commencement : le pouls s'éloigne ensuite de ce premier état, à proportion de la durée de la maladie,
et de ce qu'elle épuise les forces générales.

85. La dureté inflammatoire du pouls est cependant un signe extrêmement important dans le
cours des maladies où l'on peut craindre des inflammations des viscères. J'ai vu, dans des fièvres
ataxiques, des inflammations de poitrine n'être
annoncées que par cette dureté du pouls qui survenoit, et par un peu de difficulté de respirer.
Dans la phthisie pulmonaire, le pouls qui devient
plus dur et est accompagné de douleurs plus vives
et fixes, annonce qu'une nouvelle portion du viscère s'enflamme. La dureté inflammatoire du pouls
unie à de longues douleurs du foie ou des entrailles, donne lieu de craindre une inflammation
du foie, du péritoine ou des intestins. Dans les
diverses hydropisies du bas-ventre, le pouls qui
est constamment dur annonce l'inflammation de
quelque viscère et un grand danger (1).

86. Le pouls naturel est mou chez ceux en qui

_____

(1) *Voyez* Sprengel.

le système lymphatique prédomine, et chez les femmes et les enfans.

87. Avant les évacuations critiques, le pouls devient mou, et il est difficile de croire l'observation de Solano de Lucques (1), qui dit avoir remarqué un pouls dur avant une jaunisse critique. Le pouls mou se trouve dans la deuxième période des fièvres adynamiques, des inflammations avec adynamie, de même que dans les maladies chroniques qui ont usé les forces : le pouls est alors mou, fréquent, irrégulier, souvent intermittent.

88. La mollesse du pouls est un bon signe lorsqu'elle succède à la dureté, pourvu qu'elle soit jointe avec de la force, de la régularité, et une diminution de fréquence (2). Elle est le signe le plus certain du commencement de la coction, lorsqu'il existe dans le même temps plus de facilité dans l'exercice des fonctions. Ainsi, quand dans les maladies aiguës, le pouls devient plus mou, moins fréquent, plus régulier, et qu'il conserve avec cela sa force, lorsque la peau et la langue deviennent plus humides, quand l'urine présente un petit nuage qui peu à peu tombe au fond, lorsque les yeux reprennent leur éclat, on peut espérer une bonne et prompte crise.

89. Dans les fièvres adynamiques et ataxiques, et dans les inflammations, le pouls mou, fréquent, irrégulier, est fort mauvais.

---

(1) *Sect. II, cap. IV.*
(2) *Voyez* SPRENGEL.

Du Pouls grand et du Pouls petit.

90. Le développement de l'artère, le volume qu'elle acquiert dans le mouvement de diastole, font distinguer le pouls grand et le pouls petit. Le pouls grand est celui dont l'artère se gonfle et se développe beaucoup. C'est au pouls grand que l'on doit rapporter le pouls plein, le pouls développé, le pouls gros. Le pouls petit se distingue en ce que l'artère se développe peu sous le doigt. Le pouls que l'on a nommé *serré* paroît être le pouls petit et dur.

91. On trouve le pouls naturellement grand chez les sujets un peu maigres qui jouissent toutefois d'une bonne santé.

92. Dans les maladies dont le siége est au-dessus du diaphragme, le pouls est plus grand. Le pouls grand précède et accompagne presque toujours les crises. On l'observe souvent dans la fièvre inflammatoire, les phlegmasies, les hémorrhagies actives, les apoplexies sthéniques.

93. Le pouls grand est en général un bon signe dans les maladies, et annonce une heureuse terminaison. Cela a particulièrement lieu lorsqu'il se développe de plus en plus au temps des crises. On pourra donc porter un pronostic favorable dans les maladies aiguës, lorsqu'aux époques critiques le pouls, auparavant petit et opprimé, commence à s'élever, et prend une certaine force. Les autres signes, dans cette circonstance, qui pourroient paroître dangereux, ne le sont point, pourvu que le

pouls devienne grand et reste fort : ainsi le délire, des foiblesses, des convulsions, ne doivent point effrayer dans les crises, pourvu que le pouls reste développé. Le pouls grand est également d'un heureux présage dans le déclin des maladies; il éloigne alors toute crainte de rechute lorsqu'il devient progressivement plus grand et plus fort.

94. Le pouls grand est dangereux dans les apoplexies; il indique alors une mort prochaine, lorsqu'après avoir été petit, il se développe tout-à-coup, et est accompagné d'un penchant insurmontable au sommeil. On a remarqué (1) que le danger de toutes les affections soporeuses, principalement de la léthargie, augmentoit en raison de la grandeur du pouls chez les individus qui auparavant l'avoient ou petit ou médiocre. Lors donc que, dans une léthargie primitive ou consécutive, le pouls, auparavant médiocre, devient sensiblement plus grand, ensuite très-grand, et qu'il frappe le doigt avec saccade, on peut prédire la mort, principalement si les autres symptômes persistent au même degré.

95. Le pouls est naturellemeet petit chez les personnes grasses, qui ont les artères petites et placées profondément. L'ossification des artères lui donne la même qualité. Des habillemens étroits et qui compriment l'artère font paroître le pouls petit.

96. Le pouls est plus petit dans les affections

---

(1) *Voyez* AUBRY, or. cle de Cos, qui cite BALLONIUS, VALERIUS, RHODIUS, BAGLIVI, et sa propre expérience.

des organes situés au-dessous du diaphragme. On trouve le pouls petit dans le commencement de la plupart des maladies inflammatoires, dans les fièvres adynamiques, les fièvres ataxiques, la peste, la gangrène, les hydropisies atoniques, les longues suppurations des viscères, et les convalescences imparfaites.

97. Le pouls petit est en général un mauvais signe dans les maladies; le pronostic à en porter varie cependant beaucoup. Le pouls petit et dur que l'on observe au commencement des maladies inflammatoires, et qui est accompagné d'autres signes qui annoncent que les forces se soutiennent, est bien moins à craindre que le pouls petit et foible des fièvres adynamiques et ataxiques Le pouls qui, après les maladies aiguës, au lieu de se développer, reste petit et fréquent, donne lieu de craindre des rechutes ou d'autres maladies. Ainsi l'on remarque souvent, après les maladies éruptives, que le pouls petit annonce l'anasarque ou d'autres accidens. Le pouls petit est très-dangereux après des douleurs violentes, le délire, les insomnies. Le pouls petit et fréquent indique souvent le passage des inflammations à la gangrène, et la mort. Dans les affections chroniques, le pouls petit fait craindre une longue durée de la maladie, ou un état plus fâcheux.

Du Pouls fort et du Pouls foible.

98. La vigueur et le volume qu'acquiert l'artère dans le mouvement de diastole font reconnoître

le pouls fort et le pouls foible. La force ou la foiblesse du pouls, plus peut-être que toutes les autres qualités, sont relatives à la force générale, à la constitution du sujet. Le pouls fort est celui dont l'artère frappe le doigt avec vigueur sur une large surface. Le pouls foible est l'opposé : l'artère peu volumineuse se fait beaucoup moins sentir sous le doigt. Au pouls foible se rapporte le pouls déprimé.

99. Dans l'état naturel, on trouve le pouls fort chez les individus d'un tempérament bilieux, robustes, bien nourris, chez les habitans des climats froids, des campagnes, et particulièrement des pays de montagnes.

100. Le pouls est fort dans la fièvre inflammatoire, dans quelques fièvres ataxiques, dans le premier et le second temps de la plupart des phlegmasies et des hémorrhagies actives, dans les apoplexies sthéniques, les hydropisies inflammatoires.

101. En général, le pouls fort est un bon signe ; il fait connòître le bon état des forces vitales, et que la maladie tend à se terminer par une crise, surtout dans les affections aiguës. On peut donc beaucoup espérer d'un pouls fort, lorsque les autres fonctions ne sont pas trop dérangées, et lorsqu'elles se rapprochent de leur régularité ordinaire.

102. Dans la fièvre inflammatoire, le pouls est fort jusqu'à ce qu'il survienne une évacuation critique, ce qui a lieu le plus souvent par une hémorrhagie.

103. Le pouls qui se soutient fort, dans les fièvres, ataxiques sans être accompagné des signes de crise indique, la plupart du temps une inflammation latente, ou qui est sur le point d'arriver. Il fait craindre du délire, de la fureur, des convulsions plus ou moins fâcheuses. Ce pouls fort est ordinairement très-fréquent, inégal et accompagné d'autres signes fâcheux.

104. Le pouls des phlegmasies, s'il n'est pas très-fort, ne présente rien de fâcheux, tant qu'on peut espérer une crise; il est même nécessaire pour la crise que le pouls ait une certaine force.

105. Le pouls fort est un des signes caractéristiques des hémorrhagies actives : or, l'on sait que cet ordre d'hémorrhagies est le moins inquiétant; et que par le flux même, l'exubérance des forces est combattue et cesse souvent spontanément.

106. Le pouls fort des apoplectiques montre que les forces se soutiennent. Il doit faire concevoir beaucoup d'espoir des moyens que la nature ou l'art emploiera; si les autres signes n'indiquent point un épanchement formé : les signes de l'invasion nous instruisent à ce sujet. Médecin dans un hôpital considérable et qui renferme beaucoup de vieillards, j'ai vu que, si l'on excepte les apoplexies gastriques et métastatiques, l'absence de tout signe précurseur peut faire annoncer un épanchement sanguin dans une partie quelconque de l'organe encéphalique (1).

_____

(1) Cet épanchement est le plus souvent dans les hémisphères près des tubercules latéraux, quelquefois dans leurs cavités, plus rarement dans d'autres parties.

107. Le pouls fort, dans l'hydropisie, est favorable si cette maladie est récente, et si les autres signes indiquent le bon état des forces (1). Mais dans les hydropisies anciennes et avec épuisement, le pouls dur qui acquiert promptement de la force, sans que les autres signes annoncent le retour des fonctions à leur état naturel, fait connoître l'inflammation de quelque viscère.

108. Dans l'état naturel, le pouls est foible chez les sujets chargés d'embonpoint, ou en qui prédomine le système lymphatique; il est également foible chez les sujets très-grêles et délicats, et chez ceux dont les artères sont situées profondément. C'est ainsi que l'anasarque fait paroître le pouls plus foible.

109. Le pouls foible s'observe dans une partie des fièvres pituiteuses, dans les fièvres adynamiques, et dans la plupart des fièvres ataxiques, dans la peste, sur la fin du second temps d'une partie des inflammations, dans les hémorrhagies passives et dans la plupart des maladies chroniques, telles que les hydropisies sthéniques et une partie des spasmes.

110. Dans les affections de l'estomac le pouls est petit et foible. Cette remarque de *Mercatus* a été confirmée par d'autres observateurs (2).

111. Une foiblesse médiocre du pouls n'annonce rien de fâcheux dans la fièvre pituiteuse :

---

(1) *Voyez* STOLL, *Ratio medendi.*

(2) *Voyez* SÉMÉIOLOGIE GÉNÉRALE, tome II, pag. 158, par M. Double.

le caractère de cette maladie est d'imprimer un état de langueur, de foiblesse, à l'exercice de toutes les fonctions.

112. La foiblesse du pouls est un des signes caractéristiques de la fièvre adynamique, et un des premiers qui se manifestent. Le pouls foible des fièvres adynamiques et ataxiques est fort mauvais, s'il est en même temps très-fréquent, inégal ou intermittent.

113. Le pouls foible, dans les premières périodes des phlegmasies, annonce que l'adynamie surviendra. Le pouls qui, après avoir été fort, dans les inflammations, devient tout-à-coup foible, très-fréquent, inégal, intermittent, et est accompagné de la cessation subite d'une douleur locale, fait connoître le passage à la gangrène.

114. Le pouls foible des hémorrhagies passives et des maladies chroniques est d'autant plus fâcheux que ces affections sont plus anciennes : il concourt avec les autres signes à faire connoître l'affoiblissement général. Après les spasmes chroniques, l'hypochondrie, l'hystérie, etc., la foiblesse du pouls est le plus souvent l'effet de la fatigue des accès, et elle cesse en peu de temps.

Du Pouls régulier et du Pouls irrégulier.

115. Le pouls est régulier lorsque tous les battemens sont séparés par des intervalles égaux; il devient irrégulier lorsque le temps intermédiaire aux pulsations n'est pas constamment le même. Le pouls conserve la régularité dans la plupart des

maladies aiguës bénignes; chez quelques personnes qui ont naturellement le pouls irrégulier, les pulsations artérielles deviennent régulières pendant la maladie. Dehaën a observé deux exemples de ce genre, et il a vu avec inquiétude paroître la régularité à l'époque de la convalescence; mais les malades qui connoissoient leur pouls naturel, étoient au contraire satisfaits d'apprendre qu'il redevenoit régulier. C'est surtout vers le déclin des maladies qu'on observe l'irrégularité du pouls. Parmi les pouls irréguliers, on remarque particulièrement le pouls dicrote (*bis feriens*), le pouls intermittent et le pouls incident. Le pouls dicrote donne deux battemens qui se succèdent rapidement, après lesquels suit un repos : il annonce les hémorrhagies.

116. Le pouls intermittent est celui qui manque entièrement après un certain intervalle, de manière que toutes les trois, quatre, cinq pulsations, il ne se fait plus sentir. Le pouls devient incident lorsqu'une pulsation se fait sentir dans l'intervalle qui sépare deux pulsations régulières. Ou l'intermittence et l'incidence sont régulières, c'est à dire qu'elles reviennent toutes les trois, quatre, cinq, six pulsations, ou après un plus grand nombre; ou bien elles sont irrégulières et se renouvellent sans aucune règle fixe. Quelquefois on trouve le pouls intermittent ou incident dans une seule artère. L'intermittence et l'incidence du pouls sont des symptômes ordinaires des lésions organiques du cœur; elles se montrent quelquefois dans les névroses; elles sont liées dans quelques cas à la présence des vers, à l'accumulation

des gaz dans le conduit intestinal, et ne sont pas à l'abri de l'influence cérébrale. Un professeur en médecine de Bologne, ayant par hazard remarqué de l'intermittence dans son pouls, en devint fort inquiet; il portait à chaque instant les doigts sur l'artère, et trouvait chaque fois les battemens plus irréguliers; Morgagni, qu'il consulta à ce sujet, lui conseilla d'y faire moins d'attention, et l'intermittence disparut d'elle même (1).

117. Il ne faut pas se contenter de toucher le pouls des malades pendant le redoublement, parce que le pouls qui se trouve inégal et même intermittent dans la rémission, est le plus souvent égal et régulier dans le fort de la fièvre, et par cette raison en impose au médecin qui n'est pas sur ses gardes. Dans les maladies où le pouls est inégal ou irrégulier, il doit être touché aux deux bras.

118. Le pouls intermittent régulier indique en général plus de danger que le pouls intermittent irrégulier. Il en est de même des intermittences très-rapprochées.

119. Dans l'absence de la fièvre, le pouls, depuis long-temps intermittent et accompagné de violentes palpitations de cœur au moindre mouvement, d'une angoisse extraordinaire, concourt avec ces signes à faire reconnaître une lésion organique du cœur. Les anévrysmes du cœur ne déterminent cependant pas toujours les intermittences du pouls.

---

(1) *De Sed. et Caus. Morb. Epist.* XXIV, art. 20.

Du pouls égal et du pouls inégal.

120. Le pouls égal est celui dont toutes les pulsations sont parfaitement semblables entre elles par la vitesse, la grandeur et la dureté. Le pouls est inégal quand ses pulsations diffèrent entre elles sous quelques-uns de ces rapports.

121. Il est inutile d'énumérer ici toutes les différences du pouls inégal. Je dois cependant parler du pouls de la sueur et du pouls décroissant : le pouls de la sueur (*pulsus inciduus*) s'élève avec inégalité ; la seconde pulsation est plus forte que la première, la troisième que la seconde, et ainsi progressivement jusqu'à la quatrième ; car le nombre de ces pulsations n'excède pas celui de quatre. Le pouls décroissant est l'opposé du précédent ; il fait sentir plusieurs battemens qui se suivent rapidement, paraissent être joints ensemble, et deviennent toujours plus petits et plus faibles. C'est ce pouls, qu'on a aussi nommé *myurus*, en forme de queue de souris, qui est regardé comme un signe précurseur des urines critiques.

122. Le pouls égal est toujours un bon signe dans les maladies. Plus il s'éloigne de cette qualité, et plus en général il est fâcheux. Il est cependant des personnes qui, dans l'état naturel, ont le pouls inégal, et cela est plus fréquent lorsqu'il y a une gibbosité. Chez d'autres, toute affection morale vive, tout excès d'alimens excitans ou de liqueur alcoolique, déterminent une inégalité du pouls

qui disparoît dès que la cause a cessé d'agir. Chez beaucoup de vieillards, d'ailleurs bien portans, on trouve le pouls inégal.

123. Dans les maladies aiguës, le pouls devient souvent inégal avant les crises. Fréquemment aussi l'inégalité du pouls se manifeste, sans qu'il se prépare de crises, dans les fièvres adynamiques et ataxiques, et dans les phlegmasies : elle est alors presque toujours accompagnée d'autres signes fâcheux. L'inégalité du pouls s'observe dans les affections du péricarde, du cœur et des gros vaisseaux. On trouve cette même qualité du pouls dans les affections vermineuses, dans les maladies du péritoine et des intestins, dans l'hystérie, dans l'hypochondrie, et enfin dans tous les spasmes.

124. Dans les maladies aiguës, l'inégalité du pouls est très-ordinaire, et le pronostic à en tirer est relatif à ses autres qualités : si ces dernières sont bonnes et accompagnées de signes qui annoncent des crises, l'inégalité du pouls est favorable ; mais si elle se trouve réunie avec d'autres mauvaises qualités du pouls, elle indique un état fâcheux.

125. Ainsi le pouls qui devient dicrote, intermittent, celui qui présente trois ou quatre battemens qui vont en augmentant ou en diminuant, et qui dans le même temps conserve de la force et diminue de fréquence, fait présager une crise heureuse par une hémorrhagie, par les selles, par les sueurs ou par les urines. Mais si ce pouls inégal est faible, petit et dur, très-fréquent ou rare, il indique un grand danger.

126. En parlant du pouls petit et du pouls foible, il a été dit que le pouls qui, dans les inflammations locales, passe tout-à-coup à une de ces qualités et devient fréquent et inégal, annonce la gangrène et la mort.

127. Le pouls inégal, considéré isolément, a peu de valeur dans les embarras gastriques, dans les affections vermineuses, dans l'hystérie, l'hypochondrie, et dans toutes les maladies de l'abdomen.

128. C'est au pouls inégal qu'il faut rapporter les pouls critique et organique.

129. Solano de Lucques avait fait connoître ses recherches sur diverses qualités du pouls qui peuvent faire prédire des crises par une hémorrhagie, par les selles, par la sueur, et qui sont des inégalités ou des intermittences. Bordeu (1), quelques années après, recueillit et augmenta tout ce qui avait été publié sur l'art sphygmique; il lia la doctrine du pouls à l'ensemble de la science médicale. Fouquet (2) étendit ensuite et rendit complet le travail de Bordeu. Quoique leur doctrine du pouls ne soit admise que par le plus petit nombre des médecins, je ne crois pas devoir me dispenser d'en faire une analyse succinte.

130. Bordeu, admettant ce principe général, que chaque maladie et que tout changement remarquable dans la marche d'une maladie, que toute crise sur le point de venir, opèrent sur le pouls et

(1) Recherches sur le Pouls.
(2) Traité du Pouls.

y produisent des altérations sensibles, établit deux grandes divisions du pouls, dont la première comprend le pouls développé ou critique, et l'autre le pouls d'irritation ou non critique.

131. Les recherches de Bordeu sur le pouls ont seulement pour but de faire connoître les différentes espèces de pouls qui annoncent les évacuations critiques, et les émonctoires par lesquels elles doivent se faire. Ce n'est pas qu'il n'ait entrevu que le pouls d'irritation ou non critique pouvoit avoir des caractères différens, suivant les différens organes qui étoient affectés : « Il y a même lieu de « soupçonner, dit-il, que le pouls d'irritation a « encore des caractères distinctifs, selon qu'il se « trouve joint à des affections de la tête, de la poi- « trine ou du bas-ventre ». Mais il a cru devoir laisser à d'autres les recherches sur le pouls d'irritation. C'est ce qu'a exécuté Fouquet : engagé par la conjecture de Bordeu, il s'est livré à un travail dont le résultat a été la découverte des caractères ou des modifications variées du pouls, relativement aux différens organes actuellement affectés ou menacés dans les maladies. Les observations qui lui ont fait découvrir ces différens caractères, les lui ont, dit-il, représentés si distincts et si sensibles, qu'indépendamment des descriptions claires et précises qu'il en donne, il a cru pouvoir encore les représenter par des figures.

132. Les maladies attaquent les parties situées au-dessus ou au-dessous du diaphragme. Bordeu s'est servi de cette distinction tracée par Hippocrate, pour établir le pouls supérieur et l'inférieur.

133. Le pouls critique supérieur est celui qui précède et annonce les crises par les organes situés au-dessus du diaphragme; son principal caractère se tire de l'égalité dans les distances des pulsations, jointe à la disposition de ces pulsations, de manière que chacune ou quelques-unes d'elles paroissent doubles, ce qui fait nommer ce pouls *redoublé*, *rebondissant*, parce que la disposition de l'artère paroît double ou se faire en deux temps.

134. Le pouls inférieur est celui qui annonce les évacuations critiques qui se font par les organes situés au-dessous du diaphragme. Voici ses caractères : il est inégal, tant par rapport à ses pulsations, dont quelques-unes sont souvent presque insensibles, que par rapport à leurs intervalles, différens entre eux, et quelquefois si considérables qu'ils semblent former de vraies intermittences.

135. Comme il y a plusieurs organes sujets aux évacuations critiques au dessus du diaphragme et plus encore au dessous, il y a aussi plusieurs espèces de pouls supérieurs et inférieurs, qui ont tous le caractère général propre à leur classe, mais qui ont des différences marquées qui les distinguent les uns des autres.

136. C'est sur ces différences que Bordeu établit plusieurs espèces de pouls critiques, soit supérieurs soit inférieurs. Il les considère d'abord dans l'état où ils se trouvent lorsqu'un seul organe travaille à l'excrétion, et c'est ce qu'il nomme les *pouls critiques simples*. Ces pouls simples forment les pouls composés lorsqu'ils se combinent entre eux,

ou qu'ils se mêlent les uns aux autres, deux à deux, trois à trois, ou davantage. Les dénominations données aux différentes espèces de pouls sont tirées de l'organe affecté.

137. Toute évacuation critique décidée par un organe particulier est précédée d'une espèce de pouls qui lui est propre; ainsi les hémorrhagies, les selles, la sueur, l'urine, etc., critiques, ont chacune leur espèce particulière de pouls, lorsque les évacuations qui se font par ces émonctoires sont vraiment critiques.

138. Le pouls rebondissant, ou le redoublement dans les dilatations des artères, est le caractère propre à toutes les hémorrhagies; c'est ce qui fait qu'il y a un rapport marqué entre le pouls du saignement de nez, celui des règles, celui des hémorrhoïdes, même celui du crachement de sang.

139. Le pouls qui annonce les évacuations critiques du ventre est développé; ses pulsations sont comme arrondies, inégales dans leur force et dans leurs intervalles; il y en a qui sont comme subintrantes ou l'une dans l'autre; il s'en trouve qui sont presque insensibles, et qui forment des intercadences et de vraies intermittences, tantôt à des distances égales, tantôt à des distances fort inégales.

140. Le pouls de la sueur critique est développé, mou, et pour ainsi dire fort élargi. Il est disposé de façon que ses pulsations vont en augmentant par gradation; la première est moins élevée que la seconde, la seconde moins que la troisième, et ainsi de suite jusqu'à la quatrième. La même

marche des pulsations recommence, dans le même ordre, tout de suite ou bientôt après.

141. Le pouls de l'excrétion critique des urines est l'inverse de celui de la sueur; il est serré et concentré; il a plusieurs pulsations moindres les unes que les autres, qui vont en diminuant jusqu'à se perdre sous le doigt; elles reparoissent de temps en temps dans cet ordre. Les pulsations qui se trouvent dans les intervalles de ces battemens gradués sont plus développées, assez égales, un peu sautillantes.

142. Voyons maintenant ce qui concerne les pouls organiques, d'irritation ou non critiques. Fouquet appelle *pouls des organes* celui qui se rapporte à une affection quelconque d'un organe, ou plutôt celui qui désigne et manifeste aux sens cette affection, soit qu'elle aille jusqu'à l'incommodité ou la maladie particulière de l'organe, soit qu'elle consiste uniquement en une disposition prochaine à la maladie, ou même qu'elle se borne à une simple augmentation de ressort, de vie, ou d'action dans cet organe, indépendamment de toute idée, de tout sentiment de lésion ou de maladie.

143. Tous les pouls organiques, en ce qu'ils ont d'essentiel en eux-mêmes, comme effets représentatifs des affections des différens organes, sont caractérisés, suivant Fouquet, par autant d'impressions variées que la surface de cette portion de l'artère sur laquelle on appuie le bout des doigts en tâtant le pouls, fait tantôt sur l'un, tantôt sur l'autre de ces doigts. Ces impressions consistent prin-

cipalement, continue le même auteur, soit en émi-
nences ou petites ondes plus ou moins légères,
plus ou moins figurées, dans quelques endroits
de cet espace pulsant, ou en un soulèvement plus
ou moins marqué, plus ou moins circonscrit, de
cet espace, soit en quelques autres modifications
de cette partie de l'artère, telles, par exemple, que
des espèces d'aplatissement, de resserrement ou
de diminution de diamètre, des sortes d'intersec-
tion, de brisement, en apparence, de la colonne
du sang dans quelque portion de ce trajet de l'artère.

Du Pouls confus et du Pouls insensible.

144. Le pouls peut cesser d'être distinct et devenir confus, soit par la fréquence extrême, soit
par la foiblesse, l'irrégularité et l'inégalité des pulsations. Lorsque le pouls bat plus de cent-cinquan-
te fois par minute, on ne peut plus le compter
avec exactitude, il devient confus, on est réduit à
une évaluation approximative.

145. Le pouls insensible (*pulsuum defectio*) est
quelquefois borné à un membre. Cela se trouve
particulièrement lorsqu'il existe une maladie qui
établit un point de compression sur le cœur ou sur
les gros vaisseaux.

146. On observe le pouls tout-à-fait insensible
dans les syncopes, quelques hystéries, les asphyxies, et chez les malades très-affoiblis par une maladie aiguë ou chronique.

147. Le pronostic à porter du pouls insensible

des syncopes et des asphyxies est plus grave à proportion de la durée de la maladie et de l'intensité
des causes.

148. L'hystérie, accompagnée du pouls insensible, est plus effrayante que dangereuse. Elle se
termine cependant quelquefois d'une manière fâcheuse.

149. Le pouls qui devient insensible lorsque les
forces sont épuisées par une maladie, annonce une
mort très-prochaine.

150. Plus il y a de mauvaises qualités du pouls
réunies, plus le danger est grand. Ainsi, pour donner un exemple, il y a beaucoup à craindre quand
le pouls est petit, foible et très-fréquent; mais le
danger est plus grand s'il se manifeste des intermittences.

151. Lorsque, durant les maladies aiguës, on
observe quelques battemens manifestes d'artères
dans plusieurs parties du corps où ils n'étoient pas
sensibles en santé, c'est toujours une marque de
danger, et le danger augmente à proportion du
nombre des parties où l'on aperçoit ces pulsations.

152. L'examen du pouls doit toujours être accompagné de celui des autres signes que présente la maladie; car, quoique dans un grand nombre de cas le pouls seul ait beaucoup de valeur,
le pronostic fondé sur la considération de tous les
signes est plus exact.

Des Palpitations.

153. On nomme *palpitation* un mouvement du cœur violent, déréglé, convulsif, accompagné d'oppression, de difficulté de respirer, d'abattement des forces et de défaillance. Les grosses artères sont aussi sujettes à des palpitations. On observe dans les palpitations beaucoup de variété. La première qui se présente est la variété des palpitations mêmes : elles sont violentes ou légères, longues ou de peu de durée, continues ou intermittentes. Quelquefois les battemens du cœur sont plus fréquens sans être plus forts, et réciproquement. D'autrefois ils se font sentir dans un espace plus étendu que dans l'état ordinaire : ils s'étendent jusqu'à l'épigastre, par exemple, et jusqu'au cartilage des côtes droites. Le bruissement particulier qui accompagne les battemens peut être dans quelques affections plus prononcé ; la main placée sur la région précordiale le distingue facilement ; et même dans quelques cas l'oreille l'apprécie à une certaine distance.

154. Les battemens du cœur peuvent offrir aussi, sous les mêmes rapports, une diminution plus ou moins marquée ; ils deviennent souvent plus rares ou plus foibles ; le bruit léger qui les accompagne dans l'état de santé n'est plus perceptible, et la main ne distingue qu'un soulèvement obscur, que Gaubius nomme tremblement de cœur (*tremor cordis*).

155. On observe aussi dans beaucoup d'affec-

tions, et en particulier dans celles dont le cœur lui-même est le siége, le désordre de ses battemens, qui deviennent inégaux, irréguliers, et se font sentir dans un lieu différent de celui qui leur est propre. Par exemple, dans l'ascite, les battemens du cœur répondent beaucoup plus haut que chez l'homme sain, et ils existent beaucoup plus bas dans quelques lésions organiques de ce viscère ; dans l'hydro-péricarde, ils se manifestent tantôt dans un point et tantôt dans un autre. Lorsque les battemens du cœur sont irréguliers, inégaux, ou très-rapprochés et presque confondus ensemble, on dit qu'ils sont *tumultueux*.

156. Dans l'état de santé, les passions violentes, les contentions d'esprit fortes et prolongées, les hémorrhagies abondantes, les violents exercices du corps, donnent lieu assez souvent à des palpitations du cœur qui cessent avec la cause qui les a produites. Les enfans naissent quelquefois avec des palpitations : ordinairement ils portent alors quelques difformités dans le thorax, ou dans les organes qu'il renferme.

157. Les vers des premières voies, les rétrocessions de la goutte et des éruptions cutanées déterminent quelquefois des palpitations du cœur. Les suppressions et les rétentions des règles sont souvent accompagnées des mêmes phénomènes. Lorsque l'aménorrhée, survenue progressivement, est réunie à un grand nombre de symptômes fâcheux, tels qu'une foiblesse extrême, une leucophlegmatie, des palpitations, le diagnostic de ces dernières peut devenir assez obscur pour les faire

rapporter à un anévrysme du cœur. J'ai été con-
sulté pour une demoiselle qui avoit été le sujet
d'une semblable erreur. Un régime approprié ,
quelques emménagogues ont parfaitement rétabli
sa santé. Il n'est pas rare que les hystériques et
les hypochondriaques éprouvent des palpitations.
Il en est de même des scorbutiques et de ceux
qui ont été attaqués d'hémorrhagies violentes et
d'autres affections qui ont épuisé les forces. Les
palpitations accompagnent constamment les affections organiques du cœur et des gros vaisseaux.
On les remarque également dans la péricardite et
dans l'hydro-péricarde ; mais elles ne se rencontrent pas plus que les réveils en sursaut dans les
hydro-thorax sans maladie du cœur ou du péricarde. C'est ce que j'ai encore observé chez un
malade qui a péri d'un hydro-thorax borné à la
cavité droite de la plèvre.

158. Ces palpitations durent quelquefois des
mois et même des années, chez les personnes d'un
tempérament nerveux, sans qu'il y ait de vice organique. M. de la Hire, célèbre mathématicien,
fut radicalement guéri par une fièvre quarte d'une
palpitation du cœur qu'il avoit depuis fort long-
temps, et qui jusque-là avoit opiniâtrement résisté
aux meilleurs remèdes de l'art. Il vécut, après
cette fièvre, sain et robuste jusqu'à soixante-dix-
huit ans (1).

159. Il n'est pas rare de rencontrer des malades

---

(1) *Voyez* Histoire de l'Académie royale des Sciences.

chez lesquels il est difficile de distinguer si les palpitations sont spasmodiques, ou produites par un vice organique du cœur ou des gros vaisseaux. Les palpitations qui dépendent d'un vice organique sont continues, et subissent à peine quelques légères rémissions. Les lèvres, les gencives sont d'un vermeil foncé, presque livides et souvent tuméfiées; le pouls est inégal ou intermittent; le plus souvent elles sont accompagnées d'un dépérissement assez prompt de la santé. Les palpitations nerveuses surviennent aux sujets d'une constitution spasmodique; elles sont précédées ou accompagnées d'autres phénomènes nerveux; elles ne sont pas continues, ou au moins elles diminuent beaucoup d'intensité en certain temps; elles augmentent par toutes les affections morales tristes. Les médicamens anti-spasmodiques modèrent souvent la violence des palpitations nerveuses. Ils produisent moins d'effets dans les palpitations produites par des affections organiques. Il est tout au moins douteux qu'il y ait des palpitations qui servent de crise aux maladies aiguës. Après une fièvre de long cours, des palpitations violentes, longues et continues, avec une respiration difficile, des foiblesses fréquentes, un pouls inégal, sont très-dangereuses et souvent mortelles. Dans toutes les maladies chroniques avec épuisement des forces, elles annoncent une mort prochaine.

160. Les palpitations ne sont pas beaucoup à craindre dans les affections vermineuses, le scorbut, les spasmes hystériques, hypochondriaques, à moins qu'elles ne soient d'une longue durée,

et accompagnées de fortes et fréquentes défaillance : dans ces cas, elles sont suivies d'une mort
prompte. Chez les hystériques et les hypochondriaques, les palpitations annoncent quelquefois
le retour des accès.

DES SIGNES TIRÉS DE LA RESPIRATION.

161. La respiration fournit les signes les plus
importans dans les maladies ; ils éclairent particulièrement le diagnostic et le pronostic des maladies des enfans ; ils tiennent la place des signes
du pouls dont il est alors si difficile de s'aider. Le
médecin observateur juge avec raison de l'état
intérieur de l'enfant malade par les qualités que
prend la respiration, surtout durant le sommeil.
Dans les histoires particulières de maladies que
nous a laissées Hippocrate, il ne manque jamais
de parler de la respiration, et c'est à peine si, depuis lui, on a pu ajouter quelque chose d'essentiel
à ses pronostics.

162. La respiration est une fonction par laquelle l'air atmosphérique est successivement admis et rejeté par des organes chargés de lui faire
éprouver des changemens nécessaires au sang et
même à la conservation de la vie. On varie sur
l'estimation du volume d'air qui est respiré ; il
paroît cependant, d'après les expériences de Borelli
et celles des physiologistes modernes, que dans

chaque respiration il entre quarante pouces cubiques d'air dans les poumons, et qu'il n'en sort que trente-huit.

163. Quelque clarté que la chimie moderne ait répandue sur la respiration des animaux, on ne peut cependant disconvenir que nos connoissances sur ce point de physiologie sont encore loin d'être suffisamment approfondies. On s'accorde, il est vrai, pour reconnoître que l'air qui sort des poumons a perdu une partie de son oxigène pendant son séjour dans ces organes, et qu'il s'y est chargé d'une certaine proportion d'acide carbonique et d'eau; mais quelle quantité d'oxigène l'air perd-il pendant l'acte respiratoire? que devient cet oxigène? à quoi sert-il? quelle proportion d'acide carbonique contient l'air expiré? comment se forme cet acide? quels autres principes sont mêlés avec l'air expiré? etc., etc. : voilà autant de questions sur lesquelles les chimistes ne paroissent pas s'être encore accordés, et sur lesquelles par conséquent il reste de l'incertitude. On présume depuis long-temps que la vapeur pulmonaire n'est pas de l'eau pure. L'haleine fétide de quelques personnes, l'haleine contagieuse des malades atteints de fièvres pestilentielles, l'haleine cadavéreuse des agonisans, semblent appuyer cette opinion. Une expérience du professeur Chaussier, citée par M. Magendie dans un mémoire lu à l'Institut, prouve que, dans l'état de santé, la vapeur pulmonaire contient une petite proportion de matière animále.

164. La respiration naturelle, celle qui a lieu

dans l'état de santé, est facile, douce, égale, in-
sonore. Ses effets sont de servir à l'entretien de la
vie, de changer la couleur du sang, et à ce qu'il
paroît, de contribuer pour beaucoup à la formation de la chaleur animale. Le poumon contient
une plus grande quantité de sang et d'autres liquides pendant l'inspiration que pendant l'expiration. Dans l'inspiration, les veines du cou et de
la face se gonflent; elles diminuent dans l'expiration. Il y a une légère différence entre les pulsations des artères qui ont lieu durant une forte
inspiration, et celle qui se font durant une forte
expiration : les premières sont un peu moins fortes
que les autres.

165. Dans le premier âge, la respiration est
principalement exécutée par les muscles intercostaux; dans l'âge moyen, c'est presqu'autant par
l'action du diaphragme; dans la vieillesse, c'est
particulièrement par l'action de ce dernier muscle.
Chez les malades attaqués d'engorgemens très-
volumineux dans le bas-ventre, ou d'ascite et de
tympanite, la respiration se fait presque seulement
par les muscles intercostaux. Lorsque les femmes
se serrent beaucoup le bas de la poitrine, les côtes
et le sternum s'élèvent davantage dans l'inspiration.

166. Quant au nombre de respirations, dans un
temps déterminé, on peut dire d'une manière approximative que la poitrine se dilate et se resserre
trente-cinq fois par minute la première année,
vingt-cinq fois la deuxième, vingt à la puberté, et
dix-huit fois chez le plus grand nombre des adultes.

La respiration n'est pas parfaitement semblable dans les deux sexes pour sa fréquence. Chez les femmes, elle est plus fréquente, plus petite, plus irrégulière, surtout chez celles qui sont très-vives et d'une petite stature. Les mouvemens du corps, la marche, la course, la danse, l'exercice des organes de la voix, rendent la respiration plus fréquente et plus grande. La colère et les autres passions actives produisent le même effet. Au contraire, une vie sédentaire, la tranquillité du corps et de l'esprit, diminuent la fréquence et l'étendue de la respiration. Les qualités de l'air influent sur la respiration. Le gaz oxigène en accélère les mouvemens, le gaz acide carbonique les retarde et les fait même cesser.

167. Pendant un sommeil tranquille et exempt de songes, la respiration est douce, égale, régulière, et un peu lente. Si le sommeil est troublé par des rêves qui offrent à l'âme des idées agréables ou effrayantes, la respiration devient semblable à celle que ces affections déterminent pendant la veille. Certaines professions changent souvent les qualités de la respiration : elle devient pénible et précipitée chez ceux qui jouent beaucoup des instrumens à vent, ou qui font habituellement des efforts de voix : ces individus sont assez souvent attaquées de maladies chroniques de la poitrine, qui les font périr dans une vieillesse prématurée.

168. Un grand nombre d'autres circonstances peuvent encore modifier la respiration, et tromper le médecin peu attentif qui ne seroit pas en garde contre toutes ces causes qui la font varier. Tout ce

qui émeut la sensibilité des femmes et des jeunes
gens timides, trouble la respiration dans les premiers momens. L'arrivée seule du médecin produit
quelquefois cet effet. Une position gênée du malade rend la respiration plus difficile. Elle est
moins douce après avoir mangé. Une constipation
opiniâtre, les urines retenues en grande quantité
dans la vessie, une douleur vive et purement accidentelle, des flatuosités qui se développent dans
l'estomac, font varier les qualités de la respiration, peuvent quelquefois en imposer, et être
confondues avec les phénomènes de la maladie
essentielle.

169. La position qu'il convient le mieux de
faire prendre à un malade pour bien juger de sa
respiration, est celle où il est assis ou couché sur
le dos. Les individus dont la colonne vertébrale est
déviée respirent difficilement. La respiration est
toujours fréquente et plus difficile chez un asthma-
tique attaqué d'une autre maladie. Il en est de
même des malades attaqués d'hydropisies ascites,
de tympanites, etc., qui compliquent d'autres affections.

170. Une poitrine large, bien voûtée, donne,
généralement parlant, lieu de conclure que la
respiration est facile, et que la circulation du
sang se fait bien dans le poumon. Plus, au contraire, la poitrine est étroite et plate, plus on doit
craindre les maladies de poitrine; parce qu'alors
le jeu des organes de la respiration et de la circulation ne peut se faire avec la facilité convenable.

171. Lorsque, dans l'inspiration, le thorax se

développe facilement, c'est un signe du bon état des organes qu'il contient. Dans les maladies où ces organes souffrent, on doit avoir beaucoup d'égard à la dilatation et au resserrement du thorax pendant la respiration. Dans les inflammations violentes de la poitrine, on voit distinctement le thorax s'élargir inégalement : le siége de l'inflammation a coutume d'être du côté où le thorax se dilate moins. Dans les inflammations de poitrine les plus violentes, le thorax ne s'élargit point du tout pendant l'inspiration ; le mouvement de la respiration ne s'opère que par les muscles du bas-ventre. Cette respiration abdominale est très-mauvaise.

172. Les changemens des qualités de la respiration qui surviennent dans les maladies se rapportent, 1°. au nombre des respirations dans un temps donné; 2°. à la vitesse avec laquelle s'exécutent les mouvemens d'inspiration et d'expiration; 3°. à la quantité d'air inspiré et expiré; 4°. à la difficulté des respirations; 5°. à leurs inégalités; 6°. au bruit qui se fait entendre dans la respiration; 7°. aux qualités de l'air expiré. Ces différences forment la respiration fréquente et la respiration rare; la respiration vite ou prompte et la respiration lente; la respiration grande et la respiration petite; les diverses respirations difficiles, telles que les respirations laborieuse, suffocante, anhéleuse, douloureuse ; les respirations inégale et intermittente; les respirations sonores; enfin la respiration avec un changement manifeste des qualités ordinaires de l'air expiré, qui est plus chaud, plus froid, ou qui exhale une odeur fétide.

De la Respiration fréquente et de la Respiration rare.

173. La respiration, considérée relativement au nombre des inspirations et des expirations dans un temps donné, est fréquente ou rare. On peut s'assurer exactement de ces qualités de la respiration au moyen d'une montre à secondes. Chez un adulte, il y a environ dix-huit respirations par minute. La respiration fréquente, celle dont les mouvemens d'inspiration et d'expiration sont en plus grand nombre dans un temps donné, se trouve naturellement chez les sujets d'un tempérament sanguin, dans les climats chauds, en été, après avoir pris de l'exercice, après s'être livré à des passions excitantes, etc.

174. La respiration est plus fréquente dans la fièvre inflammatoire, dans les phlegmasies, dans le frisson et dans la chaleur des fièvres intermittentes; souvent il en est de même dans le commencement des fièvres adynamiques et ataxiques. Dans l'hydro-thorax, la respiration acquiert beaucoup de fréquence; le même phénomène s'observe souvent dans les affections organiques du cœur.

175. Plus la respiration s'écarte de son état naturel, et plus les signes qu'elle fournit ont de valeur. Il faut cependant examiner si les lésions de la respiration peuvent se rapporter à une affection dont le siége est dans les organes de la respiration, ou à une irritation sympathique déterminée, par exemple, par des vers, par un embarras

gastrique, par des spasmes et des flatuosités, etc.
Les lésions de la respiration causées par des affections essentielles des organes respiratoires sont les
plus graves.

176. La fréquence de la respiration beaucoup
augmentée annonce du danger, dans les inflammations de poitrine; le danger est fort grand lorsqu'il
y a cinquante-cinq ou soixante respirations par
minute. Je n'étendrai pas davantage cet article du
pronostic, la lésion d'une seule qualité de la respiration ayant rarement assez de valeur pour en tirer un présage exact.

177. La respiration rare est l'opposé de la fréquente; les mouvemens d'inspiration et d'expiration sont moins nombreux que dans l'état naturel.
La respiration un peu rare n'est pas dangereuse,
surtout quand les autres signes n'offrent rien de
fâcheux. Mais si elle est trop rare, si la poitrine
s'élève beaucoup dans l'inspiration, cette respiration rare et sublime indique l'épuisement ou
l'oppression des forces vitales : elle est bientôt suivie de foiblesse, de délire, de stupeur, et même
de la mort.

178. La respiration très-rare et dont les intervalles deviennent à chaque instant plus prolon-
gés, est un avant-coureur immédiat de la mort.
Il arrive quelquefois, surtout dans les affections
soporeuses, que cette espèce de respiration annonce seule, et sans aucun râlement, le terme de
la vie du malade.

De la Respiration vîte et de la Respiration lente.

179. La vivacité des mouvemens d'inspiration et d'expiration distingue la respiration vîte et la respiration lente. La respiration vîte est celle où les mouvemens d'inspiration et d'expiration s'exécutent avec rapidité.

180. Ordinairement la vitesse et la fréquence de la respiration se trouvent réunies. Ces deux qualités de la respiration se remarquent principalement dans les inflammations de la poitrine et du bas-ventre, et le pronostic à en tirer est le même. Quelquefois cependant la respiration est plus vîte qu'elle n'est fréquente. Dans la pleurésie, la violence de la douleur, durant l'inspiration, force de faire une prompte expiration (*expiratio celer*), quoique la respiration ne soit pas très-fréquente.

181. L'observation fait même reconnoître la réunion de la respiration vîte avec la respiration rare. On la remarque surtout chez les sujets robustes, dans les maladies aiguës, lorsque la mort est prochaine : les fonctions vitales étant languissantes, le sang ne circule que difficilement dans les poumons, et s'accumule dans les cavités droites du cœur ; la nature alors, voulant encore lutter contre la mort, concentre ses forces ; les muscles inspirateurs se contractent comme par un mouvement convulsif, afin de permettre aux poumons de se dilater et de se laisser pénétrer par le sang veineux ; mais les puissances expiratrices, n'ayant plus assez d'énergie, succombent tout-à-coup, et l'expiration

est aussi prompte que l'inspiration a été rapide.
Épuisés par cet effort, les muscles pectoraux, incapables de le renouveler immédiatement après,
sont forcés au repos, et ce n'est que quand la suffocation devient imminente qu'ils agissent de nouveau ; de sorte qu'un long intervalle sépare ces mouvemens précipités de la respiration, et qu'elle est
à-la-fois vîte et rare.

182. La respiration lente est l'opposé de la respiration vîte : les mouvemens d'inspiration et d'expiration s'exécutent lentement. Elle est, ainsi que
la respiration un peu rare, un signe favorable dans
les maladies, lorsqu'elle est accompagnée d'autres
bons signes; mais si, avec la respiration lente, le
pouls est foible, si les extrémités sont froides, etc.,
elle est un signe dangereux et annonce la chute
des forces.

De la Respiration grande et de la Respiration petite.

183. La respiration grande est celle dans laquelle
il y a beaucoup d'air inspiré et expiré. C'est la
quantité d'air respiré, et non le développement de
la capacité de la poitrine, qui constitue cette qualité de la respiration.

184. Dans la respiration petite, il y a peu d'air
respiré, quoique la cavité de la poitrine augmente
à l'ordinaire durant l'inspiration. Si cette dernière
circonstance n'existe pas, la respiration est petite
et obscure.

185. La respiration grande indique un thorax

5

bien conformé, le bon état des poumons et des autres organes qui servent à la respiration, et enfin une libre et facile circulation du sang.

186. En général, la respiration grande est un bon signe dans les maladies. La respiration grande et fréquente de la fièvre inflammatoire est assez insignifiante; elle fait connoître l'intégrité des organes de la respiration, et n'annonce que la nécessité pressante de l'exercice de cette fonction.

187. La respiration grande qui est accompagnée de grands mouvemens des ailes du nez et de l'élévation de la partie supérieure de la poitrine a été appelée *haute*, *sublime*, et est fort dangereuse. La respiration haute et sublime, dit l'auteur des Oracles de Cos (1), peut être prise en ce sens, que le malade ne peut respirer qu'ayant la tête et le cou élevés, en raison des obstacles qui s'opposent à la libre introduction de l'air dans les bronches des poumons. La respiration haute peut être prise en cet autre sens, qu'elle consiste dans l'élévation entière du thorax, telle qu'on l'observe dans les agonisans : c'est une marque que les poumons sont engorgés, et que la nature fait ses derniers efforts en rassemblant tout ce qu'elle a de force pour ranimer la circulation prête à s'éteindre.

188. Si la poitrine s'élève et se dilate beaucoup, et que cependant il n'y ait que peu d'air inspiré et expiré; cette respiration haute et sublime annonce une mort prochaine.

_____

(1) Page 272.

189. Une seule respiration grande, et qui ne revient avec cette qualité qu'après de longs intervalles, annonce le délire ; et si ce signe persiste long-temps, le délire est accompagné de convulsions. C'est particulièrement dans les fièvres cérébrales que l'on rencontre ce signe, qui nous a été transmis par les plus anciens observateurs, et que j'ai quelquefois remarqué dès le second ou le troisième jour de ces maladies.

190. D'après ce qui s'observe dans nos climats (1), il paroît que les respirations grandes et rares dont parle Hippocrate ne sont pas celles qui sont rares, grandes et uniformes : du moins on les observe rarement de cette façon dans les délires phrénétiques ; mais on remarque plus souvent de quart d'heure en quart d'heure, quelquefois plus tôt, d'autre fois plus tard, de grandes inspirations semblables aux soupirs ; et à la fin de l'expiration suivante, les malades restent quelques secondes avant de recommencer à inspirer. Après cet intervalle de repos, la respiration ordinaire revient et continue pendant quelque temps, jusqu'à ce que la grande inspiration reparoisse. On observe aussi chez les malades mortellement attaqués, que ces longs soupirs reviennent plus souvent, et que, dans les intervalles de l'un à l'autre, la respiration est presque toujours petite, obscure, difficile ou laborieuse.

191. La respiration est naturellement plus petite lorsque la poitrine est mal conformée, et quand il

_____

(1) *Voyez* Oracle de Cos. — Aubry.

y a quelques obstacles qui s'opposent à l'exercice
de cette fonction.

192. Dans le catarrhe et la péripneumonie, lorsque la respiration, d'abord grande, quoique plus
ou moins difficile, devient petite, fréquente et
plus difficile, c'est un mauvais signe. La respiration petite et fréquente est d'un présage fâcheux,
soit qu'elle dépende uniquement de la foiblesse
du malade, soit qu'elle soit l'effet d'une douleur
vive dans la poitrine, d'un engorgement considérable du poumon, ou d'une inflammation dans
quelque partie du bas-ventre. La respiration petite
et obscure est très-mauvaise : celle dans laquelle
l'inspiration est petite et l'expiration grande annonce le danger le plus imminent.

De la Respiration facile et de la Respiration
difficile.

193. La respiration facile, celle dont les mouvemens s'exécutent avec aisance et sans douleur,
fait connoître le bon état des organes. Toutes les
autres espèces de respirations sont moins dangereuses, si elles sont en même temps faciles.

194. La respiration est difficile quand l'inspiration et l'expiration se font avec peine, et que
le malade a le sentiment d'un poids fixé sur la
poitrine : elle indique une lésion dans le jeu des
organes de la respiration et de la circulation.
Toutes les autres espèces de respirations deviennent plus fâcheuses quand elles sont réunies à une
respiration difficile.

195. Une conformation viciée de la poitrine, une mauvaise manière d'être couché, des adhérences de la plèvre, des tumeurs dans la poitrine ou dans le bas-ventre, certaines passions, telles que la frayeur et la colère concentrée, rendent la respiration plus difficile.

196. La dyspnée ou difficulté de respirer, présente des différences que l'on peut rapporter aux variétés suivantes : la respiration est 1°. laborieuse ou un peu plus difficile, avec un sentiment d'embarras dans la poitrine et d'oppression; mais la suffocation n'est pas imminente, et le malade n'est pas forcé de quitter la position horizontale : 2°. suffocante, anhéleuse; elle est si difficile que le malade est menacé de suffoquer s'il prend une position horizontale, et qu'il est obligé de rester debout ou assis sur son séant; c'est l'orthopnée : 3°. douloureuse; les mouvemens sont difficiles et empêchés par la douleur qui se fait ressentir soit dans l'inspiration, soit dans l'expiration.

197. La respiration devient difficile dans un grand nombre de maladies, telles que la plupart des fièvres adynamiques et ataxiques intenses, les inflammations de la poitrine, et plusieurs de celles du bas-ventre, les affections organiques du cœur et des gros vaisseaux, les spasmes, une partie des hypochondries et des chloroses, la phthisie pulmonaire, l'apoplexie, l'hydro-thorax, l'hydro-péricarde, les hydropisies ascites et enkystées très-volumineuses.

198. La facilité de respirer est d'une grande importance pour décider du salut du malade dans

les fièvres adynamiques et ataxiques, et les inflammations de poitrine Si le malade respire comme dans l'état de santé, s'il peut faire une profonde inspiration sans ressentir aucune gêne, aucune douleur, sans tousser, ont doit en conclure, non-seulement que le poumon et la plèvre ne souffrent pas, mais même que les viscères du bas-ventre sont en bon état, qu'il n'y a aucune altération grave dans les fonctions de la respiration et de la circulation; et par conséquent rien de plus consolant, rien de plus propre à tranquilliser qu'un tel signe, lorsqu'on l'observe dans les maladies aiguës (1).

199. La précipitation du discours fait connoître ou que le malade est dans le délire, ou que sa respiration est considérablement gênée. Dans ce dernier cas, le malade ne peut tenir un long discours; sa parole est sensiblement plus précipitée à la fin de chaque phrase qu'au commencement. On reconnoît, au contraire, que ce symptôme est un effet du délire par les autres signes qui le caractérisent, tels que les erreurs du jugement dans les choses les plus ordinaires, les erreurs manifestes des sens, une imagination déréglée, etc.

200. Dans les maladies aiguës, une grande difficulté de respirer est toujours à craindre, quand elle n'est pas un des signes avant-coureurs de la crise, ou qu'elle ne l'accompagne pas. On peut s'attendre à une parotide considérable quand la respiration est gênée avec tension dans l'hypo-

(1) Hipp.

chondre, et qu'il y a fièvre aiguë et frissonnement (1). Lorsque, dans une fièvre continue, il y a
délire et difficulté de respirer, c'est, selon l'auteur
des Prénotions, un signe mortel.

201. On voit des malades qui, dès qu'ils commencent à être attaqués de la phthisie pulmonaire,
éprouvent la plus grande difficulté de respirer. La
respiration devient fréquente, difficile ; ils sont
essoufflés au moindre exercice et la respiration est
douloureuse. Cette difficulté de respirer va toujours
en augmentant jusqu'à la mort. D'autres phthisiques n'ont la respiration gênée que lorsqu'ils se
couchent horizontalement dans leur lit, ayant
toujours besoin d'un ou de deux oreillers pour
maintenir leur poitrine élevée. Quelques - uns
peuvent respirer sur les deux côtés, et ne peuvent rester sur le dos, ce qui est rare. D'autres ne
respirent que sur un côté seulement : cela est
commun.

202. On a vu des phthisiques qui n'éprouvoient
de la difficulté de respirer que dans le frisson fébrile ; il y en a même qui ne se sont plaint d'aucune gêne dans la respiration durant le cours de
la maladie, de quelque manière qu'ils aient été
couchés ; ce qui mérite d'autant plus d'attention,
que plusieurs médecins ont regardé la difficulté
de respirer comme un caractère, un symptôme
essentiel de la phthisie pulmonaire. Quelques autres respirent avec plus de facilité quand la maladie a fait des progrès, lorsque la suppuration est

_____

(1) *Coaq.*

formée : Morgagni en cite des exemples ; M. Portal
dit aussi en avoir vu (1).

203. La difficulté de respirer constante, en général, augmentant progressivement, quelquefois
à un dégré modéré, d'autres fois avec menace de
suffocation, obligeant enfin de se mettre presque
toujours sur son séant, le corps courbé en avant,
est un des signes les moins équivoques de l'hydro-thorax primitif ou consécutif. Il faut cependant qu'il s'y joigne d'autres signes, cette dyspnée se rencontrant dans plusieurs maladies chroniques, telles que les anévrysmes du cœur et des
gros vaisseaux ; mais alors ces maladies ont d'autres signes qui les font distinguer.

204. S'il arrive dans le cours d'une maladie
aiguë que le malade soit subitement saisi d'une
extrême difficulté de respirer, au point d'être
obligé de se faire appuyer sur des oreillers et de se
tenir assis, on doit en porter un fâcheux pronostic (2). On ne doit pas beaucoup espérer des
pleurétiques et des péripneumoniques qui veulent
être assis sur leur lit, à cause de la difficulté qu'ils
ont de respirer, et qui ne peuvent pas rester couchés parce qu'ils se sentent suffoqués : ce signe
est surtout dangereux lorsqu'on entend un sifflement dans la trachée-artère, et que le malade n'a
pas la force de rejeter les crachats. Dans ce cas,
quoique le pouls paroisse bon, c'est un signe
trompeur, il faut s'en méfier (3).

---

(1) Phthis. pulmon. (2) Hipp.
(3) Baglivi.

205. Quoique la respiration paroisse assez libre, si cependant le malade ne peut faire une profonde inspiration sans ressentir dans quelques points de la poitrine une gêne, un chatouillement ou une douleur qui l'obligent à tousser, ce signe fait connoître que la poitrine n'est pas absolument intacte. Il doit déterminer le médecin à examiner si le poumon ne souffre que d'une simple irritation, ou s'il n'y auroit pas une affection plus grave. La douleur plus ou moins aiguë, plus ou moins profonde, la percussion et les autres signes font distinguer les organes affectés et en font connoître le danger.

De la Respiration égale et de la Respiration inégale.

206. La respiration doit être considérée dans la succession égale ou inégale de ses mouvemens. Lorsqu'ils se succèdent sans présenter de différences dans leur grandeur ou leurs retours, la respiration est égale. Elle est inégale si une petite respiration succède à une grande, ou une grande à une petite ; ou bien si quelques respirations surviennent plus tôt ou plus tard, ou manquent entièrement : cette dernière qualité est appelée *respiration intermittente.*

207. La respiration interrompue, entrecoupée, *respiratio interrupta, spiritus effundens,* est une respiration inégale. L'inspiration n'est pas achevée que l'expiration se fait, et est bientôt suivie d'une

nouvelle inspiration. Cette respiration est assez semblable à celle des enfans qui pleurent.

208. Dans l'état naturel, la respiration est inégale chez ceux dont la conformation de la poitrine est viciée.

209. La respiration inégale précède quelquefois des évacuations critiques. On l'observe dans la seconde période des fièvres adynamiques et ataxiques, dans les inflammations très-intenses de la poitrine et du bas-ventre, dans la plupart des maladies spasmodiques.

210. La respiration est bonne quand elle est médiocrement grande, lorsqu'elle se fait en temps égaux, sans précipitation, avec une pleine liberté; quand elle est exempte de douleur et d'oppression, lorsque l'intervalle entre l'inspiration et l'expiration n'est pas trop long, quand le thorax ne paroît pas s'élever trop, et lorsque les narines du malade ne sont ni agitées, ni plus dilatées qu'à l'ordinaire. La respiration est plus ou moins défectueuse, selon qu'elle est plus ou moins éloignée de ces conditions.

211. La respiration inégale est un mauvais signe quand elle n'annonce pas de crises. Dans les maladies aiguës, la respiration entrecoupée et la respiration intermittente sont très-dangereuses. Plus la respiration devient inégale et difficile, et plus le danger augmente. La respiration inégale qui survient dans les spasmes est moins à craindre que dans les fièvres et les inflammations.

De la Respiration insonore et de la Respiration sonore.

212. Dans l'état de santé, l'air pouvant circuler librement dans les conduits aériens, et ne rencontrant pas d'obstacles qui s'opposent à son entrée et à sa sortie, aucun bruit ne se fait entendre, et l'oreille attentive distingue à peine un léger frémissement. Mais lorsque l'air inspiré ou expiré vient frapper avec un certain degré de force les parois du larynx, de la trachée-artère ou des bronches, ou bien qu'il rencontre dans celles-ci et dans leurs divisions un liquide qui les obstrue, avec lequel il se mêle et qu'il agite, il se produit un certain bruit, et la respiration est sonore (1). Suivant la qualité du son elle prend les noms de *sifflante*, de *suspirieuse*, de *luctueuse* ou *plaintive*, et de *stertoreuse* ou *râlante*.

(1) Pour bien apprécier le bruit que les malades font en respirant, et pour le saisir très-clairement, lors même qu'il sembleroit d'abord ne pas exister, il faut, dit M. Double, (*Séméiologie générale*, tom. II, pag. 158), approcher exactement l'une des deux oreilles contre la paroi thorachique, et en parcourir ainsi tous les points et toutes les faces : non seulement on distingue fort bien ainsi la nature et l'intensité du bruit qui a lieu ; mais on en fixe assez précisément le siége. M. Laennec est parvenu à perfectionner ce moyen d'exploration à l'aide d'un cylindre de bois percé dans son axe, où d'un rouleau de papier très-serré, dont une extrémité s'adapte à l'oreille, tandis que l'autre est appuyée sur l'endroit de la poitrine qu'il s'agit d'explorer, on entend (*Bibliothèque Médicale*, tom. XLVIII, pag. 211) d'une manière distincte, quel que soit l'embonpoint du sujet, non

213. La respiration sifflante est caractérisée par ce bruissement particulier connu sous le nom de *sifflement*, et qui résulte d'une légère vibration de l'air. Cette respiration est habituelle lorsque la conformation de la poitrine est très-viciée. Elle se manifeste dans les spasmes et les lésions organiques des viscères de la poitrine, dans les adhérences très-étendues de la plèvre, et dans les ossifications des cartilages des côtes.

214. Dans les premières périodes du croup ou de l'angine laryngée des enfans, la respiration est difficile et sifflante. Si cette maladie tend vers une terminaison fâcheuse, la respiration devient laborieuse, suffocante. Dans l'asthme convulsif, il y a une difficulté de respirer périodique, avec un sentiment d'anxiété dans la poitrine : l'inspiration et l'expiration ont lieu avec sifflement.

115. Lorsqu'une longue et forte inspiration vient,

---

seulement les battemens du cœur, mais encore le passage de l'air dans les bronches et les cellules pulmonaires. On distingue, dans les maladies soit aiguës soit chroniques du poumon, les portions de ce viscère qui servent à la respiration, d'avec celles qui ne sont plus perméables à l'air. Enfin, M. Laennec a découvert un signe pathognomonique des excavations où cavernes qui se forment dans les poumons par la fonte des tubercules : lorsque le cylindre est appliqué sur l'endroit de la poitrine qui correspond à une excavation, si le malade parle, sa voix retentit dans le cylindre, et est transmise directement à l'oreille, comme elle le seroit par la bouche. Ce signe auquel M. Laennec a donné le nom de *pectoriloquie*, ne l'a pas encore trompé une seule fois, quoiqu'il l'ait expérimenté fort souvent. (*Bibliothèque Médicale*, pag. 212.)

en dilatant la poitrine, permettre à l'air de s'y précipiter avec vîtesse, surtout quand, par un effet quelconque, la glotte se trouve rétrécie, et qu'une expiration assez prompte le renvoie, ce fluide élastique vibre contre les parois de cette ouverture, et produit le bruit qui constitue le soupir, et qui caractérise la respiration suspirieuse. La respiration suspirieuse s'observe particulièrement après des affections morales tristes, et dans la première période de quelques fièvres ataxiques. La respiration, dit *Huxham*, ressemble, dans la fièvre lente nerveuse, à celle des gens qui soupirent ou qui boivent quelque liqueur.

216. On donne le nom de *respiration luctueuse* ou *plaintive* à celle dans laquelle l'air chassé des poumons lors de l'expiration produit ce son qu'on appelle *gémissement*. Expression de la douleur, la respiration plaintive fait connoître l'abattement dans lequel plonge l'état de souffrance du physique et du moral. Elle accompagne ordinairement les inflammations de poitrine; elle se remarque aussi dans quelques fièvres essentielles.

217. Le pronostic à tirer de la respiration plaintive varie beaucoup. Si le malade a une parfaite connoissance des douleurs qu'il éprouve, le présage est bien loin d'être aussi dangereux que quand il ne peut rendre compte des douleurs qu'il ressent. La respiration plaintive durant le sommeil est toujours un signe grave, à moins qu'elle ne soit l'effet d'un rêve laborieux. Durant la veille, le pronostic de ce signe est plus ou moins fâcheux, suivant le tempérament et le caractère du malade. S'il est dé-

licat, douillet, habitué à exagérer ses moindres souffrances, on s'en inquiétera peu : on en jugera autrement s'il est robuste et patient.

218. La respiration stertoreuse est celle qui fait entendre, dans les mouvemens d'inspiration et d'expiration, une espèce de son qui, suivant la remarque d'Hippocrate, imite assez bien le bruit de l'eau bouillante.

219. On distingue la respiration stertoreuse du ronflement, par la difficulté des mouvemens de la poitrine dont elle est accompagnée. D'ailleurs, la respiration stertoreuse est produite par une affection du conduit aérien, telle qu'un spasme ou un amas de mucosités, tandis que le ronflement a pour siége les fosses nasales ou l'arrière bouche.

220. Dans les inflammations de poitrine, lorsque la respiration devient stertoreuse sans que les crachats soient expulsés avec difficulté, ce bruissement n'indique pas de danger, surtout quand les les autres signes sont bons. Mais lorsqu'avec la respiration stertoreuse et d'autres mauvais signes, les crachats s'arrêtent complètement, ou ne sortent plus qu'avec peine, cette qualité de la respiration annonce une mort inévitable, si l'expectoration ne se rétablit pas promptement. La terminaison fâcheuse est d'autant plus prompte que l'inflammation a été plus violente.

221. La respiration stertoreuse des maladies spasmodiques est bien moins inquiétante : ainsi celle de l'asthme convulsif n'indique point de danger, à moins qu'elle ne soit réunie à d'autres mauvais signes. Dans l'apoplexie, la respiration stertoreuse

est un signe fâcheux. Elle est moins dangereuse dans le narcotisme, et elle cesse avec cette affection.

222. On remarque souvent la respiration bruissante ou légèrement râlante dans l'hydro-thorax, surtout quand il est accompagné d'infiltration; on l'observe aussi dans quelques catarrhes chroniques et quelques phthisies catarrhales; il en est de même dans l'hémoptysie, lorsque quelques caillots de sang séjournent dans les bronches. Dans l'anévrysme de l'aorte, un sifflement et un bruissement se font entendre et sentir au-dessus de la région où le cœur se trouve ordinairement.

223. La respiration peut devenir stertoreuse ou râlante par une compression mécanique exercée sur les conduits aériens. Dernièrement je l'ai observée assez long-temps chez une femme qui est morte dans le marasme avec une tumeur développée dans les parois de l'œsophage, qui empêchoit le passage des alimens et gênoit beaucoup celui de l'air.

224. La respiration ronflante est quelquefois habituelle chez les individus qui dorment la bouche ouverte. D'autres fois elle reconnoît pour cause des polypes ou d'autres tumeurs des fosses nasales. Elle se remarque quelquefois dans les coryza très-intenses. Elle accompagne la plupart des fièvres soporeuses et des apoplexies.

Des altérations des qualités de l'air expiré.

225. Les analyses chimiques ont déjà éclairé quelques parties de la séméiotique. Lorsque les tra-

vaux des chimistes auront pour objet les qualités
de l'air expiré, ils fourniront peut-être quelques
signes de plus sur les changemens qui s'opèrent
dans la respiration durant les maladies. On sait
déjà que, dans les maladies où les mouvemens respiratoires sont embarrassés, il sort des voies aériennes
moins d'acide carbonique que dans l'état ordinaire de santé (1); mais cette partie de la chimie médicale exige de nouvelles recherches, et nous devons
nous borner à exposer les altérations des qualités
physiques de l'air expiré. On peut en distinguer
trois principales : 1°. l'air expiré est plus chaud;
2°. il est froid; 3°. il est fétide.

226. On sait que, dans l'état ordinaire, l'air expiré, chargé de la vapeur pulmonaire, produit sur
la main exposée à son contact une chaleur douce:
quand cet air, étant chargé de plus de calorique,
fait éprouver une chaleur plus développée, on dit
que la respiration est chaude; la sensation produite est-elle très-forte, on dit que la respiration
est brûlante.

227. L'air expiré est plus chaud dans les fièvres
inflammatoires très-violentes, et particulièrement
dans les inflammations du poumon et des bronches. Il indique une grande intensité de la maladie
et du danger.

228. Si l'air chassé des poumons, loin de produire cette sensation de chaleur qu'on remarque
dans l'état naturel, n'offre que la température de

---

(1) Nysten, Recherches de Physiologie et de Chimie pathologiques, pag. 212.

l'air atmosphérique, on dit que la respiration est froide.

229. Dans quelques fièvres adynamiques et ataxiques, dans les péripneumonies et les catarrhes, l'air expiré est froid lorsqu'il ne subit plus de changement dans les poumons, qui n'exécutent plus leurs fonctions. C'est un signe dangereux et presque toujours mortel.

230. On nomme *respiration fétide* celle dans laquelle l'air expiré affecte l'odorat d'une manière désagréable. Elle a lieu quand cet air se charge de gaz ou de particules fétides extrêmement divisées qui émanent soit des bronches ou de la trachée-artère, soit des voies digestives ou de la bouche.

231. Souvent l'air expiré est naturellement fétide chez les vieillards dont la transpiration se fait mal, et chez les personnes qui habituellement font de mauvaises digestions, ou qui ont des dents gâtées, ou enfin par toute autre cause qui vicie l'air à son passage.

232. Souvent aussi l'air expiré est douceâtre et plus ou moins fétide dans les fièvres gastriques et adynamiques, et dans les affections vermineuses. On ne confondra pas l'haleine qui, dans tous ces cas, devient fétide par les odeurs qui se dégagent de l'estomac ou qui se mêlent à l'air dans son passage, avec l'air qui sort déjà fétide des poumons, et qui est un des signes qui font reconnoître une suppuration ou une vomique.

233. L'haleine fétide qui dépend de dents cariées, d'abcès de l'intérieur de la bouche, de scorbut des gencives, de l'usage du mercure, indique,

6

en général, peu de danger. Il en est de même de
l'haleine douceâtre et fétide des fièvres gastriques
et des affections vermineuses.

234. Dans les fièvres gastro-adynamiques et
ataxiques, dans les maladies chroniques avec épuisement des forces, l'haleine fétide est un signe
plus fâcheux. Enfin si, dans les maladies aiguës
et chroniques, l'air expiré est extrêmement fétide
et cadavéreux, il annonce une mort prochaine.

235. Ordinairement plusieurs des altérations
des qualités de la respiration se trouvent réunies,
et, dans presque tous les cas, le pronostic ne doit
être fondé que sur la réunion de plusieurs altérations. Il est plus ou moins grave, selon le danger
particulier de chacune d'elles, et suivant leur
nombre.

236. Le changement prompt d'une des altérations des qualités de la respiration en une autre
altération, lorsque d'ailleurs la maladie ne diminue pas beaucoup, est presque toujours fâcheux.

DES SIGNES TIRÉS DU RIRE.

237. Le rire, qui, dans l'état de santé, aide si
puissamment à l'exercice des fonctions, survient
quelquefois dans les maladies, et s'offre sous plusieurs nuances variées, et relatives à son intensité,
sa durée, son mode particulier d'expression. Ainsi
c'est tantôt le rire à voix basse, une sorte de rica-
nement, ou le rire avec éclat sonore; tantôt un

rire modéré, passager, fugace, entre-coupé; ou un rire continu, redoublé, véhément, tumultueux, à gorge déployée; quelquefois un rire franc, gai, joyeux; ou bien un rire comme affecté, malin, moqueur (1).

238. Le rire morbide reconnoît deux ordres de causes excitantes; les unes morales, les autres physiques. Je veux dire qu'il est toujours ou la conséquence d'un nouvel ordre de sensations affectives, ou l'effet d'une condition accidentelle et particulière du corps. Dans le premier cas, le rire suppose nécessairement l'aliénation de l'esprit, l'exercice désordonné de la pensée, en un mot un délire véritable. Dans le second cas, le rire ne suppose pas constamment le trouble des opérations mentales; son existence est seulement subordonnée à une lésion particulière, physique ou vitale, de certains organes ou de certains systèmes d'organes. C'est un phénomène vraiment sympathique, dont la cause est réelle, quoique souvent inappréciable dans son existence, ou dans sa manière d'agir sur les organes effectifs du rire: tel est, par exemple, le rire involontaire qui accompagne quelques accès d'hystérie chez les femmes. On pourroit dire, par analogie, que cette condition pathologique du corps est au développement du rire morbide, ce qu'est le chatouillement à la provocation du rire physiologique. Symptôme assez fréquent dans les fièvres ardentes, adynamiques, ataxiques et dans plusieurs phlegma-

---

(1) Roy, Dissertation sur le Rire.

sies , le rire se rencontre aussi dans une nombreuse série d'affections chroniques , comme la
manie, l'hystérie, l'hypochondrie, etc.; il n'influe
pas beaucoup sur le caractère et sur le pronostic
à porter de ces dernières. Le rire est un signe plus
grave dans les maladies aiguës, puisqu'il accompagne ordinairement le délire : il n'est cependant
pas plus fâcheux que ne le sont plusieurs autres
symptômes de l'aliénation de l'entendement, et
de toutes les autres fonctions soumises à l'influence de la volonté ; et l'on ne doit pas plus s'é-
tonner de voir rire un malade, que de l'entendre
parler et chanter à voix haute et sans raison. Il y
a même plus , et Hippocrate l'avoit bien remarqué,
c'est que, toutes choses égales d'ailleurs, le délire
joyeux et qu'accompagnent les ris est d'un moins
fâcheux présage que celui qui a pour objet des
idées tristes et sombres (1).

DES SIGNES TIRÉS DU BAILLEMENT.

239. Dans l'état de santé, le bâillement est un
des phénomènes qui précèdent et qui suivent le
sommeil : c'est une longue et profonde inspiration, avec écartement des mâchoires, suivie d'une
prompte et forte expiration. Souvent le bâillement est accompagné de flexion prompte, puis
d'extension lente et graduée des membres, et particulièrement des membres pectoraux. Il est sou-

(1) HIPP., sect. VI, aph. 53.

vent déterminé par l'ennui, par la fatigue, par un froid extérieur.

240. Le bâillement survient ordinairement avant le frisson fébrile; il se rencontre quelquefois dans les fièvres ataxiques, il précède fréquemment les éruptions et les hémorrhagies. Les attaques de goutte, d'hystérie, d'hypochondrie, et même celles d'épilepsie, s'annoncent assez souvent par un bâillement continuel. Des bâillemens fréquens se remarquent quelquefois chez les femmes nouvellement enceintes, et chez celles qui éprouvent des dérangemens considérables des époques menstruelles. Le bâillement est un des phénomènes qui se manifestent après de grandes blessures, des évacuations excessives, des inflammations internes : s'il est accompagné de mauvais symptômes, il devient un signe très-fâcheux.

241. Dans les fièvres ataxiques, le bâillement fréquent devient un signe très-dangereux, particulièrement s'il est joint à d'autres phénomènes qui annoncent la foiblesse. Il en est de même dans la fièvre jaune, dans la peste, dans les phlegmasies compliquées de fièvre ataxique.

242. Des bâillemens fréquens surviennent quelquefois chez les femmes qui sont dans le travail de l'enfantement : ils indiquent que l'accouchement sera difficile, et que les forces sont opprimées ou affoiblies.

243. Un sentiment de lassitude et de pesanteur dans les membres, et des sensations moins vives, précèdent immédiatement le bâillement; il est suivi de plus de gaieté et de vivacité; le pouls acquiert

de la fréquence, et souvent la chaleur augmente; la sécrétion des larmes et de la salive est plus abondante. Si on rapproche ces phénomènes de ce qui a eu lieu avant le bâillement, la fatigue, l'ennui, un froid extérieur, il paroît que le but de cet effort est de favoriser la circulation dans le poumon, où elle éprouve quelques obstacles produits, soit par un état de spasme, soit par la pléthore.

DES SIGNES TIRÉS DE L'ÉTERNUEMENT.

244. L'éternuement consiste en une forte et violente expiration, dans laquelle l'air sortant avec rapidité va heurter les parois anfractueuses des fosses nasales, y occasionne un bruit remarquable, balaye la surface pituitaire et enlève les mucosités qui peuvent y être attachées. L'éternuement se distingue de la toux en ce que l'air et le *mucus* sortent par le nez; d'ailleurs la première irritation est sentie dans le nez et dans l'arrière-bouche, et non dans la trachée-artère et dans la capacité de la poitrine.

245. Sans entrer dans l'énumération des diverses causes directes ou sympathiques de l'éternuement et de ses effets, j'observerai que, s'il est violent et souvent répété, il détermine la rougeur du visage et des yeux, des douleurs dans la tête et dans la poitrine, des saignemens de nez et d'autres hémorrhagies. L'éternuement qui revient fréquemment produit donc des effets sensibles sur

l'économie animale. Il est suivi d'une accélération dans l'exercice des fonctions, et devient favorable ou nuisible, selon les circonstances.

246. Un éternuement fréquent indique un coryza ou un rhume de cerveau qui commence; chez les personnes disposées à l'apoplexie, il fait craindre une attaque prochaine de cette maladie; il précède ordinairement la rougeole; on le remarque souvent dans le frisson des fièvres intermittentes. L'éternuement est favorable dans les maladies aiguës, lorsqu'il n'est point accompagné d'autres signes d'un mauvais présage : il indique que les forces générales sont bonnes ; quelquefois il annonce un saignement de nez critique. Par la secousse salutaire qu'il excite, il avance la sueur, l'écoulement des règles, l'accouchement, la sortie de l'arrière-faix. L'éternuement est également utile aux convalescens, aux hypochondriaques et aux hystériques, dont il accélère la guérison. Un éternuement fréquent fait cesser les douleurs de dents déterminées par une fluxion séreuse. L'éternuement est favorable dans les apoplexies et les paralysies asthéniques. Il en est de même dans la céphalalgie causée par le séjour dans un air impur. Enfin on peut regarder comme avantageux l'éternuement qui survient dans toutes les maladies aiguës, lorsqu'elles sont parvenues à leur dernière période : il indique un effort général et les moyens de le bien supporter.

247. L'éternuement joint à d'autres mauvais signes est d'un présage funeste dans les fièvres continues, dans la phrénésie, la péripneumonie et les

autres inflammations des viscères, dans les hémorrhagies utérines, et chez les femmes enceintes,
dont il occasionne quelquefois l'avortement.

DES SIGNES TIRÉS DU HOQUET.

248. Le hoquet est une convulsion momentanée du diaphragme, accompagnée d'un resserrement de la glotte qui empêche l'entrée de l'air
dans la poitrine. Il ne doit pas être question ici du
hoquet qu'on peut regarder comme une maladie
particulière, qui est quelquefois périodique, et si
violent qu'il pourroit causer la suffocation; ni
du hoquet simple et passager, qui est une très-légère indisposition, et qui s'observe souvent lorsque l'estomac est distendu par une grande quantité d'alimens : il se renouvelle même chez quelques personnes toutes les fois qu'elles font usage
d'alcool pur, ou de certaines autres substances. Ce
hoquet est sans danger et cesse ordinairement en
peu de temps.

249. Il y a des fièvres intermittentes ataxiques
caractérisées par des hoquets violens, qui cessent
et reprennent avec les accès. On observe souvent
le hoquet dans les fièvres continues et rémittentes
ataxiques.

250. Les hystériques et les hypochondriaques
sont fréquemment attaqués d'un hoquet qui n'indique aucun danger. Il n'est pas rare qu'on remarque un hoquet semblable chez les femmes
enceintes, durant les derniers mois de leur gros-

sesse, ainsi que chez celles qui ne sont pas bien réglées. Dans ce dernier cas, le hoquet reparoît un peu avant les règles.

251. Si le hoquet survient dans le cours d'une maladie aiguë, on doit surtout considérer quels sont les symptômes qui l'ont précédé, quels sont ceux qui l'accompagnent, quelles causes paroissent l'exciter (1). Lorsqu'il n'est accompagné d'aucun symptôme fâcheux, il est souvent le simple effet de l'irritation de l'estomac agacé par des liquides dépravés mêlés de bile, ou par des vers contenus dans l'estomac ou les intestins, et alors le vomissement ou les déjections le font cesser. Quelquefois aussi une ample boisson délayante ou aigrelette suffit pour le faire disparoître.

252. Si les autres signes font connoître que le hoquet dépend de l'inflammation de quelque viscère du bas-ventre, il est très-dangereux. Il en est de même lorsqu'il survient après la rentrée d'un exanthème, la suppression d'un exutoire, après une grande opération chirurgicale. Il est d'un pronostic très-fâcheux dans la passion iliaque, dans les hernies étranglées, dans les dysenteries.

253. Le hoquet qui survient à la fin d'une maladie aiguë, précédé et accompagné des symptômes les plus fâcheux, les forces du malade étant épuisées, est mortel. On en peut dire autant de celui qui suit une hémorrhagie considérable.

254. Survenant dans une maladie aiguë, à la suite d'un vomissement symptomatique vert, por-

_____

(1) LEROY.

racé, atrabilaire, et accompagné de la rougeur des
yeux et de quelques autres signes d'une inflammation cérébrale, le hoquet annonce une mort
prochaine. Il est également fâcheux après des déjections alvines très-abondantes et des signes d'une
grande foiblesse.

DES SIGNES TIRÉS DE LA TOUX.

255. La toux est un phénomène qui consiste en
des expirations violentes, sonores, courtes et fréquentes, par lesquelles l'air, en passant avec rapidité par les bronches et la trachée-artère, entraîne
les mucosités qui s'y trouvent et qui font la matière des crachats. Elle diffère de l'éternuement en
ce que, dans ce dernier, la plus grande partie de
l'air sort par le nez. Dans la toux, la première irritation est sentie dans la trachée-artère, ou dans
la cavité de la poitrine, au lieu que, dans l'éternuement, cette irritation commence à se faire
sentir dans le nez et l'arrière-bouche.

256. On distingue la toux *sèche* et la toux *humide*. Lorsque la toux est à la fois sèche et opiniâtre, on la nomme *toux férine* (tussis ferina). La
toux *humide* (tussis humida) est celle qui provoque une excrétion plus ou moins abondante de
mucosités par la bouche. On distingue aussi la
toux idiopathique ou produite par une irritation
primitive des organes de la respiration, et la toux
symptomatique, ou déterminée par une irritation

sympathique dont le siége le plus ordinaire est dans quelques-uns des viscères abdominaux.

257. La toux se distingue encore en gutturale, pectorale et stomacale, suivant que l'irritation affecte la gorge, la poitrine ou l'estomac. La toux gutturale est déterminée par une irritation fixée au larynx ou à la trachée-artère, ou bien par des liquides altérés qui tombent des fosses nasales. La toux pectorale est causée par des affections aiguës ou chroniques des organes contenus dans la poitrine, et qui se reconnoissent aux signes de chacune de ces affections. La toux stomacale est produite par un embarras gastrique, un trouble des organes digestifs. On la reconnoît en ce qu'elle est ordinairement sèche, qu'elle augmente lorsqu'on a mangé, qu'elle est jointe à un sentiment d'oppression et de malaise de l'épigastre, à des nausées et des envies de vomir. Elle diminue par les vomissemens spontanés et par ceux que l'art provoque.

258. Dans la plupart des cas, la toux n'a lieu qu'une ou deux fois, elle cesse ensuite pour revenir à une époque plus ou moins éloignée : dans d'autres, elle se répète rapidement un grand nombre de fois, une seule inspiration est suivie de cinq ou six expirations successives : lorsqu'elle se présente sous cette forme, on la désigne sous le nom de *quintes de toux* ou *quintes* (tussis accessus); elle est alors accompagnée de rougeur de la face et des yeux, de larmoiement, de céphalalgie, de tintement d'oreilles, de gonflement des veines cervicales, de vomituritions, et quelquefois de vomissemens, comme on le voit dans la co-

queluche et dans quelques variétés de catarrhe des bronches.

259. Dans l'état de santé, la toux est souvent déterminée par la respiration d'un air très-froid ou chargé de quelques corps étrangers, de gaz acide muriatique ou d'autres gaz trop irritans, ou enfin de vapeurs nuisibles. Ces substances, introduites dans les bronches, destinées à ne recevoir que l'air atmosphérique, y excitent une irritation trop vive et par suite les secousses de la toux.

260. Les poumons et les autres organes de la respiration ayant de nombreuses sympathies avec beaucoup d'autres organes, il est assez fréquent de rencontrer la toux produite par les affections de ces organes; quelquefois même elle reconnoît pour cause des vers intestinaux : aussi toutes les fois que les malades tourmentés par la toux ne se plaignent point de douleur fixe dans la poitrine, et que les fonctions des poumons ne sont pas continuellement troublées, il faut rechercher avec soin si l'irritation n'est point dans un autre organe, et si l'affection du poumon n'est pas seulement que sympathique. On connoît les observations de Dehaën et de Portal, sur la toux produite par des vices du bas-ventre, par des vers dans le canal intestinal, par des affections du foie, par un calcul biliaire, par une affection de l'estomac, des intestins, du mésentère, des reins, de la vessie : je n'ai jamais observé, dit le célèbre Dehaën, une toux plus âcre, plus opiniâtre, plus rebelle à tout remède, que celle qu'éprouvoit une jeune fille, qui n'en

fût guérie que par la sortie d'un corps oblong et calleux hors de la matrice.

261. La toux est donc un phénomène extrêmement fréquent dans les maladies, et qui indique des états internes très-différens. Elle s'observe dans toutes les phlegmasies de la poitrine; elle est sèche ou sans crachats dans la pleurésie, dans l'hépatite. Presque sèche dans le commencement du catarrhe et de la péripneumonie, elle devient progressivement plus humide. Elle est quelquefois d'une extrême violence dans les redoublemens des fièvres catarrhales. La rougeole est accompagnée d'une toux d'abord sèche, puis humide : lorsque, la desquamation étant terminée, il reste une petite toux sèche, il est à craindre qu'il n'y ait quelques congestions dans le poumon.

262. Dans la phthisie laryngée, il y a une petite toux fréquente et sèche ou avec peu de crachats. La toux est un des symptômes qui tourmentent le plus dans la phthisie pulmonaire. Cette maladie peut cependant exister sans qu'il y ait de toux. Les poumons ont été détruits par la suppuration chez des phthisiques qui n'en ont pas ressenti les moindres atteintes : mais ordinairement la toux a lieu chez ces malades, et presque toujours c'est un des premiers symptômes qui paroissent lorsque la fièvre survient; elle augmente pendant le frisson et à l'entrée de la nuit; elle diminue dans la matinée, lorsque les sueurs surviennent, et alors l'expectoration est plus facile. Dans la phthisie catarrhale, la toux est infiniment plus opiniâtre et plus continue que dans les autres espèces de

phthisie. Elle est même quelquefois alors de la plus grande violence, et avec la fièvre la plus forte, sans pour cela que les poumons soient affectés d'une manière incurable (1). La toux de la phthisie pulmonaire est constamment humide; cependant la toux de la phthisie nerveuse est sèche, et souvent il en est de même dans les premières périodes de la phthisie scrophuleuse.

263. Dans l'angine trachéale et dans le croup, la toux est rauque. Durant les accès d'hypochondrie, la toux alterne souvent avec les autres symptômes nombreux de cette maladie. La toux des hypocondriaques est petite et sèche ou férine. Celle des malades attaqués de coqueluche est avec ou sans excrétion de mucosité; elle consiste dans une secousse subite et violente des poumons et du diaphragme, avec expulsion sonore de l'air par la bouche. Elle se reconnoît en ce qu'une seule inspiration est suivie de cinq ou six expirations successives, avec une sorte de sifflement et des anxiétés. Dans l'hydro-thorax, la toux est sèche, interrompue : quelquefois des crachats séreux ou un peu visqueux, et même sanguinolens, sont expectorés dans la dernière période de cette maladie.

264. La toux déterminée par une cause qui agit localement sur le poumon, comme dans la péripneumonie, est la plus dangereuse. La toux qui, dans cette maladie, est violente, avec de vives douleurs, fréquente, presque sèche, n'est point un bon signe. Si, vers la fin du second septénaire,

---

(1) PORTAL, Phthisie pulmonaire.

elle est jointe à de fréquens frissons, elle indique le commencement de la suppuration. Il en est de même dans l'hépatite.

265. La toux excitée par des causes étrangères aux poumons, par des phlegmasies des viscères voisins, par la grossesse, par des embarras gastriques, des vers, des engorgemens, des ulcérations des amygdales et des glandes du fond de la bouche, des affections spasmodiques du larynx et du fond de la gorge, est moins à craindre.

266. Quelquefois, chez les femmes enceintes, la toux est si violente que, par des secousses vives et répétées du bas-ventre, elle détermine des congestions douloureuses de la matrice et en dernier lieu l'avortement. Quelquefois, après l'accouchement et lorsque les lochies s'arrêtent, il se manifeste une toux sèche qui est à craindre.

267. La toux qui prive du sommeil est toujours mauvaise; elle l'est encore si, après avoir été humide, elle devient tout d'un coup sèche. La toux la moins mauvaise est celle où l'on tousse sans beaucoup d'effort, où l'on crache facilement, promptement, et de manière à se sentir soulagé.

DES SIGNES TIRÉS DE L'EXPECTORATION, DE L'EXPUITION, ET DU CRACHEMENT (1).

268. L'expectoration est la fonction par laquelle les matières excrémentitielles de la membrane muqueuse des bronches en sont chassées et portées dans la bouche. Elle est volontaire, ou elle se fait involontairement par l'effet de la toux.

269. L'expectoration a été distinguée de l'expuition (*expuitio*) qui est l'action par laquelle les matières amassées dans l'arrière-gorge sont rejetées au dehors, et du crachement (*excreatio*) qui est l'action par laquelle on rejette les matières parvenues dans la bouche, ou exhalées dans cette cavité. Le crachement, l'expuition et l'expectoration ont cela de commun, qu'une expiration prompte les accompagne, mais la cause qui provoque l'expectoration est au-dessous de la glotte; celle qui excite l'expuition est au-dessus; celle du crachement est dans la bouche; et l'air expiré rencontre l'obstacle qui augmente sa force, à la glotte dans le premier cas, à l'isthme du gosier dans le second, aux lèvres dans le troisième.

270. Le crachement, l'expuition et l'expectoration peuvent être rares ou fréquens, faciles ou laborieux, quelquefois impossibles. Ils sont sou-

---

(1) *Voy.* Chomel, *Pathologie générale* : il a cru, avec raison, devoir donner une signification précise à ces mots qui n'avoient été employés par les auteurs que dans un sens vague.

vent accompagnés de douleur, comme on le voit dans la péripneumonie, l'angine et l'inflammation de la langue.

271. L'expectoration qui est facile et sans beaucoup d'efforts de toux est avantageuse. On doit compter parmi les bons signes, dans les catarrhes et les péripneumonies, d'expectorer aisément. Lorsque le contraire a lieu, il est à craindre que la terminaison ne soit fâcheuse.

272. Quand l'expectoration ne se fait qu'avec les plus grands efforts, au milieu des plus vives douleurs, et que les crachats sont en petite quantité, cela indique, dans le commencement des inflammations de poitrine, une grande irritation; il n'y a cependant rien de dangereux à cette époque, pourvu que dans la suite l'expectoration soit plus facile, et que les crachats sortent en plus grande abondance.

273. Dans la seconde période des catarrhes et des péripneumonies, on doit toujours craindre pour les malades qui expectorent difficilement et rendent peu de crachats, à moins que les urines ou d'autres évacuations ne soient abondantes.

274. Si l'expectoration ne peut se faire qu'avec des douleurs violentes et avec beaucoup de bruit de la poitrine, si le malade est très-épuisé et a la figure hippocratique, cela indique un grand danger et la plupart du temps la mort.

275. L'expectoration qui est subitement suspendue annonce une terminaison fâcheuse des catarrhes et des péripneumonies, s'il ne survient dans le même temps quelques autres évacuations

7

critiques, ce qu'on reconnoît aux autres signes.

276. Dans la phthisie pulmonaire, la suppression subite de l'expectoration est très-mauvaise, lorsque auparavant elle procuroit du soulagement. Cela indique une nouvelle inflammation qui est survenue, ou, lorsqu'elle est accompagnée d'autres signes dangereux , une prochaine et fâcheuse terminaison de la maladie. L'expectoration se supprime chez presque tous les phthisiques un peu avant la mort.

DES SIGNES TIRÉS DES CRACHATS.

277. On donne le nom de *crachats* aux matières chassées des bronches, du larynx, de l'arrière-gorge ou de la bouche elle-même par quelques-uns des actes dont nous venons de parler. Ainsi les liquides expulsés dans le vomissement et ceux qui s'écoulent continuellement dans la salivation ne sont pas compris parmi les crachats.

278. On connoît le lieu où les crachats sont formés, à la douleur qui précède et accompagne leur formation, à la titillation que cause leur présence, à la manière dont ils sont rejetés.

279. Il ne paroît point aisé de décider si l'excrétion et même la formation des crachats peuvent jamais être dans l'ordre naturel. Il semble en effet que la fonction des glandes dont ils sont le produit ne consiste qu'à sécréter une mucosité onctueuse propre à lubrifier certaines parties , et que cette mucosité ne peut se ramasser et former

la matière des crachats sans que les parties dans lesquelles elle s'accumule jusqu'à un certain point ne soient plus ou moins viciées. Les hommes les plus robustes ne crachent point. Le jeune idiot amené à Paris il y a quelques années sous le nom de *Sauvage de l'Aveyron* n'a craché et ne s'est mouché que plusieurs mois après avoir été pris. Quoi qu'il en soit, personne ne confondra le crachement habituel, ou dépendant d'une simple augmentation de la sécrétion muqueuse des bronches, avec celui qui est causé par les inflammations aiguës ou chroniques de la poitrine, par certaines fièvres, etc. Ce crachement habituel tient lieu d'une partie de la transpiration; c'est une excrétion devenue naturelle et qui doit être considérée sous ce rapport.

280. Les crachats qui sont expulsés dans les maladies, et même dans l'état de santé, diffèrent entre eux 1°. par la matière qui les forme, 2°. par la couleur, 3°. par l'odeur, 4°. par la saveur, 5°. par la forme, 6°. par la consistance, 7°. par la quantité, 8°. par le plus ou le moins de soulagement qu'ils procurent.

281. On peut distinguer cinq espèces de crachats, d'après la matière qui les forme. 1°. Les crachats séreux et muqueux : ils contiennent de l'albumine, un peu de gélatine, de carbonate de soude et de phosphate calcaire ; le tout étendu dans beaucoup d'eau. On leur donne le nom de *crachats séreux* si l'eau est abondante, et de *muqueux* si la proportion en est moins considérable. On trouve quelquefois dans les crachats de

petites concrétions qui ont été formées dans le
poumon et qu'on a nommées *pierres* ou *calculs
pulmonaires* : ce sont de petits corps durs, inégaux et raboteux, d'une forme irrégulièrement
sphérique, d'une couleur grise ou rougeâtre, qui
blanchissent en séchant à l'air, et que l'on rend par
la toux. Ces concrétions sont composées de phosphate de chaux et d'un peu de matière gélatineuse.
2º. Les crachats sanguinolens : aux substances
contenues dans les crachats précédens, est jointe
une quantité plus ou moins considérable de sang.
3º. Les crachats de sang pur. 4º. Les crachats écumeux ou mousseux : ce sont les mêmes que les
précédens, sauf une certaine quantité d'air retenue
par une plus grande proportion d'albumine. 5º. Les
crachats purulens.

281. La présence du pus dans les crachats n'est
pas le signe pathognomonique de la phthisie pulmonaire, et l'absence du pus est loin d'indiquer
que le sujet n'est pas phthisique. En effet, 1.º les
crachats des individus atteints de phthisie pulmonaire ne peuvent jamais contenir de pus qu'à une
époque très-avancée de la maladie, lorsque les tubercules, après s'être ramollis, forment des foyers
qui s'ouvrent dans les bronches ; 2.º non-seulement
les crachats des phthisiques ne contiennent pas
toujours du pus, même dans le dernier degré de la
maladie, mais encore il existe plusieurs affections
distinctes de la phthisie pulmonaire dans lesquelles
le malade peut en cracher. Sans parler ici de l'ulcère du larynx et de la trachée-artère, n'est-il pas
arrivé quelquefois que des abcès formés dans le

voisinage des bronches, et plus fréquemment dans la plèvre, se sont fait jour dans les voies aériennes, et y ont versé de véritable pus, sans que le tissu pulmonaire fût le siége de l'altération organique qui constitue la phthisie? Ainsi la présence du pus dans les crachats n'indique pas d'une manière certaine l'existence de la phthisie pulmonaire; de même que l'absence de ce liquide ne prouve point que cette affection n'existe pas.

282. Dans un grand nombre de maladies de poitrine, il est cependant aussi difficile qu'important de distinguer les crachats vraiment purulens d'avec la mucosité puriforme. Le pus est, comme l'on sait, le résultat d'une sécrétion particulière qui n'a lieu que dans l'état de maladie, et qui est modifiée par un grand nombre de circonstances, telles que la partie qui en est le siége, les forces du malade, les autres centres d'irritation, etc.: la matière puriforme est le produit de la sécrétion plus abondante et altérée des membranes muqueuses. Le pus contient beaucoup de gélatine: la proportion de l'albumine est plus considérable dans la matière puriforme.

283. Pour parvenir à distinguer avec exactitude s'il existe du pus dans les crachats, il faut examiner le cours de la maladie, considérer les signes qui ont précédé et ceux qui se manifestent, tels que les frissons irréguliers et partiels, les sueurs nocturnes et partielles, la diarrhée, une fièvre lente avec des redoublemens, et enfin s'éclairer de l'inspection des crachats. Le mucus est naturellement transparent; et le pus toujours opaque;

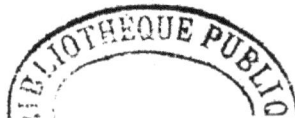

et quand la matière muqueuse devient opaque, comme elle le fait quelquefois, elle devient en même temps blanche, jaunâtre ou verdâtre; mais la dernière couleur n'est jamais aussi considérable dans la mucosité que dans le pus. La mucosité est visqueuse et cohérente, tandis que le pus l'est moins et qu'il est plus friable. L'odeur est rarement sensible dans la mucosité; mais elle l'est souvent dans le pus, au moins pour celui qui l'expectore.

284. Comme ces moyens ne préservent pas toujours d'un faux jugement, on a encore tenté diverses expériences fondées la plupart sur la connoissance des principes qui entrent dans la composition des crachats. Le pus, dit-on, se précipite dans l'eau distillée, la matière muqueuse puriforme surnage. Le pus qu'on agite dans l'eau donne à ce liquide une couleur laiteuse, ce que ne fait point le mucus. Le pus se délaye sans donner de filamens; il s'en forme quand on dissout une matière puriforme. Le pus jeté sur des charbons ardens donne une odeur plus forte et plus fétide. En faisant bouillir dans de l'eau la matière dont la nature est inconnue, la mucosité se réduit en petites coagulations globuleuses ou filamenteuses; le pus trouble l'eau, ne se coagule point, et donne à la surface du véhicule des globules huileux ou une mousse blanchâtre. Darwin et quelques autres médecins chimistes ont proposé l'essai par l'acide sulfurique, l'acide nitrique, les dissolutions alcalines et la dissolution de muriate mercuriel suroxygéné. Grasmeyer a conseillé un réactif

que l'on emploie le plus ordinairement : en mê-
lant intimement la liqueur qu'on veut examiner
et qu'on prend pour du pus, ou dans laquelle on
soupçonne du pus, avec de l'eau distillée, en y
faisant tomber de la potasse étendue d'eau, et en
remuant brusquement ce mélange, si le liquide
qu'on veut examiner est ou contient véritablement
du pus, il se forme bientôt une espèce de gelée
qui se laisse lever en filamens longs et épais, tandis que le contraire a lieu si le mélange est exempt
de matière purulente. Le pus louable donne une
gelée tenace, pure ; mais le pus de mauvaise qualité donne une gelée foible, altérée d'un grand
nombre de filamens opaques.

286. Dans le catarrhe pulmonaire, les crachats,
d'abord séreux, puis muqueux, deviennent ensuite
puriformes, souvent jaunâtres ou verdâtres.

287. Les crachats des péripneumoniques sont
d'abord séreux, mêlés de plus ou moins de sang ;
ils s'épaississent ensuite ; et si la maladie marche
vers une bonne terminaison, ils deviennent jaunâtres, blancs, bien liés, se détachent facilement
et rendent la respiration plus facile. Quand la péripneumonie prend un mauvais caractère, ils restent mélangés de beaucoup de sang, bruns, noirs,
ou bien ne peuvent être expectorés.

288. Il est fâcheux, dans le cours des catarrhes
et des péripneumonies, que les crachats qui auparavant étoient épais et opaques deviennent tout-
à-coup clairs et séreux ; ils présagent au moins une
longue durée de la maladie.

289. Dans l'asthme spasmodique, les crachats

sont en petite quantité, clairs et séreux. Dans l'asthme humide, les crachats sont épais, tenaces, muqueux; il n'est pas bien rare que ces crachats contiennent des concrétions qu'on a nommées, comme nous l'avons dit précédemment, *calculs pulmonaires.*

290. Il ne faut pas s'alarmer des crachats teints de sang que rend un malade au commencement d'une péripneumonie. Il est au contraire avantageux que, dès les premiers jours, l'expectoration s'établisse de cette manière; qu'à cette époque de la maladie les crachats sortent sans beaucoup de peine et d'effort, qu'ils soient formés du mélange d'un liquide un peu plus épais et plus visqueux que la salive, et d'un peu de sang qui y soit bien mêlé et comme fondu; que du quatrième au septième ou huitième jour, le sang disparoisse peu à peu des crachats; que ceux-ci s'épaississent par degrés jusqu'à ce qu'ils deviennent parfaitement cuits, c'est-à-dire que chaque fois que le malade tousse, et par l'effort d'une toux grasse, il se détache un gros crachat d'une consistance épaisse, uniforme, et d'un blanc sale tirant plus ou moins sur le jaune ou sur le roux.

289. Le crachat purement sanguin annonce, au commencement d'une péripneumonie, qu'elle sera grave et dangereuse. S'il paroît tel dans le plus haut degré de la maladie, il est d'un présage encore plus fâcheux.

290. Il est mauvais que les jeunes gens attaqués d'une fièvre essentielle crachent du sang. Il est à craindre que l'on ne reconnoisse ensuite la com-

plication d'une péripneumonie dont les symptômes sont plus ou moins apparens et restent quelquefois fort obscurs. Les crachats mêlés de sang
dont il est ici question , et qui viennent des bronches , ne doivent pas être confondus avec ceux qui
sortent après une épistaxis et qui ne reconnoissent
point d'autre cause.

291. On remarque assez souvent, particulièrement chez les jeunes sujets d'une constitution sanguine , des crachemens de sang qui n'ont guère
de plus mauvaises suites que les épistaxis. Mais il
ne faut pas que ces crachemens de sang soient suivis de grandes angoisses, de nuits inquiètes, de
légers mouvemens fébriles , parce que dans ces cas
il s'y joint des inflammations et des ulcérations des
poumons.

292. Dans toutes les maladies chroniques de la
poitrine, le crachement de sang est dangereux.
Les organes de la respiration déjà affoiblis éprouvent des effets fâcheux de chaque nouveau relâchement ou déchirement des vaisseaux. Les phthisiques
deviennent plus malades quand ils sont attaqués
dé crachement de sang ; il en est de même des asth-
matiques et des hydropiques.

293. Les crachats écumeux annoncent que l'expectoration n'a été déterminée que par des efforts
de toux réitérés, qui ont fait introduire une grande
quantité d'air dans les liquides qui les forment. Ces
crachats se remarquent dans la première période
du catarrhe et de la péripneumonie, et dans les
maladies chroniques de la poitrine , lorsqu'il existe
beaucoup d'irritation.

295. Des crachats purulens, produits de la rupture d'un abcès, qui soulagent promptement le malade et rendent sa respiration plus libre, sont favorables, s'ils diminuent progressivement; ils indiquent que la plaie tend à se fermer. Mais si les crachats purulens continuent à être abondans, ils sont toujours d'un mauvais présage, et annoncent un foyer de suppuration dans les bronches ou dans le tissu des poumons.

296. S'il arrive, dans le cours d'un catarrhe simple ou d'une péripneumonie catarrhale, qu'une expectoration purulente s'établisse par degrés, on doit l'attribuer à une ulcération superficielle de quelque partie de la membrane qui tapisse les bronches. La matière d'une telle expectoration purulente n'est pas fort abondante, tandis que celle qui est produite par la rupture d'un abcès survient brusquement et est très-abondante au commencement. Le pronostic ne doit pas alors s'appuyer sur la qualité purulente des crachats, mais sur l'ensemble des autres signes que présente la maladie.

297. Les crachats varient beaucoup entre eux, quant à leur couleur, dans les différentes maladies et dans les diverses périodes des mêmes maladies : 1°. ils sont blancs ; 2°. ils sont verts, érugineux, porracés. Les crachats sont dits *porracés* lorsque leur couleur verdâtre ressemble à celle des poireaux. On appelle *érugineux* les crachats dont la couleur verdâtre tire sur celle de la rouille de cuivre. 3°. Ils sont jaunes ou même safranés, imitant la dissolution de safran. Les crachats jaunes et surtout les verts ont souvent été appelés *bilieux*.

4°. Ils sont rouges; le sang les colore, ou se trouve répandu par filets dans la mucosité, et alors on nomme ces crachats *striés;* ou bien le sang est également fondu, mêlé dans la mucosité, à laquelle il donne une couleur rouge-brune assez semblable à celle de la rouille de fer : ce sont les crachats *rouillés.* 5°. Les crachats sont noirs.

298. Des crachats blancs abondans se rencontrent également avec un état d'irritation ou de foiblesse des organes qui les sécrètent. S'ils surviennent de bonne heure dans une violente inflammation de poitrine, ils présagent le plus souvent une heureuse et prompte terminaison de la maladie.

299. Dans les inflammations des poumons, les crachats qui, après avoir été striés ou rouillés, deviennent promptement jaunes et mêlés de peu de sang, sont salutaires.

300. Le crachat jaune, transparent, luisant, est d'un mauvais augure.

301. Les crachats verts, porracés, érugineux, annoncent du danger: il faut cependant, pour en bien juger, distinguer dans quel temps de la maladie ils surviennent. On voit souvent guérir les malades dont la matière de l'expectoration étoit verte ou verdâtre au commencement de la maladie. Il y a bien plus à craindre si les crachats deviennent verts à une époque plus avancée.

302. Il est des personnes qui rendent par l'expectoration, sans éprouver aucune maladie du poumon, des matières noirâtres fort semblables à du sang dont la couleur seroit très-foncée. De ces personnes, les unes continuent à se bien porter, les

autres finissent par périr phthisiques. Il paroît que la matière de cette expectoration n'est pas de la même nature dans tous les sujets. Cette matière jetée dans de l'eau chaude, se dissout quelquefois dans l'instant, en colorant plus ou moins le liquide comme le feroit de l'encre. Elle vient des glandes placées à la bifurcation des bronches ; et n'indique rien de fâcheux. D'autres fois la matière noirâtre est bien plus difficile à se dissoudre ; elle se précipite sous la forme d'une poudre noire, jamais bien globuleuse, qui ne colore point ou presque point l'eau, et qui est semblable à cette matière noirâtre que rendent par l'expectoration, par le vomissement ou par les selles, les personnes atteintes de la maladie noire ou *melœna*. Cette expectoration de matière noirâtre a presque toujours des suites fâcheuses ; elle est constamment accompagnée de quelques autres signes qui doivent faire craindre une affection du poumon.

303. Les crachats bruns, livides, ceux qui sont noirs, annoncent du danger dans les maladies aiguës. Les crachats livides, glutineux, sanieux, et semblables à de la lie de vin rouge, font connoître la gangrène du poumon, et présagent une terminaison prompte et fâcheuse (1).

304. Chez les personnes en santé, les crachats n'ont pas de saveur. Il en est de même dans les maladies, quand les crachats ne sont que le produit d'une sécrétion trop abondante de la membrane muqueuse des bronches, et sans qu'il y ait

_____

(1) GRUNER, § 354.

d'autres altérations morbifiques. Ils acquièrent une saveur douceâtre dans l'hémoptysie et dans quelques phthisies pulmonaires : vers la fin des catarrhes ils ont un goût salé.

305. Les crachats qui sont âcres à la bouche annoncent une grande irritation et sont mauvais. Ceux qui sont amers doivent faire craindre que la maladie ne se juge que difficilement. Des crachats très-chauds indiquent une grande chaleur dans la poitrine et que la maladie est grave. Des crachats froids indiquent la chûte des forces vitales et le plus grand danger.

306. L'*odeur des crachats* présente, durant les maladies, des changemens qui ne sont aperçus que par les malades; elle offre quelques autres altérations qui sont facilement reconnues par les malades et par les personnes qui les environnent. Ainsi les crachats, ordinairement inodores, acquièrent quelquefois une odeur désagréable pour le malade seul lorsqu'il les rend; c'est ce que l'on remarque dans des catarrhes avec fièvre violente : d'autres fois les crachats exhalent une odeur fétide, désagréable pour tous les assistans, comme dans la phthisie ulcéreuse et dans quelques pleurésies chroniques.

307. De bons crachats sont sans odeur : s'ils répandent une odeur infecte, ils annoncent du danger dans les maladies aiguës. Dans la phthisie pulmonaire, des crachats fétides annoncent l'ulcération des poumons, et sont très-fâcheux si d'autres mauvais signes les accompagnent. Chez les malades qui tombent dans le marasme, dans l'ana-

sarque compliquée de scorbut, il y a quelquefois
des crachats grenus, un peu fétides, mais qui alors
n'indiquent ni abcès, ni ulcération des poumons.

3o8. A l'égard de la forme ; les crachats sont
unis, ronds, écumeux. On appelle *crachats écumeux* ceux qui contiennent plus ou moins d'air
qui produit des espèces de bulles écumeuses.

3og. Quant à la consistance : les crachats sont
ténus et liquides, ou bien ils sont épais, gluans,
visqueux. Au commencement des catarrhes et des
péripneumonies, les crachats sont très-liquides. Si,
à une époque plus avancée ; ils restent purement
aqueux, écumeux, semblables à de la salive bat-
tue, ils ne procurent aucun soulagement ; on ne
peut qu'en porter un pronostic fâcheux.

3ro. Les crachats épais, un peu visqueux, sont
un signe favorable. Le crachat devient modérément visqueux quand les parties ténues et liquides
qu'il renferme sont parfaitement mêlées avec les
autres substances suffisamment élaborées ; mais le
trop de viscosité est nuisible. Cette grande téna-
cité des crachats est dangereuse dans la péripneumonie, parce qu'il est difficile de les détacher, et
que, par leur stagnation, ils augmentent l'embarras de la circulation des différens liquides et la
difficulté de la respiration.

3r1. Des crachats épais, assez faciles à expectorer, concourent assez souvent avec d'autres évacuations à juger les fièvres bilieuses, ardentes, et
gastro-adynamiques.

3r2. Des crachats bourbeux, semblables à de l'argile délayée, surviennent dans les phthisies très-

avancées et dans les gangrènes du poumon : ils annoncent une mort prochaine.

313. Des crachats blancs, collans, et assez semblables à du lait, se remarquent quelquefois chez les nouvelles accouchées. On les observe aussi chez les hommes, dans quelques inflammations de poitrine, mais alors ils n'indiquent rien de favorable.

314. Quant à la quantité des crachats, il y en a beaucoup, peu, ou enfin ils manquent tout-à-fait. Des crachats fréquens, très-abondans, de matière épaisse, tenace, blanche, sans odeur ni goût, quoique l'on soit d'ailleurs en santé, sont mauvais ; ils ont quelquefois été suivis du marasme, sans que l'on ait pu reconnoître d'autre cause de cet état.

315. Pezold (1) assure que des crachats fréquens, peu abondans, accompagnés d'autres signes, précèdent souvent le délire dans les fièvres, et peuvent le faire prédire.

306. Dans la seconde période des catarrhes et des péripneumonies, des crachats qui sortent en petite quantité sont des signes à craindre, s'ils ne sont point accompagnés d'autres évacuations critiques. Ce n'est donc pas un bon signe si les crachats, quelque cuits qu'ils puissent être, sont trop petits, et si leur volume ne répond pas à la grandeur du mal.

317. Dans la phthisie scrophuleuse, les crachats sont le plus souvent en petite quantité, clairs et séreux.

_____

(1) _De Prognosi_, § 94.

318. Il est bon et salutaire qu'après une violente inflammation de poitrine, il existe une quantité proportionnée de crachats ; mais il peut en venir trop, quand les poumons sont si relâchés que tous les sucs lymphatiques y affluent. Les sujets dont les poumons ont été affoiblis par des maladies précédentes sont plus exposés à ces crachats trop abondans, qui peuvent épuiser les forces aussi-bien que les sueurs et les diarrhées colliquatives. Des crachats abondans se manifestent souvent dans la dernière période de la plupart des phthisies pulmonaires. Leur quantité diminue lorsque les sueurs ou la diarrhée sont violentes.

319. Si les crachats se suppriment promptement et complètement dans les inflammations de poitrine, il faut considérer les autres signes. La suppression des crachats qui est accompagnée de la respiration stertoreuse, d'un pouls petit et foible, annonce le plus grand danger, et même une mort prochaine, si on ne parvient pas à rétablir l'expectoration ; mais si la respiration ne devient pas plus difficile, si les forces se soutiennent, et surtout s'il se manifeste, dans le même temps, quelques autres évacuations critiques, la suppression des crachats est sans danger. J'ai observé plusieurs crises par les selles au septième et au neuvième jour des péripneumonies avec suppression complète des crachats.

320. Le soulagement que les crachats procurent est l'indice le plus certain qu'ils sont salutaires. Ainsi, quelle que soit leur nature, si les malades s'en trouvent soulagés, il est avantageux qu'ils

soient expectorés. Les crachats, dit l'auteur des Prénotions, qui se forment avec douleur dans les maladies des poumons doivent, pour être salutaires,
être jaunes et rejetés promptement et facilement.

321. Lorsque ce n'est que par les efforts réitérés d'une toux presque sèche que le malade parvient à arracher, pour ainsi dire, un crachat petit et qui ne soulage pas, ce signe est défavorable; il annonce au moins que la maladie est loin
d'être en voie de guérison. Si le malade, paroissant
avoir la poitrine pleine de crachats, fait de fréquens mais inutiles efforts pour la dégager; si,
après avoir toussé, craché, il a une respiration
qui fasse encore entendre le gargouillement des
crachats qui sont arrêtés dans les bronches, ce
signe est fâcheux; et, s'il persévère, il doit faire
craindre que le râle ne s'établisse et que le malade
ne succombe promptement.

DES SIGNES TIRÉS DU DÉGOUT.

322. Le dégoût (*cibi fastidium*) est une aversion pour les alimens, accompagnée ordinairement de nausées. On confond quelquefois le dégoût avec l'anorexie; cependant ils diffèrent en ce
que l'anorexie ou l'inappétence est un simple défaut
d'appétit sans aversion pour les alimens, au lieu
que le dégoût est une répugnance pour toutes
les choses qui se mangent : quelquefois la vue ou
le souvenir des alimens suffisent alors pour déterminer des nausées.

323. Le dégoût se remarque particulièrement dans la première période des maladies aiguës : il n'indique rien de fâcheux. Il est bon, dit Hippocrate (1), d'avoir de l'aversion pour les alimens au commencement d'une maladie, et de desirer manger lorsqu'elle est terminée.

324. Il n'est pas rare de rencontrer chez les hystériques, les hypochondriaques et les femmes enceintes, un dégoût qui est peu à craindre, pourvu qu'il ne dure pas trop long-temps.

325. Un dégoût continuel est d'un mauvais présage dans les maladies chroniques, aussi bien que dans les maladies aiguës, lorsque le malade est déjà épuisé, et qu'il y a d'autres mauvais signes.

326. Le dégoût accompagné de pincement de l'orifice de l'estomac, du vertige ténébreux et de l'amertume de la bouche dans l'absence de la fièvre, annonce le besoin de vomir et même le vomissement.

327. Baglivi assure que si, après un grand dégoût, il survient, dans les maladies aiguës et quelquefois aussi dans les chroniques, un grand appétit, sans qu'il ait été précédé d'une bonne crise, ou de quelque autre bon signe, on peut prédire que le malade mourra le lendemain.

328. Si le dégoût se soutient dans la convalescence, on peut prédire une rechute.

_____

(1) Aphorismes.

DES SIGNES TIRÉS DE LA FAIM.

329. Plusieurs des organes qui servent à la digestion, et cette fonction elle même, fournissent des signes dans les maladies. Examinons d'abord ceux tirés de la faim et de la soif, sensations qui ordinairement nous avertissent du besoin qu'a notre corps de réparer les pertes continuelles qu'entraîne le mouvement vital.

330. La *faim*, cette sensation plus ou moins importune qui nous presse de prendre des alimens, offre plusieurs différences à considérer dans les maladies. Elle peut être viciée de quatre manières : 1°. la faim est diminuée; 2°. elle est suspendue ou abolie; 3°. elle est excessivement augmentée; 4°. elle est dépravée ou pervertie.

331. La diminution de la faim survient souvent chez les sujets foibles, et particulièrement chez les femmes nerveuses et qui mènent une vie sédentaire, sans qu'il y ait de maladie. Tout ce qui, émousse ou diminue la sensibilité de l'estomac, rend plus tolérable ou fait taire le sentiment de la faim. Les boissons tièdes et relâchantes, l'usage habituel des opiacés, entraînent la perte de l'appétit. Au commencement des maladies aiguës et dans la plupart des maladies chroniques, il est rare qu'il n'y ait pas tout au moins diminution de la faim.

332. L'anorexie, ou le défaut de faim, accompagne également l'invasion de presque toutes les maladies aiguës. Dans les affections chroniques, l'abolition complète de la faim ne se rencontre guère

que lorsqu'il se forme des embarras gastriques, ou lorsque le malade est très-affoibli.

333. L'anorexie ne doit point effrayer au commencement d'une maladie aiguë, où même vers son plus haut degré, tandis que le malade a encore des forces suffisantes; mais elle est dangereuse lorsqu'elle arrive dans le déclin de la maladie. Elle menace de rechute dans une convalescence; surtout si elle est accompagnée de rapports fréquens et acides.

334. L'anorexie qui ne dépend point d'un embarras gastrique est un signe fâcheux dans le cours d'une maladie chronique.

335. Lorsqu'au commencement d'une maladie on mange avec appétit sans en tirer aucun avantage, l'anorexie est presque inévitable dans la suite de cette maladie; au contraire, quand, après avoir long-temps fait diète, on sent de l'appétit, on guérit plus facilement.

336. Dans l'état de santé, tout ce qui réveille la sensibilité de l'estomac d'une manière directe ou sympathique, augmente l'appétit : ainsi l'impression du froid sur la peau, en augmentant sympathiquement l'action de l'estomac, a quelquefois produit la faim canine. Les boissons spiritueuses et les alimens de haut goût provoquent l'appétit, lors même que l'estomac est rempli outre mesure.

337. L'augmentation de la faim se manifeste à divers degrés dans quelques maladies. Lorsqu'elle est extrême, elle forme la faim canine et la boulimie. Dans la faim canine, on n'a jamais assez à manger; et l'on mange jusqu'à ce que l'estomac,

chargé du poids des alimens, les vomisse à demi-digérés ; après cela, l'estomac étant soulagé, la faim recommence, et on ne l'a pas plutôt satis-faite, que l'on vomit de nouveau les alimens. Dans la boulimie, on est saisi d'une faim extrême, qui n'est cependant pas de durée. Si l'on ne mange pas, on tombe quelquefois en défaillance.

338. La faim excessive des femmes grosses, des jeunes gens qui se livent à des exercices violens, des chasseurs, etc., né désigne aucun état morbi-fique. Elle arrive souvent dans les convalescences, après les maladies aiguës et chroniques.

339. On observe quelquefois l'augmentation de la faim avant l'invasion des maladies aiguës, et même durant l'accès de quelques maladies chroniques, telles que l'hystérie, l'hypochondrie, la manie.

340. Il n'est pas rare de rencontrer l'augmen-tation de la faim dans l'embarras gastrique. Les malades croient avoir besoin de manger, et pren-nent les alimens avec plaisir ; mais, bientôt après le repas, ils éprouvent un sentiment de gonfle-ment et de pesanteur à l'épigastre. D'ailleurs, cette augmentation de l'appétit est ordinairement rem-placée en peu de jours par l'anorexie. La faim est augmentée par la présence de vers dans le canal alimentaire.

341. Dans les fièvres intermittentes, et spécia-lement dans celles dont le type est quarte, les grandes faims sont un signe de la durée et de l'opi-niâtreté de la fièvre. On voit quelquefois chez les phthisiques un appétit extrême se déclarer peu de jours, peu d'heures même avant la mort.

342. Après une maladie, si les forces ne se rétablissent point, quoique l'on mange avec appétit, c'est un mauvais signe, et souvent une marque que l'on prend plus de nourriture qu'on ne devroit.

343. Dans les maladies de long cours, il est bon que les malades conservent l'appétit; mais il faut prendre garde de confondre l'appétit morbifique avec celui qui est naturel. Il arrive quelquefois que les malades, sur le point de mourir, ont une faim dévorante, et se remplissent l'estomac d'alimens. On n'y sera pas trompé si on fait attention aux signes qui ont précédé ou qui accompagnent ce phénomène. Si, dans un sujet très-foible et qui n'a éprouvé aucune crise, cet appétit succède subitement à une longue anorexie, soit dans une maladie aiguë, soit dans une maladie chronique, il est d'un mauvais présage.

344. L'augmentation de l'appétit, et même la boulimie et la faim canine produites par des vers, ne sont pas dangereuses.

345. La dépravation de la faim donne de la répugnance pour les alimens ordinaires, et porte à manger des choses qui ne sont pas propres à nourrir, qui sont inusitées ou nuisibles : c'est ce qu'on désigne ordinairement sous les noms de *pica* et de *malacia*. Dans le *pica*, le malade souhaite des substances dont on ne mange pas ordinairement. Dans le *malacia*, le malade désire avec passion certains alimens qui souvent sont de mauvaise qualité, et en mange avec excès.

346. Cette dépravation de l'appétit se remarque

dans quelques maladies aiguës, dans l'aliénation mentale, la chlorose, l'aménorrhée, l'hystérie, et dans quelques grossesses.

347. Lorsque l'appétit se déprave dans les maladies aiguës, c'est un mauvais signe.

348. L'appétit dépravé qui survient dans l'aménorrhée, l'hystérie, l'aliénation mentale, et chez les femmes enceintes, n'est pas dangereux par lui-même; mais il peut quelquefois devenir funeste par la quantité ou la qualité pernicieuse de la matière qui en est l'objet.

DES SIGNES TIRÉS DE LA SOIF.

349. La soif présente, dans les maladies, diverses altérations qui deviennent des signes importans : 1°. La soif est augmentée; 2°. elle est diminuée; 3°. elle est suspendue ou abolie, il n'y a point de soif.

350. Quoique la soif n'accompagne pas toujours la fièvre, elle est cependant un de ses symptômes les plus ordinaires, et un des signes qui servent à la faire reconnoître. La soif, jointe à quelques autres signes, annonce que la fièvre existe, chez les hydropiques, les phthisiques. L'augmentation de la soif survient dans presque toutes les maladies aiguës : elle se remarque particulièrement dans la première et la seconde période. Il faut se rappeler que, par fois, une soif immodérée vient de l'usage des remèdes salins. Dans le diabétès la soif est beaucoup augmentée, quoique souvent sans pro-

portion avec la sécrétion des urines. Fréquemment les malades attaqués de fièvre ardente et les hydropiques sont tourmentés de polydipsie ou soif inextinguible.

351. Dans les maladies aiguës, lorsque la soif est en rapport pour sa violence avec les autres symptômes, elle est peu dangereuse ; souvent même elle devient utile, en faisant prendre une quantité de boissons propre à avancer la coction.

352. Cette soif favorable se reconnoît quand, les forces étant suffisantes, elle augmente dans les exacerbations , se peut apaiser avec une quantité médiocre de boisson, et se termine par l'humidité de la peau et un sommeil tranquille.

353. Lorsque, dans les maladies aiguës , une soif inextinguible ne diminue pas dans l'intervalle des redoublemens, et est accompagnée de sécheresse de la langue, des lèvres, de la bouche, d'urine pâle ou au contraire couleur de feu, elle devient un mauvais signe. Les inflammations sourdes, passives, cachées, qui surviennent dans le cours des fièvres, se font souvent reconnoître par cette soif continuelle et impossible à apaiser.

354. La polydipsie qui continue après des évacuations qui ont paru critiques, et à l'époque du déclin des maladies, est inquiétante, surtout lorsqu'il existe en même temps des frissons fréquens, une chaleur violente et d'autres signes d'irritation. Souvent des métastases fâcheuses sont indiquées par cette soif extrême, particulièrement dans les inflammations cutanées.

355. La soif la plus dangereuse est celle qu'ac-

compagne un spasme du pharynx qui empêche d'avaler les liquides. Lorsqu'à la soif est réunie l'horreur pour tous les liquides, et un mouvement convulsif quand le malade porte des boissons à sa bouche, on ne peut porter que le pronostic le plus fâcheux : cette hydrophobie essentielle ou symptomatique est constamment suivie de la mort. On l'observe cependant quelquefois chez les hypochondriaques : je l'ai vue dernièrement chez un homme qui est parvenu à vaincre cette horreur pour les liquides. Ce symptôme étoit survenu dans une affection nerveuse causée par des excès vénériens et des chagrins.

356. Dans une maladie chronique, la soif avec dérangement des fonctions d'un seul viscère devient le signe de l'inflammation de cette partie. Ainsi, dans l'ictère et dans l'hydropisie, on peut reconnoître l'inflammation du foie ou de quelques autres viscères du bas-ventre, tels que les reins, la matrice, les ovaires, quand une soif continuelle se joint au dérangement de leurs fonctions. Certaines hypochondries et hystéries déterminent cependant quelquefois une soif vive et d'une assez longue durée; mais on distingue ces maladies aux autres signes qui les accompagnent.

357. La soif peut être abolie sciemment ou involontairement. La soif est abolie sciemment lorsqu'un malade ne boit pas parce qu'il n'en éprouve pas le besoin. La soif est abolie involontairement lorsque, la peau étant séche, ainsi que la bouche et la langue, le malade ne ressent cependant pas le besoin de boire, parce qu'il est dans le délire.

358. La soif qui manque entièrement, ou l'adip-
sie, s'observe particulièrement dans les fièvres
ataxiques. Elle concourt avec d'autres signes à
faire reconnoître ces dangereuses maladies.

359. Le retour de la soif à son état ordinaire
est un bon signe dans les maladies, lorsque d'autres signes d'un bon présage ou des évacuations
critiques l'accompagnent; mais quand la soif cesse
subitement, et que les autres signes fâcheux persistent, ce changement est défavorable.

360. Toute soif qui, dans les maladies, n'est pas
en rapport avec les autres symptômes, annonce
du danger; soit que le malade ne demande point
à boire lorsque la chaleur est très-forte, la langue
et toute la bouche très-sèches; ou qu'avec la langue et la bouche humides, la soif soit très-vive.

DES SIGNES TIRÉS DES DENTS ET DES GENCIVES.

361. Avant de parler des autres signes que fournissent les organes de la digestion, il faut examiner ceux que l'on peut tirer des organes qui
servent à préparer les alimens, et d'abord des
dents et des gencives, puis de la langue.

362. Des dents saines, fermes et bien conservées,
indiquent une bonne santé. Chez des personnes
d'ailleurs bien portantes, des dents cariées ou couvertes d'un enduit gluant, tenace et plus ou moins
solide, font reconnoître une foiblesse des organes.

de la digestion. Dans les maladies, les dents présentent quelques changemens à remarquer.

363. Dans les affections catarrhales et gastriques, un enduit blanchâtre ou gris se forme autour des dents. Dans les fièvres adynamiques, l'enduit est brun ou noirâtre : lorsqu'en même temps il est sec et noir, on l'appelle *fuligineux*. Dans les fièvres ataxiques simples, les dents sont dans l'état naturel, ou bien elles sont sèches et lisses. Quelquefois leur sensibilité est extrêmement augmentée : les corps les plus mous broyés entre les dents causeroient de violentes douleurs. On rapporte qu'elles sont tombées après certaines maladies graves. Dans le scorbut, elles deviennent fort mobiles, et on les arrache presque sans douleur.

364. Camper et Simmons ont pensé qu'on pourrait regarder la couleur blanc de lait des dents comme un signe assuré de la disposition à la phthisie pulmonaire. Les observations de Reid et de Blumenbach (1) n'ont pas confirmé cette assertion. Les dents paroissent plus alongées dans la phthisie, dans le scorbut, et même dans les scrophules. Cette apparence est produite par la diminution du volume des gencives.

365. Dans l'état de santé, le grincement des dents pendant le sommeil est un phénomène assez fréquent chez les enfans et chez quelques person-

_____

(1) Blumenbach a reconnu, par une observation réitérée, que différens poitrinaires n'ont jamais eu les dents de cette blancheur durant tout le cours de leur maladie, tandis que d'autres personnes les ont eues couleur de lait sans avoir les poumons attaqués.

nes irritables. Quelquefois aussi il est causé par un
embarras des premières voies ou par des vers intestinaux : dans ce cas, il n'est point dangereux.
Mais si le sommeil est troublé par des grincemens
de dents non habituels, et si le malade se réveille
fréquemment en sursaut et avec frayeur, on doit
craindre qu'il ne tombe dans des convulsions, surtout si c'est un enfant, et plus particulièrement
encore s'il a les joues fort rouges, les yeux fixes
et brillans (1).

366. Le grincement et le claquement des dents
qui s'observent pendant le sommeil des vieillards
qui n'en éprouvoient point ordinairement, annoncent qu'ils sont menacés d'apoplexie.

367. Dans les fièvres ataxiques les plus dangereuses, le grincement et le claquement des dents
pendant la veille se manifestent souvent avec une
grande violence : ils sont du plus funeste présage ;
quelquefois même c'est un des premiers signes in-
quiétans que l'on peut remarquer. Un homme robuste, livré à l'ivrognerie, fut attaqué d'une fièvre
compliquée d'embarras gastrique. Des vomissemens abondans, provoqués par un grain de tartrate
de potasse antimonié, administré le troisième jour
de la maladie, procurèrent un grand calme, en
diminuant la douleur de tête, et en faisant cesser
les nausées et les vomissemens spontanés qui tour-
mentoient beaucoup le malade. Pendant le redoublement du quatrième jour, il y eut un peu de
délire. La nuit suivante, des grincemens et des cla-

(1) Hippocrate.

quemens de dents survinrent. Le cinquième jour au matin, ils avoient cessé : le malade assuroit n'éprouver aucune douleur ; il paroissoit calme, mais son rire étoit sardonique. Quelques heures après, des grincemens et des claquemens de dents très-violens alternèrent avec un délire furieux, et durèrent jusqu'au commencement du sixième jour : la mort survint après une agonie de deux heures

368. Les gencives qui, dans l'état naturel, sont d'une couleur rosée, deviennent pâles et blanchâtres dans la chlorose, dans quelques scorbuts qui viennent compliquer les maladies chroniques, et dans toutes les maladies qui jettent dans le marasme. Dans les fièvres adynamiques, elles sont ou plus rouges, ou brunes, et même noirâtres. Quelquefois un enduit fuligineux noir et sec s'étend des dents jusque sur une partie des gencives. Les scorbutiques sentent des démangeaisons dans les gencives, qui se tuméfient et saignent pour peu qu'on les frotte. Elles sont d'une rougeur livide, molles, spongieuses, et deviennent ensuite extrêmement fétides et fongueuses. Après le scorbut, les gencives demeurent affectées, soit parce qu'elles ont été rongées et qu'elles laissent les dents trop à découvert ; soit parce qu'elles restent mollasses et qu'elles couvrent trop les dents. Elles sont sujettes à saigner par la moindre pression.

DES SIGNES TIRÉS DE LA LANGUE.

369. La langue est un des organes qui fournissent les signes les plus nombreux et les plus intéressans à considérer dans les maladies. Ces signes éclairent sur la violence de la maladie, sur la manière dont se font les sécrétions, et même sur l'état du tube alimentaire et de plusieurs autres organes importans, tels que la peau et les poumons.

370. Dans l'état de santé, la langue est molle, fraîche, humectée, égale, vermeille, et sans altération, soit pour le goût, soit pour la couleur, soit pour la parole. Il est facile de juger de l'état de la langue à la simple vue; car son enveloppe est si mince, si transparente, qu'elle permet d'en observer facilement tous les changemens. Sa mobilité nous la montre d'ailleurs dans tous les sens, dans toutes ses parties.

371. La langue, comme organe de sécrétion, fournit quelques signes sur l'état de plusieurs autres organes de sécrétion avec lesquels elle est en sympathie. Les nerfs nombreux qu'elle reçoit de la troisième branche de la cinquième paire, de l'hypoglosse et du glosso-pharyngé, établissent cette sympathie par leurs rapports avec l'intercostal et la paire vague. La plus remarquable de ces sympathies est celle qui existe entre la langue et le tube alimentaire. Elle est si marquée, qu'on a été jusqu'à croire qu'elle étoit la seule qui se prononçât d'une manière évidente; en sorte que la sécrétion

augmentée ou différente de la langue annonceroit
sûrement le même état dans l'estomac et les intestins. La langue est encore dans un rapport sympathique assez prononcé, quoique moins étroit,
avec la peau et les poumons.

372. Parmi les changemens que la langue éprouve
lorsqu'elle s'écarte de son état naturel, dans les maladies, il faut examiner : 1°. sa sécheresse ou son
humidité; 2°. l'enduit qui s'y forme, et les qualités
de cet enduit; 3°. la couleur de la langue; 4°. son
volume; 5°. enfin, ses mouvemens.

373. La langue, de douce et humectée qu'elle
est ordinairement, devient sèche, lisse et brillante, ou rude, âpre et même gercée ; quelquefois
même l'enduit de la langue, dont nous parlerons
bientôt, se dessèche et forme des croûtes jaunâtres,
brunes ou noires. La sécheresse de la langue présente donc différens degrés d'intensité : elle est
seulement sèche, ou elle est sèche et âpre, ou
enfin il s'y forme des gerçures, des crevasses. Dans
les fièvres inflammatoires violentes, dans les phlegmasies des principaux viscères, la langue est souvent sèche, rude et gercée. Aussi une grande sécheresse de la langue qui survient subitement dans
les maladies aiguës donne lieu de craindre une
inflammation interne, surtout quand il s'y joint
une soif ardente et des urines couleur de feu.
Si le malade respire la bouche ouverte, on ne peut
tirer aucune induction pronostique de cette sécheresse.

374. Un plus grand degré de la sécheresse de la
langue établit l'état d'aspérité. Alors les papilles

distendues s'élevant, les espaces intermédiaires paroissent enfoncés. On peut rapporter la sécheresse
de la langue ou à une forte et partielle excitation
des vaisseaux absorbans, qui augmente l'absorp-
tion, ou à un spasme qui empêche l'excrétion ou
la supprime. L'aspérité suppose un spasme qui
ferme les conduits ou pores inorganiques sécrétoires, ou une très-grande foiblesse dans les vaisseaux, qui les empêche de vaincre la résistance de
ces pores ou tubes.

375. Lorsque cette aspérité a lieu, non-seulement on ne peut se promettre aucune solution prochaine, particulièrement dans les maladies aiguës ;
mais elle annonce encore le plus souvent le délire,
les convulsions. On doit surtout les craindre dans
les fièvres catarrhales et gastriques, lorsque la
langue, au commencement humide et molle, prend
tout-à-coup cette aspérité.

376. Le plus haut degré de sécheresse produit
des gerçures ou crevasses sur la tunique qui revêt la langue, d'où il s'écoule du sang et de la
sérosité âcre. On observe ces gerçures dans les
maladies très-aiguës, où il y a un grand désordre
dans les diverses sécrétions, et où les sucs sécré-
toriés sont très-disposés aux dégénérations chimiques. Dans le commencement des fièvres adynamiques et gastro-adynamiques, on voit des symptômes inflammatoires qui s'accompagnent de ces
gerçures, et qui, bientôt après, sont suivis de
symptômes adynamiques. De semblables gerçures
se forment à la langue, dans la petite-vérole et
la dysenterie compliquées de fièvre adynamique,

quand les spasmes, l'assoupissement, l'affoiblissement général annoncent la forte lésion du système. Il faut regarder comme un signe dangereux
les gerçures et les crevasses de la langue dans
toutes ces maladies.

377. Pour connoître, dit Piquer, combien du-
rera la fièvre ardente, il faut faire attention au
terme que met la langue à devenir sèche, si elle
étoit dans le commencement humide et blanche;
car la maladie sera d'autant plus courte que la
langue deviendra plus tôt sèche, et plus elle tardera à le devenir, plus longue sera la maladie. J'ai
remarqué, continue Piquer, que si, dès le commencement, la langue se sèche, la fièvre ardente
se termine le quatorzième jour ou même auparavant; et si la sécheresse de la langue survient
vers le onzième jour, la maladie continue au-delà
du vingtième. S'il arrive que la langue soit sèche
dès le commencement des fièvres ardentes, c'est
pour l'ordinaire d'un très-mauvais augure; si
la noirceur se joint à cette sécheresse, c'est un
signe plus funeste; il est encore plus fâcheux que
la langue, qui déjà étoit noire et sèche, devienne
dure et couverte de gerçures; et si les autres
signes sont fort mauvais, on peut sûrement pro-
nostiquer la mort (1).

378. En santé, la langue est nette, par-tout humectée, présentant à peine quelques mucosités
blanchâtres à sa racine. Dans les maladies, la
langue se couvre le plus souvent d'un enduit plus

_____

(1) Traduction du *Traité des Fièvres* de Piquer, p. 191.

9

ou moins épais, de diverses couleurs, et formé de beaucoup d'albumine et d'autres liquides colorés : cela est surtout vrai pour les affections gastriques. Les affections catarrhales, rhumatiques, arthritiques, s'accompagnent d'un enduit blanchâtre et pâteux qui disparoît avec ces maladies, et prouve la sympathie de la langue avec les poumons et la peau.

379. Il y a aussi des personnes qui, dans le meilleur état de santé, présentent un enduit sur la langue, parce que les sécrétions sont naturellement plus abondantes chez elles. Cela n'est pas plus étonnant que les selles fluides qui coexistent avec la santé chez d'autres individus. Baillou remarque que ceux qui dorment l'après-midi ont ensuite la langue malpropre et un goût désagréable à la bouche.

380. Si la langue, auparavant nette et sèche, se couvre d'un enduit, et qu'on aperçoive un énéorême dans les urines, et une vapeur chaude qui s'élève de tous les points de la peau, on peut se promettre une solution favorable et prompte. Ainsi, après l'éruption complète d'une fièvre exanthématique traversée par de forts spasmes, on peut considérer cette langue humide et avec enduit, comme un signe assuré de la rémission de la maladie.

381. Souvent l'enduit ne recouvre que les espaces qui séparent les papilles, et laissent celles-ci nettes et lisses. Lorsque la langue présente cette apparence, on la nomme *langue villeuse* (*lingua villosa*). Il y a, dans ce cas, sécrétion modérée, puisque les sucs restent sur les lieux qui les séparent; car l'on sait que c'est dans ces espaces que se fait la sécrétion du mucus. On observe la langue

villeuse dans des personnes en santé, quelquefois après chaque surcharge d'estomac, après chaque dérangement dans le régime : cela n'annonce que les sécrétions plus fortes qui en sont les suites.

382. Assez ordinairement la langue villeuse se rencontre chez les malades qui ont une foiblesse chronique dans les viscères abdominaux avec ou sans engorgement. Les enfans atteints de vers, de scrophules, la présentent très-souvent ; elle est aussi fort commune chez les personnes hypochondriaques ou affligées d'affections hémorrhoïdales, et chez les goutteux, hors des accès, surtout dans la goutte atonique.

383. L'affoiblissement qu'indique la langue villeuse annonce que les fièvres intermittentes et lentes nerveuses où elle se montre seront de longue durée. Persiste-t-elle dans la fièvre intermittente, on doit craindre des maladies chroniques, l'hydropisie, l'engorgement des viscères.

384. De même, lorsque, dans une fièvre intermittente ou aiguë, le langue nette et sèche devient tout-à-coup villeuse ; il est probable que l'inflammation ou la fièvre ne se terminera que lentement et avec les suites d'un trop grand affoiblissement. La langue villeuse, dans les inflammations de poitrine qui durent au-delà du temps ordinaire, concourt avec les autres signes à annoncer qu'elles tendent à devenir chroniques ou à se terminer par l'hydro-thorax.

385. L'enduit de la langue est quelquefois si épais et si opaque, qu'on l'a nommé *poisseux*, quoiqu'il soit quelquefois blanc. Cet enduit poisseux est un si-

gne plus fâcheux dans les maladies aiguës que dans les chroniques. On l'observe dans le plus grand nombre des fièvres épidémiques dangereuses, dans la peste, les fièvres d'hopitaux, des prisons, des vaisseaux, la dysenterie, les petites-véroles, etc., compliquées de fièvres adynamiques, ataxiques. Ordinairement il est suivi d'assoupissement et des signes d'une extrême foiblesse.

386. Lorsqu'on remarque un enduit épais sur la langue, il faut porter son attention sur son degré d'adhérence. S'il adhère peu, tandis qu'auparavant il étoit fort adhérent, c'est un bon signe. Dans toutes les maladies catharrales, rhumatismales, gastriques, le peu d'adhérence de l'enduit promet à coup sûr la guérison, si, à mesure qu'il se détache, la surface abandonnée demeure nette ou se recouvre beaucoup moins.

387. L'enduit très-adhérent, très-épais, annonce que la terminaison ne sera pas prochaine, dans les fièvres catarrhales, rhumatismales, gastriques ou nerveuses. Il indique aussi une longue durée des accès de fièvres intermittentes, de goutte, d'hypochondrie.

388. Cet enduit poisseux paroît être l'effet d'un affoiblissement très-considérable de tous les organes vasculaires qui travaillent et animalisent les humeurs et d'un défaut de contractilité des pores ou conduits sécrétoires, qui laissent passer des humeurs très-épaisses, sans presque aucun des changemens qu'ils impriment aux fluides sécrétés. Dès-lors on peut tirer une conséquence semblable des couloirs avec lesquels ils sont en rapport, et

l'on sent facilement que ce signe ne peut être que d'un mauvais augure.

389. Dans les maladies aiguës, toutes les fois que la langue , auparavant couverte d'un enduit, revient à son état naturel , et qu'il ne se manifeste pas de mauvais signes, on peut espérer une terminaison prochaine. Cela se remarque particulièrement dans les affections gastriques. Il paroît que l'état de la langue (1), effet de celui de tout le tube alimentaire, ne peut rentrer dans son ordre naturel sans la disparition de l'affection des premières voies qui l'en avoit éloigné.

390. La couleur de l'enduit de la langue doit aussi être le sujet de nos observations : elle fournit quelques-uns des signes qui font distinguer les périodes des maladies aiguës , parce que ce sont les sécrétions qui nous montrent d'une manière plus claire et plus certaine les changemens qui s'opèrent dans l'économie animale.

391. La couleur blanche est la plus commune ; elle se remarque dans les affections catarrhales et gastriques, et dans la plupart des maladies chroniques. Dans les bonnes terminaisons des maladies aiguës, l'enduit prend de plus en plus une teinte jaunâtre, devient chaque jour moins adhérent, quoiqu'il le fût beaucoup lorsqu'il étoit blanc. La persistance de la couleur blanche de l'enduit de la langue annonce que la maladie sera de longue durée. On rencontre très - souvent

---

(1) HERNANDÈS : des Signes diagnostiques et pronostiques que peut fournir l'état de la langue.

cet enduit dans les catarrhes et les inflammations de poitrine qui se compliquent avec des
engorgemens du bas ventre, ou qui sont disposés
à dégénérer en phthisies catarrhales. Quelques médecins veulent avoir observé dans ce cas, que, lorsqu'un seul poumon est enflammé, il n'y a aussi
qu'un côté de la langue qui est couvert d'un mucus
épais. L'expérience ne confirme pas leur assertion.

392. Les substances que le malade vient de
mettre dans sa bouche peuvent changer la couleur de la langue. Ainsi le chocolat la colore en
brun, le quinquina lui donne une couleur à-peu-
près semblable, le dépôt que laisse la plupart des
vins rouges dans la bouche la fait paroître livide.
Lorsqu'on soupçonne une pareille cause, il faut,
avoir soin de faire laver la bouche au malade.

393. Chez les ictériques et les chlorotiques, la
langue se recouvre fréquemment d'un enduit jaunâtre. Souvent, dès le commencement des maladies bilieuses, l'enduit de la langue est jaunâtre,
et il conserve cette couleur jusqu'à la terminaison.
Durant la plus grande intensité des fièvres ardentes,
l'enduit de la langue, d'abord blanc ou jaunâtre,
se convertit quelquefois en croûte jaunâtre ou
jaune presque brune. Dans les fièvres muqueuses,
cet enduit, ordinairement d'un blanc jaunâtre
ou verdâtre, prend quelquefois une teinte brune.

394. On voit la langue brune dans quelques
embarras gastriques et durant tout le cours de
quelques affections scorbutiques peu dangereuses.
Dans les fièvres adynamiques, l'enduit de la langue présente une couleur brune, ou même il de-

vient noir. Il paroît que ces couleurs lui sont com-
muniquées par la dégénération des fluides excré-
tés, et par le sang qui s'introduit avec ces fluides
dans les vaisseaux relâchés.

395. Dans toutes les maladies aiguës, la couleur
noire de l'enduit de la langue est un très-mauvais
signe, lorsqu'il se joint à ceux d'une grande foiblesse. Il faut avoir beaucoup d'égard aux signes
concomitans lorsqu'on porte un pronostic sur la
couleur noire de la langue, parce qu'une forte chaleur peut rendre noire une langue nette et sèche :
alors elle n'indique rien de plus que l'intensité de
la chaleur.

396. On trouve aussi cet enduit noir dans les
maladies chroniques où le foie est fortement affecté,
comme dans l'ictère chronique, les ulcères du
foie, les squirres des viscères. Dans ce cas, il est
sympathique; mais il suppose un tel affoiblissement, que c'est toujours un mauvais signe.

397. La langue nette et très-rouge est un mauvais signe dans les fièvres éruptives, lorsque l'éruption est faite, et plus encore quand elle doit se
faire. On observe alors que l'éruption paroît mal
ou se supprime. Prosper Alpin assure que la
langue qui est fort rouge, dans les angines et les
péripneumonies, est un très-mauvais signe. Dans
les hydropisies, la langue devient quelquefois d'un
rouge pourpre.

398. Dans les maladies aiguës, c'est un mauvais
signe lorsque, les forces étant déjà abattues, la
langue, qui auparavant étoit chargée, devient
promptement rouge et sèche. On le remarque le

plus souvent dans les fièvres bilieuses qui se compliquent de fièvres ataxiques. Dans aucune maladie on ne voit mieux la haute rougeur, et un enduit lisse, très-mince et luisant de la langue, que dans la fièvre lente nerveuse.

399. Lorsqu'il se manifeste tout-à-coup, dans les maladies aiguës, une grande netteté, beaucoup de sécheresse et de rougeur à la langue, que la foiblesse n'est pas considérable, que l'urine est constamment ardente et la soif vive, on peut présumer qu'il survient une inflammation interne. C'est surtout dans les fièvres nerveuses et éruptives et dans la dysenterie qu'on peut plus souvent observer ces symptômes et tirer cette conséquence. Ces inflammations se développent dans le bas-ventre et la poitrine.

400. Le volume de la langue n'est pas sujet à autant de variations que celui des autres parties du corps. Il présente cependant quelques changemens qui peuvent servir de signes dans les maladies. Quand elle prend un très-grand volume, elle est ordinairement enflammée, et indique toujours du danger lorsqu'elle se joint à l'esquinancie ou à l'inflammation des parties voisines, parce qu'elle prouve une forte inflammation qui s'est propagée jusqu'à elle et menace de suffocation.

401. Si, sans inflammation, la langue est fort volumineuse, si ses mouvemens sont difficiles, si le bégaiement est forcé, on ne peut qu'en tirer un mauvais pronostic, dans les maladies aiguës. Ces symptômes sont ordinairement les effets de l'affection du système encéphalique : aussi le délire se

montre-t-il alors communément avec les autres symptômes nerveux qui dépendent de l'affection du cerveau.

402. Lorsque la langue a de moindres dimensions que dans l'état naturel, elle peut avoir sa mollesse et sa mobilité ordinaires, ou bien être endurcie et peu ou point mobile. On observe la langue molle, humide et diminuée de volume dans les maladies chroniques qui jettent dans le marasme. On peut conclure de la grande diminution de la langue que la maladie consomptive a beaucoup d'intensité.

403. Dans les maladies aiguës, la langue contractée, retirée vers l'arrière-bouche et endurcie, est un des signes les plus fâcheux. Cet état paroît être produit par le spasme des muscles de la langue, auquel participent les organes voisins, et par conséquent le cerveau. Quelques maladies nerveuses et chroniques présentent le même état de la langue, et l'on peut présumer que le spasme est universel, et assez intense pour agir sur la langue même. Le pronostic à porter de la langue contractée et durcie, est moins fâcheux dans ces affections.

404. Les mouvemens de la langue dépendent des nerfs hypoglosses et glosso-pharyngé, dont les rapports avec les nerfs les plus influens peuvent nous faire légitimement conclure que lorsque, sans causes locales, les mouvemens de la langue sont dérangés, il faut qu'il y ait aussi désordre dans le système nerveux. Nous parlerons des signes à tirer de la parole, à l'articulation de laquelle la langue contribue: il faut continuer à exposer les si-

gnes que fournissent les mouvemens de la langue.

405. Le défaut de mouvement dans la langue se manifeste avec deux modifications principales. Dans les fièvres ataxiques, la langue est tremblante, sèche et âpre. Si cet état est accompagné des signes d'une grande foiblesse, il y a grand danger, et il survient ordinairement de forts délires ou des convulsions. Il peut encore être l'effet d'une telle foiblesse, que chaque acte de sortie de la langue, et l'effort inaperçu qui le produit dans l'état de santé, soient devenus si au-dessus de l'état actuel des forces, qu'ils soient suivis et accompagnés de tremblement ; si la foiblesse générale ne se prononce pas avec la même intensité dans le reste de l'organisme, il faut en déduire l'affoiblissement partiel, dangereux, plus considérable de l'organe encéphalique.

406. On observe que la langue est tremblante, molle, blanchâtre, quelquefois insensible, dans les maladies chroniques avec une grande foiblesse. Le tremblement de la langue accompagne et précède assez ordinairement l'apoplexie ; il accompagne constamment tout effort prolongé d'un organe musculaire : aussi le remarque-t-on à chaque effort considérable. De là le tremblement de la langue déterminé par le vomissement.

407. Dans l'hémiplégie, le côté de la langue qui correspond à la moitié du corps paralysée perd la puissance motrice ; l'autre conserve cette faculté et entraîne la langue de son côté. Quelquefois cependant on observe la paralysie de la moitié de la langue opposée au côté frappé d'hémiplégie.

DES SIGNES TIRÉS DES APHTHES.

408. On donne le nom le nom d'*aphthes* à des pustules blanchâtres, superficielles, qui viennent dans la bouche, particulièrement sur la langue, et qui sont accompagnées d'une chaleur brûlante. Les aphthes forment quelquefois des maladies essentielles, le plus souvent ils sont symptomatiques. Quelquefois même il paroît que les maladies se terminent par une éruption d'aphthes nombreux et par une salivation.

409. C'est particulièrement dans les affections muqueuses, dans les fièvres adynamiques et dans les suppurations anciennes qui jettent dans le marasme, que l'on observe les apththes symptomatiques. J'ai vu, il y a peu de temps, un catarrhe pleuro-péripneumonique compliqué de quelques symptômes ataxiques se terminer vers le neuvième jour, lorsqu'il survint des aphthes et une salivation qui fatiguèrent beaucoup le malade, et rendirent sa convalescence longue et pénible.

410. Dans les fièvres muqueuses, les aphthes n'indiquent rien de fâcheux; dans les maladies très-aiguës, dans les fièvres adynamiques, le pronostic à tirer des aphthes n'est pas aussi favorable. Dans les maladies chroniques avec marasme, ils annoncent une mort prochaine.

411. Dans les maladies aiguës, les aphthes qui indiquent du danger paroissent gris de cendre, bleus ou noirs; ils sont très-serrés, secs et durs; ils exhalent une mauvaise odeur; ils sont joints à

un gonflement considérable des parties sur lesquelles ils sont placés. Les aphthes qui reviennent
plusieurs fois annoncent que la maladie sera longue et qu'il y aura des rechutes. Les aphthes sont
bénins quand ils sont blancs, transparens, humides et mous, et sur-tout quand ils surviennent
au temps d'une crise avec une diminution de l'intensité de tous les autres symptômes.

DES SIGNES TIRÉS DU PTYALISME
OU DE LA SALIVATION.

412. Le ptyalisme ou la salivation est un écoulement ou une émission par la bouche de salive
ou de mucosité sans expectoration et sans vomissement. La salive, qui, dans l'état naturel, n'est
fournie qu'en quantité suffisante pour humecter
la bouche et pour servir à la digestion, dont elle
est un des élémens les plus essentiels (1), devient
plus abondante par différentes causes. Quelquefois
aussi la quantité en est beaucoup augmentée par
une sécrétion plus considérable du mucus des arrière-narines, et de celui des amygdales et des
glandes sébacées du gosier.

413. La pyrèthre, la moutarde et d'autres substances connues sous le nom de *sialagogues*, le
mercure particulièrement, lorsqu'il est administré

_____

(1) Mémoire sur la Digestion, lu à l'Institut en 1812, par
M. Montègre.

en frictions, déterminent la salivation. Sauvages assure (1) que l'aconit, quand même on ne fait que le mâcher, produit un goût putride à la bouche pendant deux ou trois jours, avec salivation, cardialgie, et une douleur lancinante au milieu de la langue. La salivation est aussi l'effet d'un émétique et précède même le vomissement. Il n'est pas rare que les femmes enceintes excrètent une plus grande quantité de salive pendant les trois ou quatre premiers mois de la grossesse. La sécrétion de la salive devient très-abondante chez les enfans durant la dentition. Les aphthes, les inflammations et les abcès des gencives et des autres parties de l'intérieur de la bouche, les caries des os des mâchoires, les calculs formés sous la langue dans les conduits salivaires, sont ordinairement accompagnés de salivation.

414. La salivation se manifeste dans les fièvres muqueuses, dans la petite-vérole, le scorbut, la manie et l'hystérie; elle est symptomatique ou critique. La salivation commence avec la petite-vérole et quelquefois un ou deux jours après; elle diminue le neuvième jour et finit le dixième ou le onzième. Le danger est très-grand lorsqu'elle cesse entièrement avant le neuvième. La matière de la salivation est d'abord claire et abondante, elle sort avec facilité; mais, vers le neuvième jour, la salive s'étant épaissie, le malade la crache avec beaucoup de peine. Cette salivation ne diffère de celle produite par le mercure que par l'odeur, qui n'est pas

(1) Nosologie.

si infecte. Il est assez ordinaire, dit Sydenham (1), aux femmes hystériques de cracher, durant plusieurs semaines, ni plus ni moins que si elles avoient été frottées d'onguent mercuriel. Je connois une femme qui, depuis quelques années, rend presque tous les jours, par accès, plusieurs livres de salive : on ne peut soupçonner chez elle d'autre cause qu'une hystérie. La salivation est un symptôme que l'on voit quelquefois chez les idiots et chez certains paralytiques. Sydenham, les médecins qui ont décrit l'épidémie de Breslaw en 1700, et quelques autres, ont observé des salivations critiques dans les fièvres essentielles. J'ai eu occasion de faire la même remarque dans les fièvres muqueuses et chez des maniaques.

DES SIGNES TIRÉS DE LA DÉGLUTITION.

415. Il n'est pas rare d'observer, dans les maladies, des lésions de la déglutition produites tantôt par des vices des organes qui servent à cette fonction, et tantôt par les sympathies nombreuses que ces organes ont avec d'autres parties. Les lésions de la déglutition présentent quatre modes différens : 1°. elle est plus accélérée ; 2°. elle est plus difficile ; 3°. elle est suspendue ou impossible à exécuter ; 4°. elle est dépravée.

416. La déglutition est plus accélérée dans cer-

(1) Lettre à Robert Cole, § 87.

faines maladies spasmodiques, où elle paroît s'opérer par un mouvement précipité et convulsif. Cette lésion de la déglutition a peu de valeur; elle concourt avec les autres signes à faire connoître l'affection du système nerveux.

417. La déglutition est plus difficile dans certains *coryza* et catarrhes pulmonaires, et toutes les fois qu'il survient des aphthes dans le gosier.

418. La difficulté et l'impossibilité de la déglutition s'observent dans un grand nombre de maladies, telles que les fièvres adynamiques et ataxiques, les angines tonsillaires et pharyngiennes, l'hystérie, l'apoplexie, la paralysie, la phthisie pulmonaire, le scrophule avec gonflement des glandes du cou et de celles qui avoisinent l'œsophage, les callosités de ce conduit, les squirres de l'orifice cardiaque de l'estomac.

419. C'est à la déglutition difficile qu'il faut rapporter les cas où les alimens solides peuvent seuls être avalés, et ceux au contraire où l'on ne peut faire passer que les liquides et les gaz. Il est probable que la déglutition difficile et impossible dépend, 1°. de la langue, lorsqu'elle est paralysée, raccourcie ou enflammée, en sorte qu'elle ne puisse pas faire les mouvemens nécessaires pour ramasser les alimens mâchés et les porter vers le gosier, afin de mettre en action les organes de la déglutition : c'est ce qui arrive, par exemple, dans la salivation mercurielle, lorsque la langue est enflée; 2°. du gosier, lorsqu'il est insensible, œdémateux, calleux, en sorte qu'il ne peut pas être affecté par les alimens qui y sont portés, et

qu'il ne saurait contribuer à la déglutition par le jeu de ces parties ; ce qui s'observe dans les apoplexies, certaines fièvres adynamiques, ataxiques ; etc.; 3°. des muscles qui servent à dilater le pharynx, à élever le larynx, lorsqu'ils sont enflammés, paralysés ou dans un état de spasme; 4°. du vice du pharynx même, lorsqu'il est enflammé, ulcéré, comme dans l'angine; lorsqu'il est comprimé ou resserré par une tumeur; 5°. du vice de l'œsophage, qui est dans un état de resserrement convulsif, comprimé par des glandes gonflées, ou rendu calleux par l'abus de l'alcool et des boissons trop chaudes. Dans ce cas, on avale en partie; mais le bol alimentaire s'arrête, et ne sauroit être poussé plus avant : il cause une inquiétude et une douleur qui forcent à le rejeter.

420. La difficulté de la déglutition ne présente rien d'inquiétant dans la fièvre muqueuse avec aphthes, et dans les catarrhes des membranes du nez et des bronches. Dans l'hystérie, la déglutition plus difficile et suspendue n'indique rien de fâcheux : ce phénomène cesse avec l'accès. La déglutition rendue difficile et impossible par les angines tonsillaires et pharyngiennes est rarement dangereuse. Pour l'ordinaire, ces phlegmasies se terminent promptement par résolution ou par suppuration, et en peu de temps la déglutition revient à son état naturel.

421. La déglutition très-difficile et abolie annonce presque toujours la mort prochaine des malades attaqués d'apoplexie et de fièvres adynamiques et ataxiques. Lorsque, chez ces mêmes

malades, la déglutition, après avoir commencé avec difficulté, fait entendre tout-à-coup le bruit d'un liquide qui se précipite dans l'estomac, on doit en tirer un pronostic également fâcheux.

422. L'impossibilité de la déglutition des liquides est un des principaux signes qui concourent à faire reconnoître l'hydrophobie spontanée ou acquise, maladie toujours mortelle, si on excepte un très-petit nombre de cas.

423. Le pronostic à tirer des altérations de la déglutition dans la phthisie pulmonaire, varie suivant leurs degrés et les diverses périodes de cette maladie. La déglutition plus difficile dans le premier et le second temps, revient assez promptement à son état naturel, et n'indique rien de particulier; mais lorsque, dans le troisième temps de la phthisie, la déglutition ne se fait plus qu'avec peine et une vive douleur, elle indique une mort très-prochaine.

424. Si la difficulté ou l'impossibilité de la déglutition dépend de la compression de l'œsophage par le gonflement des glandes qui l'avoisinent, ou par quelque autre tumeur, le pronostic sera fondé sur la facilité qu'il y aura à détruire ces points de compression. Lorsque la cause mécanique qui empêche la déglutition est de nature à ne pas cesser, le pronostic est fâcheux. Le malade succombe également lorsque des callosités de l'œsophage s'opposent à la déglutition. Il n'y a guère plus d'espoir quand le squirre du cardia rend la déglutition très-difficile ou impossible. Il arrive cependant quelquefois que, par l'ulcération de la

membrane interne du cardia, et par la destruction d'une portion du squirre, la déglutition devient plus facile.

425. La déglutition est dépravée dans les circonstances suivantes. 1.° Lorsque la luette est alongée, enflée, pendante, elle excite l'action des organes qui servent à avaler, de la même façon que s'il se présentoit au gosier une portion d'aliment : le mécanisme de la déglutition s'exerce comme dans l'état naturel, mais à pure perte et avec des efforts inutiles. 2.° Lorsque le voile du palais est fendu, les alimens passent par les arrière-narines, parce qu'ils trouvent moins de résistance vers cette partie-là que vers toute autre dans le gosier, étant pressés par la langue et le larynx, et ne l'étant par aucune puissance qui les écarte des ouvertures du nez. 3.° Lorsque, la luette manque ou que le gosier est paralysé, les liquides s'insinuent dans l'ouverture de la glotte et la cavité du larynx, où ils excitent une toux violente.

426. Les maladies de la luette qui déterminent des efforts inutiles pour avaler, guérissent ordinairement avec assez de facilité. Si les altérations du voile du palais qui permettent aux alimens de monter dans le nez ne dépendent point d'une plaie récente dont les bords puissent se réunir, il n'y a pas d'espoir de guérison.

427. M. Double dit (1) avoir vu quelques cas de fièvres malignes où les malades, à la suite d'une déglutition très-difficile, avaloient subitement et

_____

(1) Séméiologie générale, t. II, p. 242.

sans cause connue, avec aisance; mais au moindre mouvement, les boissons remontoient comme spontanément et étoient rendues sans aucun effort ; cette modification de la déglutition a constamment été suivie de la mort.

428. Lorsque, dans l'apoplexie et dans l'hémiplégie, on observe qu'en avalant, le malade est saisi d'une toux violente, ce phénomène caractérise la paralysie du gosier, et aggrave le pronostic de ces maladies. On doit cependant remarquer que le pronostic à tirer de ce signe varie suivant ses degrés : si le malade n'a qu'une toux légère, s'il ne tousse pas toutes les fois qu'il avale, le pronostic n'en est pas mortel ; mais il donne lieu de prévoir que la maladie sera fâcheuse et rebelle (1) : si les mêmes organes sont affectés au point que les liquides insinués dans la bouche du malade paroissent passer entièrement dans la trachée-artère, exciter une espèce de râle, et le menacer de suffocation, on doit s'attendre à le voir bientôt périr.

DES SIGNES TIRÉS DES NAUSÉES.

429. On entend par *nausée* un vain effort pour vomir, avec idée de répugnance. Dans la nausée, il y a contraction, convulsion légère des fibres musculaires du gosier, de l'œsophage, de l'estomac, des intestins, des muscles abdominaux.

(1) LEROY.

430. Les nausées surviennent dans l'embarras gastrique, dans quelques fièvres gastriques bilieuses et ataxiques, dans les phlegmasies des viscères abdominaux, dans l'hystérie et l'hypochondrie, et chez les femmes enceintes.

431. Les nausées n'annoncent rien de fâcheux dans l'embarras gastrique; elles cessent par des vomissemens spontanés ou par l'action des vomitifs. Dans l'hypochondrie et l'hystérie, avant et après les accès d'épilepsie, les nausées font seulement connoître un trouble nerveux.

432. Si, dans le cours d'une fièvre aiguë, et particulièrement d'une fièvre ataxique, le malade est tourmenté de nausées fréquentes et sans effet, ce signe est fâcheux. Les nausées qui se manifestent dans les affections aiguës de l'estomac, du péritoine, des reins, de la matrice, sont moins dangereuses : cependant, lorsqu'elles persistent, elles annoncent l'inflammation de ces viscères.

433. Les nausées sont au nombre des premiers signes qui annoncent la conception. Elles ne sont point des phénomènes à craindre pendant la gestation : elles cessent ordinairement vers le quatrième mois.

DES SIGNES TIRÉS DU VOMISSEMENT ET DES MATIÈRES DU VOMISSEMENT.

434. Le vomissement est l'acte par lequel des substances contenues dans l'estomac sont rejetées de cette cavité. L'action des fibres musculaires de

l'estomac est totalement intervertie ; elles se contractent du pylore vers le cardia, et ce mouvement
anti-péristaltique s'opère avec beaucoup de force,
de rapidité, et d'une manière vraiment convulsive.
Les effets du vomissement s'étendent bien au-delà
de l'estomac ; les secousses qu'il détermine dans
tout le corps combattent la lenteur des mouvemens, et en même temps sont propres à exciter
des spasmes désavantageux. Le vomissement peut
dépendre de l'impression d'une substance trop irri-
tante sur les parois de l'estomac, d'un spasme,
d'une inflammation, d'une dégénération squir-
reuse de ce viscère ; il peut encore être l'effet de
l'irritation d'un autre organe avec lequel l'estomac
sympathise.

435. Le vomissement est critique, acritique ou
symptomatique. On reconnoît le vomissement critique aux phénomènes qui ont précédé et qui suivent, et à la marche connue de la maladie dans
laquelle il survient. Les signes qui annoncent le
vomissement sont une pesanteur ou une violente
douleur de tête, le tremblement de la lèvre inférieure, l'amertume de la bouche, le dégoût, le cra-
chotement, la cardialgie, les nausées, les anxiétés,
le frissonnement, les vertiges, l'obscurcissement
de la vue, le pouls intermittent et dur, et quelquefois une suspension dans les urines quelques jours
auparavant. Les phénomènes qui se montrent après
le vomissement aident à faire distinguer s'il est critique ou symptomatique et désavantageux. Quand
l'angoisse, les dégoûts, les mouvemens spasmodiques cessent après cette évacuation, lorsque le

malade devient plus tranquille, quand il passe dans
un doux sommeil qui augmente la transpiration,
lorsqu'enfin l'urine dépose de plus en plus, le vomissement est critique. Plus l'angoisse, les spasmes,
les douleurs d'estomac, les mouvemens inquiets
continuent ou augmentent après le vomissement,
plus il est dangereux.

436. Le vomissement acritique ou symptomatique survient indifféremment dans les divers temps
de la maladie. On reconnoît ce vomissement à l'absence des autres signes de l'embarras gastrique, à
la sécheresse ou rougeur de la langue, à l'urine
pâle et ténue, aux qualités de la matière vomie, et
à la prolongation de la maladie sans diminution.
Il arrive quelquefois que le vomissement, sans
être suivi de la guérison, procure du soulagement
par la sortie d'une certaine quantité de matières
dépravées, bilieuses, muqueuses ou résidus de digestion: l'irritation organique dont elles étoient
l'effet ou la cause, parcourt ensuite ses différentes
périodes. D'autres fois le vomissement augmente
l'intensité des maladies; c'est ce qu'on remarque
particulièrement dans les violentes inflammations
de poitrine qui ne sont pas compliquées d'embarras gastrique.

437. Les matières du vomissement diffèrent beaucoup entre elles. Elles sont formées, 1.º de résidus
de digestion; on y voit quelquefois même les matières alimentaires qui n'ont point ou presque point
été altérées pendant leur séjour dans l'estomac;
2.º de mucosités trop abondamment sécrétées par
la membrane muqueuse de l'estomac, quelquefois

même de portions exfoliées de cette membrane ;
3.º de bile de couleur jaune ou verte, avec ou sans
apparence huileuse ; 4.º de bile noirâtre qui est
désignée fréquemment sous le nom d'*atrabile*, et
qui ne paroît être que de la bile cystique qui passe
dans le duodénum et l'estomac ; 5.º de matière
stercorale, comme dans le bubonocèle, le *volvu-
lus*, etc.; 6.º de sang de diverses couleurs : il est
d'un rouge plus vif lorsqu'il sort immédiatement
des artères ; il est plus foncé lorsqu'il vient des
veines, et lorsqu'il a séjourné dans l'estomac ; 7.º de
pus qui est vomi à l'occasion d'un abcès formé
dans les parois de l'estomac ou dans son voisinage.
Le pus est noirâtre et sanieux dans les dégénérations
squirreuses ulcérées de l'estomac. 8.º On trouve
souvent aussi, dans les matières rejetées par le vomissement, des vers lombricoïdes, quelquefois des
calculs biliaires ; on y a vu des tumeurs ou des
kystes qui se sont séparés, en totalité ou en partie, de la face interne de l'estomac, où ils s'étoient
développés.

438. On observe encore quelques autres différences dans les qualités des matières vomies. Elles
sont inodores, ou d'une odeur aigre, acide, fétide.
Leur consistance varie : elles sont fluides, d'autres
fois visqueuses, épaisses ; il arrive même qu'elles
sont écumeuses. La bile les colore en vert, en jaune
ou en noir ; le sang leur donne une couleur rouge
ou noirâtre. On a appelé *vomissement iliaque* celui
après lequel les matières rendues déposent une
substance hachée, une espèce de marc. On a nommé
vomissement atrabilaire celui dont le liquide est

brun, noirâtre, plus ou moins foncé, semblable
à-peu-près pour la couleur à de la suie détrempée.

439. Durant le frisson des fièvres intermittentes,
il survient quelquefois des vomissemens, quoiqu'il n'y ait pas de complication d'embarras gastrique Ces vomissemens nerveux cessent ordinairement avec cette première période de l'accès. Les
vomissemens sont des symptômes qui accompagnent très-souvent les embarras de l'estomac, qui
leur servent même quelquefois de crise. Le *cho-*
lera-morbus se juge par des selles et des vomissemens très-abondans. Les vomissemens qui se
manifestent dans le cours des fièvres bilieuses et
gastriques ne sont pas toujours produits par des
embarras gastriques. On observe quelquefois qu'ils
ne sont déterminés que par l'extrême irritation du
conduit alimentaire, que les vomitifs les augmentent, et que les délayans, les acidules, les anti-
spasmodiques paroissent les modérer.

440. Assez ordinairement, dans les fièvres muqueuses, les malades vomissent une plus ou moins
grande quantité de matières visqueuses et insipides:
ces vomissemens contiennent beaucoup de mucosité. Au contraire, dans les fièvres gastriques et
bilieuses, la bile se trouve en grande quantité
dans les matières vomies.

441. Parmi les fièvres ataxiques intermittentes,
une espèce est distinguée par des vomissemens
presque continuels. Il n'est pas rare qu'il survienne
des vomissemens symptomatiques dans les fièvres
ataxiques continues. Dans la fièvre jaune d'Amérique, maladie qui paroît être le plus souvent une

fièvre adynamique-ataxique, il y a fréquemment des vomissemens très-violens de liquide brun, et que rien ne peut calmer.

442. Le vomissement accompagne l'inflammation de l'estomac. On distingue le vomissement qui dépend de cette cause, par l'impuissance de garder la plus petite quantité de liquide, par les douleurs les plus violentes et les plus brûlantes de l'estomac, par la sensibilité exquise de la région épigastrique, et par la fièvre qui y est jointe.

443. Les dégénérations squirreuses de l'estomac produisent quelquefois les vomissemens chroniques (1) : c'est ce qu'on reconnoît à la tumeur qu'il n'est pas bien rare de pouvoir palper, aux angoisses et à la tension de l'épigastre quand le malade a mangé, et qui se terminent au bout d'une heure ou deux par des vomissemens de matières alimentaires mêlées d'un liquide aigre ou fétide. Les malades attaqués de ces vomissemens périssent en peu de temps dans le marasme, à moins que l'ulcération qui s'établit aux dépens de la portion de la membrane muqueuse qui tapisse le pylore, ne permette à une partie des alimens de passer dans les intestins.

444. Quand les vomissemens chroniques ne se manifestent que plusieurs heures après le repas, qu'ils sont accompagnés d'une extrême angoisse, de battemens, que la matière alimentaire est déjà changée et mêlée d'une grande quantité de liquide

---

(1) Des Dégénérations squirreuses de l'estomac, FRÉD. CHARDEL.

brun, ils sont l'effet de l'endurcissement ou d'une tumeur des intestins ou des parties voisines.

445. Lorsque la goutte se porte sur l'estomac, elle détermine un vomissement qui est quelquefois suivi d'une inflammation de l'organe et d'une terminaison funeste, surtout lorsqu'on a exaspéré les accidens par l'administration inconsidérée des vomitifs.

446. Les exanthèmes déterminent assez fréquemment des altérations des fonctions de l'estomac. Le vomissement précède souvent l'éruption de la petite vérole. Il n'est pas rare qu'il survienne après les autres éruptions qui ne se sont pas faites complètement. La rentrée des exanthèmes aigus ou chroniques cause souvent un vomissement dangereux.

447. Dans les inflammations de poitrine, il survient souvent un vomissement copieux de bile pure sans mélange d'alimens. On distingue que ce vomissement est nerveux quand, au commencement de la maladie, on n'a pu reconnoître aucun signe d'embarras gastrique. Ce vomissement, dans le cours de la maladie, vient de la participation sympathique du foie et de l'estomac à l'irritation des poumons, et il augmente le danger de la maladie. Ce vomissement sympathique est très-dangereux. Leroy (1) assure avoir observé que les inflammations de poitrine qui débutent par un vomissement opiniâtre, sont sujettes à faire voir dans leurs cours une expectoration purulente. Quelle

_____

(1) Du Pronostic.

en est la cause? par quels ressorts secrets une inflammation qui doit se terminer par une expectoration purulente, débute-t-elle par un vomissement opiniâtre? On l'ignore. C'est ici un de ces
cas si fréquens en médecine où la raison doit se
soumettre à l'observation. La doctrine des sympathies donne seulement quelques explications assez
probables.

448. Dans l'hépatite, il s'établit quelquefois
un vomissement : l'inflammation du foie réagit
alors sur l'estomac, occasionne des mouvemens
anti-péristaltiques qui ne font qu'augmenter le
danger de la maladie. Les pierres biliaires qui
s'engagent dans les canaux biliaires (les grands
conduits) produisent aussi la même affection de
l'estomac. Des endurcissemens et des abcès dans
le foie se terminent souvent par un vomissement
continuel. Les inflammations du diaphragme, du
péritoine, des reins et de la matrice présentent fréquemment les vomissemens parmi leurs phénomènes sympathiques. Ces vomissemens sont quelquefois si violens qu'ils fatiguent beaucoup les
malades. Une bile de couleur verte forme, pour
l'ordinaire, la plus grande partie des matières
vomies.

449. Les vomissemens sympathiques qui surviennent dans les inflammations du bas-ventre
sont toujours de mauvais signes. Les vomissemens
qui se manifestent dans les dysenteries adynamiques et sans complication d'embarras gastrique,
annoncent un grand danger.

450. Chez les hystériques et les hypochondria-

ques, on observe quelquefois des vomissemens qui ne sont point dangereux. Il en survient aussi quelquefois au commencement du tétanos et durant les accès d'épilepsie. J'ai traité une fille épileptique, dont les accès étoient précédés, accompagnés et suivis de vomissemens de mucosité épaisse et abondante. Durant la seconde et la troisième période de la phthisie pulmonaire, on remarque assez souvent des vomissemens : la toux s'exaspère après qu'on a pris des alimens, au point de les faire rejeter. Cette disposition à vomir, jointe à la soif, est, suivant Morton, le signe le plus certain d'une phthisie qui se déclare.

451. Dans l'apoplexie, il se manifeste des vomissemens qui dépendent quelquefois de l'embarras des premières voies, mais plus souvent d'un épanchement sanguin déjà formé dans le cerveau. On distingue les apoplexies déterminées par un embarras des premières voies, aux signes de l'embarras gastrique qui ont précédé la maladie. L'apoplexie dans laquelle le vomissement est produit par l'épanchement dans le cerveau, attaque sans avoir de signes précurseurs; elle est toujours suivie d'une terminaison fâcheuse, tandis que l'autre offre beaucoup d'espoir de guérison.

452. Dans les commotions du cerveau, dans les inflammations de ce viscère et des méninges par causes internes ou même traumatiques, il est très-ordinaire d'observer des vomissemens qui ne font qu'augmenter les accidens et le danger. Le plus souvent la matière vomie est de la bile verte.

453. La dentition et les vers chez les enfans,

comme la grossesse chez les femmes enceintes,
causent souvent le vomissement. Les vomissemens
qui se manifestent dans les premiers mois de la
grossesse sont dus à l'état spasmodique des viscères
abdominaux, et dépendent de la sympathie qui
existe entre la matrice et l'estomac. En effet, beaucoup de femmes vomissent dès les premiers jours
de leur grossesse, ayant joui d'une parfaite santé
avant la conception. Quelquefois aussi ces vomissemens sont produits par la surabondance du sang,
qui a cessé de couler par les règles, et qui n'est
pas entièrement consommé par le fœtus. Quand les
vomissemens des femmes enceintes ne sont ni fréquens ni très-violens, ils cessent souvent d'eux-
mêmes vers le quatrième mois de la grossesse, mais
les vomissemens violens sont dangereux, parce
qu'ils fatiguent les poumons et occasionnent quelquefois des crachemens de sang; d'ailleurs ils troublent singulièrement l'action des viscères de la
digestion, et quelquefois même déterminent des
hémorrhagies utérines et l'avortement.

454. Il est rare de voir un vomissement critique
juger complètement une fièvre aiguë. Un vomissement spontané ou provoqué par l'art, est cependant assez fréquemment suivi de la cessation de
tous les symptômes d'une légère fièvre gastrique,
qui disparoît aussitôt que l'embarras gastrique a
été enlevé.

455. Le soulagement ou son défaut dans le vomissement, comme dans toutes les autres évacuations, dans les éruptions, les dépôts, est la pierre
de touche la plus sûre pour juger du bon ou du

mauvais pronostic qu'on doit en tirer. Cette vérité
s'étend au vomissement produit par le moyen d'un
remède émétique.

456. Le vomissement qui tourmente en vain le
malade sans lui procurer aucun soulagement, est
inutile et symptomatique; il annonce la violence,
souvent le danger de la maladie. Lorsqu'au début
d'une fièvre aiguë, le malade est tourmenté par
un vomissement laborieux, opiniâtre, symptomatique, on a lieu de s'attendre que cette maladie
sera grave et dangereuse. La petite vérole fait exception : le plus ou le moins de danger de cette
maladie ne paroît pas répondre au vomissement
plus ou moins laborieux et opiniâtre qui accompagne son prélude.

457. Lorsque, dans les vomissemens, la soif se
dissipe, malgré la continuation des choses capables
de l'entretenir ou de l'augmenter, c'est un mauvais
signe, surtout quand les malades sont encore tourmentés de veilles et d'anxiétés.

458. Si, au commencement ou dans le cours
d'une maladie aiguë, le malade vomit avec soulagement une matière qui paroît être mêlée de mucosité et de bile, un tel vomissement est de bon
augure : il contribue à diminuer la violence de la
maladie.

459. Si la matière d'un vomissement symptomatique est de la bile pure, d'un jaune décidé,
foncé, elle est mauvaise. Le vomissement, également symptomatique, d'une bile verte, est d'un
pronostic encore plus fâcheux.

460. Le vomissement de sang noir, ou liquide

ou grumeleux, quoique accompagné d'un pouls très-mauvais, des signes de la plus grande foiblesse, n'est cependant pas aussi fâcheux que le vomissement atrabilaire.

461. Le vomissement de matière dite *atrabilaire* annonce, dans les maladies aiguës, une mort prochaine, selon Hippocrate. Ce vomissement n'est cependant pas toujours suivi d'une terminaison aussi fâcheuse (1); mais lorsqu'il survient dans les maladies chroniques, il annonce ordinairement que la mort est prochaine. On doit se garder d'en porter un pronostic aussi funeste lorsqu'il a lieu dans un accès de colique. Il y a des personnes tellement disposées, soit par un vice de leur constitution, soit par un effet de longues erreurs dans le régime, qu'il s'engendre continuellement dans leurs entrailles une matière de cette espèce qui, accumulée à un certain degré, détermine un paroxysme de colique. Les paroxymes de cette espèce de colique sont caractérisés par le vomissement d'une matière brune, noirâtre, pour l'ordinaire très-aigre, et qui paroît avoir quelquefois un goût affreux de rance. On observe beaucoup de variétés dans la durée de ces accès; on en voit qui se terminent dans l'espace de quelques heures; tandis que d'autres durent jusqu'à huit jours, sans avoir cependant de suites funestes (2).

---

(1) Dissertation de M. Métayer. *Paris*, 1803.
(2) Leroy, du Pronostic.

DES SIGNES TIRÉS DES FLATUOSITÉS,
DES BORBORYGMES, etc.

462. Tous les alimens en général, surtout les
végétaux et les liqueurs qui n'ont pas assez fer-
menté, contiennent une grande quantité de gaz;
d'ailleurs on avale tous les jours de l'air avec les
alimens. Cet air, ainsi que celui que contiennent
les substances alimentaires, venant à se développer, distend médiocrement l'estomac dans l'état de
santé; mais dès que ce viscère fait mal ses fonctions, cet air le distend davantage, et n'étant point
absorbé, il y séjourne et occasionne des douleurs,
des spasmes, etc. Lorsqu'ensuite ces gaz viennent
à rompre la barrière qui les retenoit, ils s'échappent avec bruit et impétuosité. Les gaz qui se développent dans le tube alimentaire sont le gaz hydrogène carboné et même sulfuré, et le gaz acide
carbonique.

463. Ces gaz, retenus dans le conduit alimentaire, sont ordinairement désignés par le mot de
flatuosités (*flatus*). On nomme *borborygmes*
(*borborygmi*) le bruit sourd qu'ils produisent en
circulant dans le tube intestinal. L'éructation, le
rot (*eructatio*, *ructus*), est l'éruption des gaz qui,
de l'estomac, s'échappent par la bouche avec bruit.
Le mot *vent* se prend le plus communément, en
séméiotique, pour désigner l'éruption des flatuosités, avec ou sans bruit, par l'orifice inférieur du
conduit alimentaire.

464. Les gaz qui s'échappent du conduit ali-

mentaire, peuvent être inodores, comme on l'observe dans les maladies nerveuses; exhaler l'odeur
de l'hydrogène sulfuré (œufs pourris), celle des
alimens pris dans le dernier repas, ou être d'une
fétidité insupportable, comme dans la fièvre adynamique.

465. Deux causes concourent le plus souvent à
produire les flatuosités : 1°. le développement et la
dilatation des différens gaz; 2°. les spasmes de l'œsophage, des orifices supérieur et inférieur de l'estomac, des intestins; car si les gaz peuvent s'exhaler
librement, ils s'échappent continuellement et ne
produisent aucun effort. Quand, au contraire, ils
sont retenus par la contraction du cardia, du pylore et du sphincter du rectum, qui concourent
alors à leur fermer toute issue, et qui ensuite se
relâchent, ils sortent avec violence.

466. La présence des flatuosités se manifeste par
des borborygmes, par des éructations, par la sortie
des vents, par l'enflure de l'estomac, des hypochondres, de tout le bas-ventre.

467. Les convalescens, les valétudinaires, les
enfans, les vieillards, les gens de lettres, presque
tous les individus de foible constitution, et surtout
ceux chez lesquels les fonctions digestives se font
mal, sont fort sujets aux flatuosités : il en est de
même des hypochondriaques, des néphrétiques,
des goutteux. Les femmes grosses, de même que
les accouchées, sont souvent tourmentées de flatuosités et de borborygmes, occasionnés ou augmentés par la constipation, la chaleur de l'hypogastre et la pression du rectum.

468. Les borborygmes annoncent la plupart du temps des évacuations alvines qui se préparent. Dans les maladies aiguës, c'est un signe dangereux quand, des borborygmes se faisant entendre et le ventre étant très-gonflé, il ne sort ni vents ni déjections.

469. Dans l'hystérie, il n'est pas rare que la région épigastrique se gonfle ; l'estomac s'élève quelquefois à une hauteur prodigieuse et acquiert un edureté extrême ; il est douloureux au toucher, et les malades s'en plaignent quand elles n'ont pas perdu connoissance. Il acquiert ce volume dans un instant, et l'on est étonné de la rapidité avec laquelle ce symptôme a lieu ; il résulte d'un dégagement d'air contenu dans les liquides et les alimens qui séjournent dans sa cavité ; ou plutôt il paroît que, ce viscère perdant tout-à-coup son élasticité et sa contractilité, les substances aériformes qui y sont contenues se raréfient pour opérer ce phénomène. La même chose a lieu dans les intestins et quelquefois dans la matrice elle-même. Les observateurs rapportent qu'il se fait une éruption de vents par les parties naturelles, tant dans les hommes que dans les femmes. On connoît la tympanite de la matrice, qui cesse par l'éruption des vents par le vagin. Il n'est pas si ordinaire de voir les hommes rendre des vents par l'urètre ; Zacutus en a cependant vu un exemple : le sujet de l'observation étoit impuissant.

470. Le plus souvent l'expulsion des flatuosités produit un mieux être ; car, quand elles ne peuvent s'échapper, elles occasionnent des nausées, des

anxiétés fâcheuses, avec des douleurs et même
des défaillances plus ou moins vives, de la céphalalgie, des vertiges, de l'oppression. Diverses douleurs aiguës et chroniques cessent par l'éructation,
ou par la sortie des vents.

471. Il y a des cas où l'expulsion des flatuosités
est désavantageuse. Les organes digestifs sont quelquefois si relâchés, que les changemens dans les
alimens ont peine à s'opérer; alors il vaut mieux
que les gaz soient retenus, et irritent pendant un
certain temps l'estomac et la partie supérieure du
tube alimentaire. C'est dans ces circonstances que
Christ. L. Hoffmann et Vedekind ont tant loué les
éructations qui étoient repoussées chez les hypochondriaques.

472. Durant la plus grande violence de quelques
maladies aiguës, des flatuosités abondantes sont
sans cesse expulsées. Ces flatuosités, qui paroissent
causées par des spasmes des intestins, sont suspectes, et concourent avec les autres signes à indiquer le danger où sont les malades. Il y a encore
plus à craindre lorsque, dans ces circonstances,
les flatuosités ne donnent aucune odeur: on les
a quelquefois observées de ce caractère dans les
fièvres ataxiques et les dysenteries les plus fâcheuses.

DES SIGNES TIRÉS DES DÉJECTIONS.

473. Il est nécessaire, pour la conservation de la santé, qu'une certaine quantité de matière alimentaire, qui n'est point susceptible d'assimilation, soit régulièrement expulsée par les déjections. Le besoin de rendre les matières fécales se fait plus régulièrement ressentir chez les enfans que chez les adultes, parce que, dans le premier âge de la vie, la sensibilité du conduit intestinal est plus vive, les matières plus liquides, et la digestion plus active. Les enfans qui digèrent bien et qui vont fréquemment du ventre sont aussi ceux qui jouissent de la meilleure santé. A mesure qu'on avance en âge, la sensibilité diminuant et la contractilité éprouvant un affoiblissement proportionnel, les sécrétions étant aussi moins abondantes, le ventre devient paresseux, les selles sont rares et peu liquides. Un homme sain et robuste rend moins d'excrémens qu'un valétudinaire; ses organes agissent plus efficacement sur la matière alimentaire; la plus grande partie sert à la nutrition, et une bonne partie du reste est suffisamment atténuée pour s'exhaler par la transpiration.

474. Dans l'état naturel, les déjections sont molles, un peu dures, sèches, exhalent peu d'odeur, ont une couleur jaunâtre brune, et se font au moins une fois en vingt-quatre heures, quoiqu'il y ait des personnes qui n'ont des selles que tous les deux, trois et même huit jours. La couleur et l'odeur des excrémens changent par l'usage de

certains alimens et médicamens. Ils sont teints en
jaune par le safran, la rhubarbe, la gomme gutte ;
ils le sont en vert par les épinards, et par d'autres
légumes verts. Le fer et quelques fruits noirs leur
donnent une couleur noire. Ils exhalent l'odeur du
soufre lorsqu'on fait usage de cette substance.
Chez ceux qui boivent beaucoup de vin, ils sont
d'une couleur très-foncée et puent davantage. Lorsque, sans aucune de ces causes, leur couleur est
brune, cela dépend du séjour qu'ils ont fait dans
les intestins, et cette couleur est communément
jointe à une grande solidité. Un goût dépravé ou
un courage extraordinaire a appris que la saveur
des excrémens est fade ou douceâtre, ou quelquefois même très-fortement acide; leur poids est
entre 128 et 160 grammes dans les adultes ; il est
plus du double chez ceux qui vivent d'alimens
végétaux.

475. Parmi les différentes altérations qui se
présentent dans les matières des déjections durant
les maladies, il en est qui sont l'effet des remèdes
précédemment mis en usage, et d'autres qui ne
dépendent que des maladies. On doit distinguer,
parmi les déjections qui ne sont point déterminées par des remèdes, celles qui sont critiques,
et celles qui ne sont que symptomatiques ou acritiques.

476. Les déjections sont critiques lorsqu'elles
sont accompagnées d'un mieux être du malade,
d'une diminution de l'intensité des autres symptômes : elles arrivent ordinairement un jour dé-
créteur. On peut espérer la crise par un cours de

ventre, si, dans la santé, le malade n'est pas sujet aux hémorrhagies ni aux sueurs, mais plutôt aux dévoiemens, et aussi, selon Lommius, s'il a coutume de boire de l'eau froide. Quarin dit avoir remarqué que la crise par les déjections est plus fréquente durant l'automne. Lorsque le temps approche où la matière doit être évacuée par les selles, les intestins s'agitent, il y a des borborygmes, des tranchées suivies d'une pesanteur ou d'une douleur interne aux environs des lombes et ensuite dans la partie inférieure du ventre : le pouls est dicrote.

477. Les déjections critiques sont ordinairement liquides, d'un jaune tirant sur le brun, ou se rapprochant, pour l'odeur et la couleur, des matières que rendent les individus dans l'état de santé. Il arrive cependant quelquefois qu'elles sont brunes, noirâtres et très-fétides. Ces dernières s'observent particulièrement dans quelques fièvres gastro-adynamiques et dans certaines mélancolies.

478. Il y a des diarrhées critiques qui terminent les maladies en quelques heures, d'autres continuent vingt-quatre ou trente-six heures. Celles qui se prolongent ainsi affoiblissent beaucoup les malades. Lorsque la mélancolie se juge par des déjections critiques noirâtres, extrêmement fétides, la crise dure ordinairement plusieurs semaines sans causer une grande foiblesse.

479. La médecine perfectionnée paroît, en usant à propos des vomitifs et des laxatifs, prévenir souvent la nature, et rendre les crises par les selles

plus rares de nos jours qu'elles ne l'étoient chez les anciens.

480. Les déjections symptomatiques ou acritiques se font pendant l'accroissement de la maladie. S'il se déclare un cours de ventre dans les premiers jours d'une maladie qui ait présenté d'autres caractères dangereux, ce seroit donner une marque d'inexpérience que de se flatter qu'à cette période de la maladie, ce cours de ventre pût être critique.

481. Tout cours de ventre purement symptomatique doit être mis au nombre des signes défavorables. Ce cours de ventre est d'autant plus dangereux, il épuise d'autant plus vite les forces du malade, que les selles sont plus fréquentes et plus copieuses.

482. Les déjections présentent dans les maladies des différences très-remarquables. Elles varient, 1°. pour la quantité et la consistance des matières fécales; 2°. pour la nature et la proportion des substances qui les composent; 3°. pour leur couleur; 4°. pour leur odeur; 5°. pour la manière dont se fait l'excrétion.

483. Les déjections sont suspendues dans la plupart des maladies aiguës, lorsque la sécrétion de la mucosité intestinale est interrompue, ainsi que presque toutes les autres sécrétions. Les résidus de matière alimentaire n'étant plus augmentés et humectés par les mucosités intestinales, ne parcourent plus le trajet des intestins, et restent en stagnation jusqu'à ce que, les sécrétions se rétablissant, les parois des intestins soient lubrifiées,

et que les matières contenues soient humectées : c'est ce qu'on remarque dans la fièvre inflammatoire, dans les phlegmasies, etc.

484. On désigne quelquefois, par les mots *dureté du ventre* ou *échauffement* (*alvus tarda, dura*) cet état dans lequel les selles sont plus rares qu'elles ne doivent être. On nomme *constipation* (*alvus adstricta*) la rétention complète ou presque complète de ces évacuations. Les matières sont alors ordinairement en masses dures, arrondies, ovillées. Le premier degré de la rétention des matières des déjections n'est pas toujours maladie ; il l'est même rarement par lui-même, malgré le préjugé vulgaire d'avoir le ventre libre, et même d'éprouver ce qu'on appelle des *bénéfices de nature.* La plupart des vieillards ne se portent bien qu'autant qu'ils sont un peu constipés, quoiqu'il soit très-ordinaire de les entendre se plaindre de la sécheresse et de la petite quantité de leurs excrémens comme d'un mal réel. On voit assez communément aussi des adultes qui ne vont à la selle que tous les cinq ou six jours, quelquefois plus rarement, et qui jouissent néanmoins d'une parfaite santé, quoique, chez le plus grand nombre des hommes, les excrémens soient expulsés une fois chaque jour. Il faut donc distinguer la rétention habituelle, saine ou naturelle, de la constipation contre nature ou maladive.

485. Les accidens que produit une constipation prolongée sont des feux, des bouffées de chaleur qu'on sent au visage et aux autres parties de la tête, des rougeurs aux yeux, des éblouissemens

des douleurs de tête, des étourdissemens. Quelquefois, chez les personnes constipées, surtout
chez les vieillards qui gardent le lit, il s'amasse,
dans le rectum et dans la partie inférieure du
colon, une grande quantité d'excrémens qui y acquièrent une grande dureté, et qui, s'ils ne sont
retirés avec des instrumens convenables, déterminent, outre les phénomènes décrits, des douleurs
de bas-ventre, des vomissemens, une fièvre violente, enfin la gangrène des intestins et la mort.

486. La constipation seule ne peut faire porter
un mauvais pronostic dans le commencement des
maladies aiguës. Elle se remarque particulièrement quand il survient de fortes évacuations par
un autre émonctoire. La constipation est un phénomène fréquent et sans danger dans la convalescence des maladies ; elle se dissipe par l'exercice
et par l'usage d'un régime convenable. La constipation est un bon signe lorsqu'il survient des
mouvemens critiques vers d'autres organes. Dans
la plupart des exanthèmes, des selles un peu dures
et sèches valent mieux que si elles étoient très-
fluides.

487. La suppression subite des déjections est
un signe fâcheux dans le cours d'une maladie, surtout lorsque les hypochondres se tuméfient dans le
même temps. On a cependant vu des excrémens
retenus et endurcis dans les parties supérieure et
gauche du colon en imposer pour un engorgement de la rate.

488. Des efforts inutiles pour aller à la selle et
un sentiment de chaleur âcre et mordicante vers le

rectum, caractérisent souvent l'invasion de la dysenterie. La constipation est un symptôme aussi fréquent dans les maladies chroniques que dans les maladies aiguës; elle accompagne fréquemment les accès d'hystérie, d'hypochondrie, de manie, de mélancolie : on l'observe dans presque toutes les apoplexies. Ce symptôme est même alors un de ceux qui doivent être combattus; car la constipation favorise beaucoup la formation des congestions cérébrales.

489. On remarque qu'en général il y a resserrement du ventre dans les maladies chroniques de la peau, et qu'une des principales indications est d'exciter une plus grande liberté du ventre. Lorsque la lèpre, les dartres, sont parvenues au troisième degré, et que les malades tombent dans le marasme, il s'établit une diarrhée colliquative qui est un signe de la fin prochaine du malade.

490. Dans les dégénérations squirreuses de la matrice, il y a quelquefois une constipation opiniâtre causée par la pression de la tumeur sur le rectum, où elle empêche le passage des matières des déjections. J'ai vu plusieurs fois des évacuations abondantes par le vomissement et par les selles survenir après cette constipation, et être suivies de la mort.

491. Lorsque la constipation est l'effet d'une cause mécanique qui empêche le passage des matières dans le canal intestinal ou à son extrémité inférieure, le pronostic doit varier selon la nature de l'obstacle. Ainsi la constipation qui dépend de la rétroversion de la matrice n'offre aucun danger,

et il suffit, pour la faire cesser, de redonner à la matrice sa position naturelle. On a vu des pierres très-volumineuses de la vessie, des excroissances charnues de cet organe, produire une constipation bien plus fâcheuse. Les hernies intestinales sont une cause très-fréquente de constipation. Les sujets attaqués de hernies depuis très-peu de temps supportent difficilement la constipation qui en est ordinairement la suite. Si même le passage des matières est entièrement suspendu, des accidens graves et la mort des malades surviennent bientôt. La constipation qui est l'effet de l'intus-susception est très-dangereuse. Des engorgemens cartilagineux ou des excroissances charnues dans le conduit intestinal, occasionnent une constipation dont on peut rarement désigner la cause, mais qui n'en est pas moins rebelle à tous les moyens qu'on emploie pour la combattre. La constipation est bien moins à craindre lorsqu'elle est déterminée par un état spasmodique de quelque portion du canal alimentaire, par l'oxyde de plomb, par des hémorrhoïdes gonflées, par quelque abcès qui se forme aux environs du rectum, ou enfin par des matières accumulées et endurcies dans cet intestin.

492. L'augmentation du nombre des déjections et de la quantité des matières forme la diarrhée. Elle est le plus souvent accompagnée de douleur du bas-ventre. La consistance des matières expulsées dans la diarrhée est séreuse, très-liquide, ou plus épaisse et semblable à une purée. La masse en est liée, ou bien elle est écumeuse.

493. On supporte une diarrhée sans désavan-

tage pour la santé, quand elle succède à une irritation légère et générale qui se fixe ensuite sur les
intestins et détermine des évacuations. C'est ainsi
qu'après s'être chargé l'estomac de mets et de boissons irritantes, après de légers refroidissemens,
après des passions qui émeuvent, à l'approche d'un
orage, etc., beaucoup de personnes sont sujettes à
une diarrhée qui n'annonce rien de fâcheux, et
qui est quelquefois avantageuse.

494. La diarrhée est souvent produite par le
chagrin prolongé ou par d'autres passions violentes; dans ces cas elle est presque incurable,
surtout si la cause du chagrin subsiste. Il survient
alors pour l'ordinaire une fièvre erratique qui con-
sume peu à peu les malades; enfin ils meurent dans
le dernier degré de marasme. L'ouverture des corps
fait voir que les vaisseaux de la tunique interne
des intestins sont rouges et gonflés.

495. La diarrhée qui survient dans les maladies
aiguës a des avantages et des désavantages. Les
avantages qu'elle produit consistent à débarrasser
des matières irritantes qui existent dans le conduit
intestinal, et par ce moyen à diminuer l'irritation
générale et à prévenir ou faire cesser des congestions dangereuses des autres parties. Les désavantages des selles trop fréquentes et trop liquides
sont peut-être encore plus considérables : elles détruisent les forces, elles troublent l'exercice des
fonctions.

496. L'état des déjections forme deux variétés
des fièvres gastriques. Ces maladies sont avec constipation ou avec diarrhée. La diarrhée qui accom-

pagne les fièvres gastriques entrave leur marche. Elles durent plus long-temps, et se convertissent même souvent en fièvres gastro-adynamiques, lorsque les sujets sont affoiblis par l'âge ou par des excès. Les fièvres gastriques dans lesquelles le ventre a été resserré ou tout-à-fait constipé se terminent assez fréquemment par des flux de ventre critiques.

497. Dans les fièvres gastro-adynamiques, tantôt le ventre est trop resserré, et tantôt il est trop relâché. Lorsqu'il y a diarrhée, les excrétions sont brunâtres, quelquefois verdâtres, toujours extrêmement fétides. Il n'est pas rare que les fièvres gastro-adynamiques se terminent par des diarrhées critiques. Dans les fièvres adynamiques des vieillards, on observe que la diarrhée, survenant de bonne heure, leur est presque toujours funeste. Une constipation opiniâtre leur est moins nuisible. La diarrhée guérit quelquefois la surdité.

498. Dans les fièvres gastro-ataxiques continues, les déjections présentent les mêmes différences et fournissent les mêmes signes que dans les fièvres bilieuses-putrides. J'ajouterai seulement que, dans les fièvres ataxiques, une constipation opiniâtre est d'autant plus dangereuse qu'elle favorise la formation des congestions dans le cerveau, qui est déjà l'organe essentiellement affecté. Morton, Torti et M. Alibert ont fait connoître la fièvre ataxique intermittente dysenterique, ou plutôt diarrhoïque. Bien des fois j'ai observé cette fièvre, qui est très-commune dans les infirmeries de la Salpêtrière, et qui revient presque toujours sous le

type tierce. Les déjections alvines étoient abondantes, très-liquides, d'un vert porracé; rarement
elles étoient accompagnées de vomissement, comme
dans les exemples rapportés par Torti. Ordinairement ces déjections étoient involontaires ou presque involontaires; il s'y joignoit très-souvent du
délire ou de la stupeur.

499. On remarque assez fréquemment, dans les
premières périodes de la petite-vérole, une légère
diarrhée qui est alors favorable. Il en est de même
de celle qui survient quelquefois vers l'époque de
la dessication. M. Gœts (1) a remarqué que les enfans qui sont sujets à de légères diarrhées se tirent
mieux de la petite-vérole, soit naturelle, soit ino-
culée. Une constipation opiniâtre, ou au contraire
des selles très-fréquentes, verdâtres, extrêmement
fétides, sont à craindre dans cette maladie, à quelque époque qu'elles arrivent. La complication de
la petite-vérole avec la fièvre adynamique est constamment fâcheuse lorsqu'elle est accompagnée
d'un dévoiement abondant.

500. Dans la péritonite et l'entérite, il y a diarrhée ou constipation opiniâtre. Une violente diarrhée est plus fâcheuse dans ces maladies qu'une
constipation. Si, après une constipation, il survient
tout-à-coup une diarrhée; si, dans le même temps,
le ventre se tend, et si on rend beaucoup de vents,
c'est un signe d'une mort prochaine. Ces mêmes
maladies se terminent quelquefois par une diarrhée critique qui se manifeste vers le septième jour.

---

(1) Traité de la Petite-Vérole.

501. Le flux de ventre est un signe fâcheux au commencement des pleurésies, des péripneumonies et des catarrhes violens. Il n'en est pas de même de celui qui arrive dans la dernière période de ces maladies. On les voit assez souvent se terminer heureusement par des diarrhées critiques. Ces crises sont cependant moins fréquentes que celles qui se font par les crachats, par les urines et par les sueurs.

502. Ceux qui, dans le principe des maladies aiguës, ont eu des envies de vomir et n'ont pas vomi, sont souvent attaqués d'une forte diarrhée dans les autres périodes de ces maladies. Ceci s'observe particulièrement lorsque les envies de vomir étoient déterminées par des embarras gastriques.

503. Il est avantageux, dans le cours des maladies aiguës, que les déjections soient naturelles pour la consistance, la couleur et les autres qualités. Si, précédemment liquides, elles deviennent plus épaisses, jaunâtres, ce changement est favorable : c'est un signe qui annonce que la maladie tend à sa guérison.

504. Parmi les accidens qui accompagnent la diarrhée, il faut particulièrement faire attention aux douleurs dans le bas-ventre : moins il en existe, plus le bas-ventre est mou et modérément gonflé, moins la diarrhée a coutume d'être désavantageuse. Les douleurs légères, errantes, ne sont point d'un mauvais pronostic ; mais plus la douleur est fixe, et plus on doit craindre que la diar-

rhée ne soit symptomatique d'une inflammation chronique.

5o5. Le flux de ventre séreux qui se soutient dans les maladies est un mauvais signe; mais il est encore plus dangereux lorsque les malades n'ont pas soif. La diarrhée qui survient après une longue maladie est un signe fâcheux.

5o6. Dans l'hypochondrie, les symptômes de l'affection nerveuse des viscères abdominaux s'offrent quelquefois dans leur plus haut degré d'intensité. Les évacuations alvines présentent l'alternative de constipation opiniâtre et de diarrhée fatigante, qui augmente souvent l'état fâcheux du malade. Les selles, qu'elles soient liquides ou non, sont brunes et très-fétides.

5o7. Au prélude des accès de manie, les aliénés se plaignent d'un resserrement dans la région de l'estomac, de dégoût pour les alimens, et d'une constipation opiniâtre. M. Pinel remarque, dans le Traité de la Manie, qu'il a souvent observé qu'une diarrhée spontanée qui survenoit dans le cours ou dans le déclin d'un accès de manie, avoit tous les caractères d'une évacuation critique, et pouvoit faire présager une guérison prochaine. Il a vu aussi que, lorsqu'au prélude des accès il y avoit une constipation, on pouvoit prévenir l'explosion de la maladie, en ramenant la liberté du ventre par une boisson laxative.

5o8. Dans la mélancolie, il y a constipation ou bien excrétion de matières noirâtres et poisseuses. Ces matières s'attachent fortement au vase dans lequel on les rend, elles ne peuvent se mêler avec

l'eau; elles forment quelquefois des crises lentes.
Une jeune Juive se croyoit condamnée aux peines
de l'enfer; depuis plus d'un an elle poussoit des
cris, ou plutôt elle faisoit des hurlemens continuels. Tous les moyens employés pendant ce temps
dans l'hospice de la Salpêtrière avoient été ineffi-
caces. Il s'établit une diarrhée violente de matières
noires, poisseuses, d'une fétidité insupportable;
cette fille maigrissoit et s'affoiblissoit; mais dans
le même temps la mélancolie diminuoit. Enfin la
diarrhée cessa, et la malade, qui avoit recouvré
sa raison, reprit bientôt des forces et de l'embonpoint.

509. La diarrhée est un symptôme assez fréquent dans les hydropisies. On trouve dans plusieurs traités de séméiotique que la diarrhée qui
survient dans la leucophlegmatie guérit cette maladie. Ceci ne peut s'appliquer qu'à la diarrhée qui
arrive dans le commencement de cette maladie.
Lorsque les forces sont conservées, cette diarrhée
est suivie de la guérison, quelquefois même en
peu de jours : j'en ai vu quelques exemples. Une
femme âgée de soixante ans, attaquée depuis six
semaines d'anasarque à la suite d'une toux catarrhale, avait pris sans succès depuis un mois des
purgatifs et des diurétiques toniques. Une diarrhée excessive survint spontanément et dura quarante-huit heures; toute la sérosité épanchée s'é-
coula, et la malade resta très-foible, mais guérie
de son hydropisie; elle mourut quelques semaines après sans avoir éprouvé d'autres symptômes
qu'une extrême foiblesse. On ne peut regarder

12

comme salutaires les diarrhées qui s'établissent dans les hydropisies anciennes, accompagnées de la perte des forces et de la fièvre lente. Elles sont même communément un indice de la fin prochaine des malades.

510. Chez les enfans, avant la dentition et pendant qu'elle se fait, il survient souvent une diarrhée; il en est de même durant des dentitions tardives que l'on observe chez les adultes et chez les veillards. Les enfans qui ont des flux de ventre pendant la dentition ont rarement des convulsions. Un léger cours de ventre est ordinairement le premier signe favorable qui se manifeste dans le scorbut qui attaque sur mer, lorsque les malades commencent à faire usage d'herbes récentes et de fruits (1).

511. Les matières excrétées sont dans quelques maladies plus dures que dans l'état de santé, dans le cancer de l'estomac par exemple, et surtout dans la colique des plombiers ; dans ce dernier cas, elles forment de petits globules noirs et très-consistans, semblables aux excrémens des brebis ; on dit alors, par ce motif, que les matières sont *ovillées*. Lorsqu'elles sont liquides, leur consistance peut varier depuis celle de l'eau, jusqu'à celle d'une bouillie épaisse ; dans ce dernier cas, on dit qu'elles sont *pultacées*.

512. Enfin les matières fécales peuvent contenir des corps étrangers, formés à l'intérieur des intestins ou venus du dehors. On a vu plusieurs fois, dans

(1) LIND, Traité du Scorbut.

les matières excrétées, des lambeaux membraneux qui paroissent être le résultat de la phlogose de la tunique muqueuse ; on y a trouvé des tumeurs , des calculs biliaires ou stercoraux, des vers de différentes espèces, etc. Quant aux corps étrangers venus du dehors, ils offrent la plus grande variété; quelquefois ce sont des substances qui ne sont pas propres à nourrir, d'autres fois ce sont des matières alimentaires qui n'ont pas subi convenablement l'action des organes digestifs. On a vu des graines enveloppées de leur épiderme, des pois secs par exemple, être rendus encore intacts, au bout de plusieurs mois, avec les matières stercorales.

513. Les déjections sont composées du résidu de la matière alimentaire et des sucs gastrique, pancréatique, biliaire, intestinal. Ces diverses substances varient dans leurs proportions; quelques-unes d'elles peuvent manquer. Le chyle peut n'être pas extrait par les vaisseaux absorbans; une plus ou moins grande quantité de pus ou de sang peut y être mêlée; des mucosités intestinales, celles surtout des lacunes muqueuses du rectum, peuvent être excrétées sans mélange d'aucune autre matière, et avec ou sans douleur. M. Vauquelin a fait quelques essais d'analyse des excrémens : il s'est convaincu qu'ils sont constamment acides, qu'ils rougissent les couleurs bleues végétales, qu'ils sont surtout extrêmement susceptibles de fermenter, qu'ils prennent d'abord par ce mouvement un caractère plus acide que celui qu'ils ont naturellement, que bientôt cependant l'ammo-

niaque succède à cette acidité, et continue jusqu'à
la destruction complète de ces matières (1).

514. On nomme *lienterie* le flux de ventre dans
lequel on rend les alimens à demi-digérés, peu
de temps après les avoir pris. On appelle *flux cœliaque* un flux de ventre dans lequel le chyle sort
par les selles confondu avec les excrémens, ce qui
les rend cendrés, grisâtres ou blanchâtres. Le flux
cœliaque diffère de la lientérie en ce que, dans
cette dernière maladie, les alimens sortent avant
d'avoir eu le temps d'être digérés: au lieu que, dans
la première, ils le sont entièrement ou en partie;
mais le chyle qui en résulte ne pouvant passer par
les vaisseaux lactés, se précipite avec les matières
fécales.

515. Les déjections fréquentes, modiques, ténues, de bile pure, dysenteriques ou mordican-
tes, sont bien suspectes dans les maladies aiguës;
mais elles le sont encore plus lorsqu'il y a avec
cela tendance à la phthisie (2). Il y a cependant certaines constitutions où les maladies sont de nature
à être jugées par des diarrhées dysenteriques. On
connoît qu'elles sont décrétoires, quand les malades les supportent sans beaucoup de peine et
qu'elles ne sont pas d'une longue durée; par la
cessation ou diminution considérable de la fièvre
et des autres symptômes précédens. Les malades qui
sont jugés dans cette circonstance courent le risque
d'avoir, après la crise, quelques reliquats (3).

---

(1) Système des Connoissances chimiques.
(2) Hipp. Aphorismes et livre des Prénot.
(3) Aubry, Oracles de Cos.

516. Dans la dysenterie, les déjections sont muqueuses, blanchâtres, ordinairement sanguinolentes. Les mucosités dans les selles et le ténesme forment les caractères essentiels de cette maladie, qui peut être accompagnée d'expulsion ou de rétention des matières excrémentitielles.

517. Les fièvres ataxiques, sporadiques et lentes nerveuses, les fièvres adynamiques, le scorbut, présentent quelquefois, dans la seconde et troisième période, des diarrhées sanguinolentes. On observe constamment que les déjections sont mêlées avec une certaine quantité de sang, ou qu'elles en sont enduites, dans la dysenterie, dans les hémorrhoïdes fluentes, dans les ulcérations des intestins, et lorsqu'il s'ouvre des dépôts dans le conduit intestinal.

518. Les déjections de sang noir, ou liquide ou caillé, surviennent quelquefois dans les maladies aiguës, sans avoir été précédées ni d'hémorrhagie du nez ni de vomissement de sang. Malgré l'extrême foiblesse du pouls et de tout le corps, malgré l'excessive altération de la physionomie qui accompagne ordinairement de telles déjections, le malade en échappe le plus souvent s'il est bien traité : elles paroissent même, dans quelques cas, avoir quelque chose de critique. Ces déjections, lorsqu'elles n'ont été précédées ni de saignement de nez, ni de vomissement de sang, proviennent évidemment d'une hémorrhagie de quelques rameaux des vaisseaux mésentériques. L'observation démontre que cette hémorrhagie peut contribuer efficacement à la guérison des maladies où elle

survient. Il existe, dit Duret, une diarrhée sanguinolente qui est critique et qui soulage. L'évacuation par cette voie est donc quelquefois avantageuse lorsqu'elle est modérée, mais elle est dans
certains cas si considérable que, réduisant le malade au dernier degré de foiblesse, elle exige du
médecin des secours prompts et convenables (1).

519. Il y a des diarrhées sanguinolentes qui
remplacent quelquefois le flux des règles à l'époque de leur cessation naturelle, et qui, si elles
étoient inconsidérément supprimées, seroient suivies d'accidens plus ou moins graves. Ces diarrhées, qui ne sont autre chose que des règles dévoyées, reviennent périodiquement, ou sont irrégulières mais fréquentes. Il y a quelques années,
j'ai vu dans le même temps, aux infirmeries de
la Salpêtrière, deux femmes attaquées de ces diarrhées à l'époque de la cessation des règles. Chez la
première, une diarrhée sanguinolente revint régulièrement à quatre périodes menstruelles, mais
chaque fois moins abondamment; ensuite les accidens de l'âge critique disparurent complètement.
Chez l'autre femme, une diarrhée sanguinolente,
irrégulière pour la quantité de la matière expulsée
et pour ses retours, continua à reparoître pendant
une année.

520. Les évacuations alvines semblables à du
pus sont dangereuses dans la plupart des cas; elles
annoncent même la suppuration de la membrane
muqueuse du tube alimentaire, lorsqu'elles sont

_____

(1) Leroy, du Pronostic.

réunies à d'autres signes de cette affection. On remarque ces évacuations à la suite de quelques dysenteries et à la troisième période de la phthisie pulmonaire. Il ne faut pas confondre la matière puriforme avec la matière purulente qui s'écoule après une dysenterie terminée par la suppuration. La matière puriforme se manifeste lorsqu'à la fin d'une dysenterie la mucosité intestinale s'épaissit. Elle peut être prise pour du pus dont elle a l'apparence.

521. Dans les dégénérations squirreuses de l'estomac, pendant la deuxième période, les malades rendent de loin en loin, par les selles, une petite quantité de matières noirâtres, épaissies, souvent même réduites en petits globes très-durs, et recouvertes quelquefois de mucosité pure ou sanguinolente. Parfois le dévoiement alterne avec la constipation. Durant la troisième période, les déjections, lorsqu'elles sont liquides, ressemblent à de la suie délayée dans une humeur visqueuse ; ou bien de simples stries de couleur noire sont mêlées aux autres matières diarrhoïques. Dans l'entérite chronique, il y a constipation ou diarrhée, et presque toujours les matières expulsées sont accompagnées d'une assez grande quantité de mucosité qui est quelquefois sanguinolente.

522. Chez les scrophuleux, on observe le plus souvent de la constipation dans la première période. Au contraire, durant la troisième période, il s'établit une diarrhée séreuse et colliquative. Remarquons ici que les révolutions de l'âge influent sur les diverses directions du vice scrophu-

leux : dans l'enfance, il se porte ordinairement sur les glandes lymphatiques extérieures et quelquefois sur le mésentère ; dans l'adolescence, les poumons sont le plus souvent affectés ; dans l'âge viril et la vieillesse, il produit des hydropisies ou des maladies cutanées très-rebelles. Dans le carreau des enfans ou l'atrophie mésentérique, les déjections sont du nombre des objets qui doivent fixer le plus l'attention : dans la première et la deuxième période, il y a un dévoiement avec des intermissions de selles dans l'état naturel ou de constipation. On remarque aussi une grande variété dans les qualités des déjections ; d'abord plutôt molles que liquides, ensuite blanches ou d'une couleur cendrée, liquides, argileuses, souvent avec une complication de vers. Dans la troisième période du carreau, les glandes du mésentère deviennent stéatomateuses : le chyle n'est plus repompé, ou plutôt il est évacué avec les déjections, qui deviennent blanchâtres et qui sont composées d'alimens à demi-digérés : enfin il s'établit un dévoiement colliquatif et lientérique qui est bientôt suivi d'une terminaison fâcheuse.

523. La couleur des déjections varie beaucoup : elles sont blanches, grises, jaunes, vertes, rouges, brunes, noires. Chez les enfans, souvent les évacuations alvines sont jaunes, ce qui n'indique pas un état morbifique. La couleur verte succède quelquefois à la jaune, lorsque les linges ont été conservés quelques heures : elle n'annonce point une prédominance acide dans les premières voies. Les diarrhées très-abondantes de matières d'abord

vertes sont cependant mauvaises, même à cet âge.

524. Les déjections ténues, pâles ou blanchâtres, indiquent une longue durée de la maladie. Dans l'hépatite chronique, dans l'ictère spasmodique, et dans toutes les maladies de long cours où le foie est particulièrement affecté, les selles ont coutume d'être blanchâtres : il en est de même dans l'hépatite aiguë. Celles qui sont grises ou blanches, ressemblant à du lait, indiquent un grand danger dans les maladies aiguës et bilieuses, surtout lorsqu'il y a phrénésie, délire.

525. Les déjections liquides, jaunes, rougeâtres, couleur de jaunes d'œufs, symptomatiques, annoncent la violence, la brièveté et le danger de la maladie. Tout flux de ventre rougeâtre est bien mauvais dans toutes les maladies aiguës ; mais il est pernicieux quand il y a insomnie et assoupissement, avec des douleurs aux lombes et à la tête.

526. Les selles liquides vertes, bilieuses, écumeuses, sont très-suspectes dans les maladies aiguës, surtout lorsqu'elles sont accompagnées de douleurs de reins. Les déjections bilieuses et hautes en couleur annoncent un fâcheux avenir, principalement quand elles paroissent telles dans un jour décrétoire.

527. Dans les maladies produites par la présence des vers dans les intestins, les déjections sont ordinairement blanchâtres, quelquefois grises, diarrhoïques, muqueuses ou même visqueuses. Parmi les signes, tous équivoques, des affections vermineuses, lorsqu'il n'y a point de vers expulsés, ceux tirés des déjections ont le plus de

valeur. Dans une maladie aiguë, si le malade rend
des vers., il vaut mieux qu'ils sortent morts et à
la fin de la maladie, que vivans et au commencement. Rarement la sortie des vers amène du soulagement dans une maladie aiguë : il n'en est pas
de même dans quelques maladies chroniques déterminées et entretenues par la présence de ces
animaux. Cependant ils changent la marche des
maladies aiguës., et causent des accidens qui disparoissent lorsqu'ils ont été expulsés naturellement ou par l'effet des médicamens.

528. Les déjections sont colorées en rouge par
une plus ou moins grande quantité de sang dans
le mélæna, dans les hémorrhoïdes fluentes, dans
les règles dévoyées sur les intestins, dans la plupart des dysenteries et des ulcérations des intestins, quelquefois aussi lorsque des abcès s'ouvrent
dans le conduit alimentaire.

529. Les selles dites *atrabilaires*, c'est-à-dire
celles qui sont brunes, noires, liquides, annoncent un grand danger, ainsi que celles dont l'o-
deur est cadavéreuse. Les déjections les plus mauvaises sont noires, grasses ou vertes, soit qu'elles
paroissent ensemble ou séparément. Il arrive cependant quelquefois, quoique bien rarement,
que de semblables déjections deviennent critiques
et salutaires; c'est lorsqu'il y a eu auparavant
quelques signes de coction dans les urines, et
que, lors du jugement, elles contiennent un sédiment blanc et léger. Les déjections noires ne sont
fâcheuses que lorsqu'elles sont en même-temps
liquides; car si elles sont très-sèches, ovillées,

elles n'indiquent point par cette couleur un état désavantageux : c'est seulement un effet de leur rétention dans le conduit intestinal. On se rappellera d'ailleurs que certains alimens et médicamens leur donnent cette couleur.

530. Il ne faut pas confondre l'odeur fécale avec la fétidité putride. L'odeur purement fécale est désagréable sans être pernicieuse ; elle est à la vérité forte et puante, mais elle est naturelle et semblable à celle des matières qu'on rend dans la meilleure santé. Cette odeur des excrémens est attribuée, comme leur couleur, à la portion de la bile qui leur est unie, et qu'on regarde comme ayant déjà subi avec la matière féculente une première altération. L'odeur putride est assez semblable à celle des cadavres et de la chair pourrie. Cette fétidité putride dépend d'un commencément de putréfaction qui a lieu dans les intestins : elle varie dans beaucoup de circonstances, et augmente pendant la fièvre.

531. Une odeur extrêmement fétide et cadavéreuse des matières des déjections est toujours fâcheuse ; mais elle le devient bien plus lorsque ces matières sont noires et liquides.

532. Lorsque, dans la lienterie, les matières des déjections ne sont ni altérées, ni un peu infectes, c'est un mauvais signe : il indique que les forces digestives n'ont point agi sur ces matières.

533. Dans la phthisie pulmonaire, les diarrhées séreuses, écumeuses, très-fétides, avec diminution des forces des malades, sont très-fâcheuses, à quelque époque qu'elles surviennent. Durant les deux

premières périodes de cette maladie, le ventre est
ordinairement resserré ; mais dans la troisième,
lorsque la fièvre devient continue, avec des exacerbations le soir, il s'établit fréquemment une
diarrhée qui cesse par intervalles, et alterne avec
les sueurs ou avec des crachats très-abondans.
Voici comment s'établit le plus souvent cette diarrhée : le malade rend pour la première fois dans la
nuit deux ou trois selles liquides ; leur couleur
est jaune, noirâtre ; on y découvre quelque peu
de matière grisâtre mêlée avec quelques mucosités
et des flocons blancs dont l'odeur est détestable.
Les malades se félicitent ordinairement de cette
odeur, par la confiance où ils sont d'avoir rendu
la cause de leur toux et de leurs mauvais crachats.
Le médecin peut leur laisser cette erreur ; mais
l'odeur fétide des selles ne sera jamais pour lui
d'un présage favorable. Après ces premières évacuations, les selles prennent de la consistance
pendant quelque temps : malheureusement ce
dévoiement revient et ne finit qu'avec le malade.
Ce signe mortel précède quelquefois le terme fatal
de plusieurs mois (1).

534. Quant à la manière dont se fait l'excrétion
des matières des déjections, il faut examiner,
1°. si c'est avec ou sans douleur au rectum, et si
cette douleur est ce qu'on a appelé *ténesme.* On
donne le nom de *ténesme* ou d'*épreinte* à un sentiment de tension continuelle vers le fondement,
avec envie fréquente et inutile ou presque inutile

---

(1) De la Phthisie pulmonaire, par M. Portal.

d'aller à la garde-robe; 2°. si les excrémens sortent involontairement, et sans que le malade le sache, quoique jouissant de sa raison. Lorsque ces deux dernières circonstances sont réunies, il existe un grand danger ; on peut même prédire quand elles surviennent à la fin des maladies aiguës, que la mort est prochaine. Mais si les excrémens sortent involontairement durant le délire fébrile, ou parce que le rectum, fatigué par des hémorrhoïdes, des vers ascarides ou autre cause, ne les retient pas assez long-temps, cette excrétion involontaire, mais dont s'aperçoit le malade, est beaucoup moins dangereuse.

535. Les excrétions involontaires et à l'insu du malade s'observent particulièrement dans les fièvres adynamiques et ataxiques, dans les maladies chroniques, lorsque les forces sont tout-à-fait épuisées, dans les gangrènes des intestins, dans les fortes commotions du cerveau et de la moëlle de l'épine, dans les luxations et les fractures des vertèbres.

536. Dans les accès d'épilepsie, il y a des malades qui ont des évacuations alvines involontaires cependant cela est rare : le plus souvent il y a évacuation d'urine, de sperme, de flatuosités, sans déjections alvines.

537. Le ténesme n'est point un signe fâcheux en lui-même; seul il n'indique aucun danger dans les dysenteries, dans les hémorrhoïdes, dans les affections vermineuses, et dans les derniers mois de la grossesse, lorsque la matrice pèse sur le rectum. Mais quand il survient chez les malades

très-foibles, dans la dernière période des phthisies, des cancers de l'utérus, des hydropisies, il concourt avec les autres signes à annoncer une mort prochaine.

DES SIGNES TIRÉS DES URINES.

538. La partie de la séméiotique qui est fondée sur l'examen des urines est extrêmement étendue, et de tout temps les médecins ont regardé la connoissance des urines, et des variations qu'elles éprouvent dans l'état de maladie, comme une des bases sur lesquelles ils peuvent fonder un diagnostic et un prognostic. En effet, les diverses apparences de ce fluide, dont la sécrétion tient à une fonction importante de l'économie animale, peuvent être regardées comme indiquant diverses modifications de l'action des organes qui le séparent, et par conséquent donner une idée des changemens qui ont eu lieu dans d'autres parties du système organique, soit en vertu de l'influence de quelque cause nuisible qui agit à la fois sur tout le corps; soit en conséquence de la sympathie et des réactions que diverses parties exercent les unes sur les autres. Mais le grand nombre des causes qui contribuent à ces variations, et la multiplicité de leurs combinaisons, jettent souvent du doute sur les conséquences qu'on pourrait en tirer : aussi les praticiens, sans rejeter les moyens de s'éclairer sur la nature des maladies qui se présentent à eux, ne se décident-ils jamais sur les

seules indications que leur fournit le fluide urinaire. Ils regardent au contraire comme des im-
posteurs les soi-disant médecins qui prétendent
connoître toutes les maladies à la simple inspection des urines, et les traiter uniquement d'après
les indications qu'elle leur fait appercevoir.

539. L'urine naturelle est légèrement citrine
et d'une teinte uniforme; elle est d'un jaune plus
foncé chez les hommes et dans les tempéramens
bilieux. L'urine des enfans qui tètent encore est
trouble; il est très-ordinaire de la trouver telle
chez les femmes enceintes, et même chez quelques hommes bien portant. Les passions influent
sur la nature des urines : la frayeur, le chagrin,
la tristesse, et les autres affections de l'ame, des
secousses subites surtout, font souvent couler des
urines abondantes, supérieures en quantité à la
boisson prise, et qui sortent au moment même
de ces affections. Ces. urines sont sans odeur,
sans saveur, et presque uniquement formées par
de l'eau. Il ne faut pas perdre de vue que les
urines deviennent limpides, ténues et très-peu
colorées quand on a beaucoup bu d'eau; noirâtres, après l'usage de la casse et des martiaux;
rouges, à la suite des bouillons d'oseille, de racines de fraisier et de garance; que l'usage de la
térébenthine leur donne l'odeur agréable de la
violette, et que les asperges les rendent extrêmement fétides. Avant de porter son jugement
sur l'urine, on doit s'informer si le malade n'a
pris aucune de ces substances. On doit aussi être
instruit de la période de la maladie et du temps

de la journée où l'urine a été rendue. On pré-
fère celle du matin, comme ayant eu le temps de
subir les différentes élaborations. On doit aussi
avoir le soin que l'urine ne soit ni trop récente
ni trop vieille, qu'elle soit gardée depuis six ou
sept heures, qu'il y en ait trois ou quatre onces,
s'il est posssible, et qu'elle soit contenue dans un
vaisseau très-propre et transparent.

540. La quantité des urines, dans l'état sain,
excède un tiers ou la moitié de celle des solides et
des liquides que l'animal a pris. Mais cette règle
change selon l'âge, le sexe et le tempérament des
sujets. Les enfans rendent plus d'urine que les
jeunes gens, ceux-ci moins que les hommes mûrs.
Les femmes retiennent plus long-temps cette
excrétion et en fournissent davantage. Les tempéramens sanguins procurent plus d'urine que les
bilieux, ceux-ci moins que les pituiteux. Dans les
climats chauds et secs, il s'en forme une plus grande
quantité que dans les climats humides du Nord.
La sécrétion de ce liquide est plus abondante durant la nuit que durant le jour ; elle est hâtée par
l'attention, la peur, supprimée par la tristesse et
la colère. L'urine est rendue en plus grande quantité après les repas et après les boissons copieuses.
Elle est en raison inverse des autres humeurs,
comme la salive, les sueurs, le flux diarrhoïque.
Certaines maladies l'augmentent prodigieusement :
par exemple, le stade du froid dans une fièvre
intermittente, le diabétès. Cette quantité est quelquefois surprenante et ne garde aucune proportion avec les boissons que prend le sujet. Une fille

de Milan fournit, pendant six semaines, quinze livres d'urine par jour ; le poids de sa boisson et de sa nourriture n'était que de quatre livres. La nourriture végétale rend les urines plus abon-dantes : car, tandis qu'avec celle-ci un individu en rendoit cinquante onces et demie dans vingt-quatre heures, il n'en rendoit que quarante-trois onces et six dixièmes dans le même temps; en se bornant entièrement à une nourriture animale , quoiqu'il se trouvât tellement altéré par ce régime qu'il étoit obligé de prendre deux fois autant de boisson qu'en suivant le régime végétal. Cette pro-portion se soutint pendant plusieurs jours, et l'on n'y aperçut aucune différence sensible, si ce n'est à l'occasion de quelque changement marqué dans l'atmosphère.

541. La température des urines est à-peu-près la même dans les divers individus et dans presque toutes les maladies. Dans quelque affection que ce soit, la chaleur des urines ne dépasse pas celle de l'intérieur du corps , qui ne va guère au-delà de trente-quatre degrés (thermomètre de Réaumur) : cette chaleur même ne se met pas en équilibre avec celle de l'atmosphère que respire l'individu (Tillet, *Mém. de l'Acad. des Sciences* , 1764).

542. L'urine récente d'un homme bien portant est un fluide transparent qui, pendant qu'il con-serve de la chaleur, exhale l'odeur animale com-mune à toutes les humeurs nouvellement séparées du corps ; odeur qui se dissipe promptement, et que remplace bientôt après l'odeur urineuse pro-prement dite.

543. L'urine, en se refroidissant, perd de sa transparence ; mais bientôt la matière qui la rendoit trouble se condense, et ne forme plus qu'un nuage qui se resserre peu à peu, s'abaisse, enfin se dépose au fond du vase comme un sédiment blanchâtre, et laisse, au bout de deux ou trois heures, l'urine parfaitement limpide. Une autre matière se sépare ensuite de la liqueur demeurée transparente ; quelquefois elle se manifeste d'abord après la première, quelquefois plus tard ; elle forme une pellicule à la surface du fluide et en même temps un précipité cristallin qui s'attache aux parois du vase, ou se mêle et se confond avec le sédiment dont je viens de parler. La grandeur, la couleur et la quantité de ces cristaux varient beaucoup.

544. Tous les changemens qui éloignent l'urine du malade de son état naturel, sont les effets de quelque dérangement dans les fonctions de toute l'économie animale, ou seulement des voies urinaires ou de quelques autres viscères. Des observateurs se sont attachés à la connoissance de ces changemens : ils ont exposé les divers états de l'urine qui peuvent être la source d'un grand nombre de signes, savoir de ceux qui annoncent quelque évacuation critique, de ceux qui sont d'un bon ou mauvais augure, et de ceux qui indiquent quelque accident déterminé.

545. Pour porter un jugement assuré sur l'état critique des urines et sur les avantages qu'on en doit attendre, il faut examiner si le temps de la crise est arrivé, et si les signes critiques paroissent, surtout ceux qui annoncent qu'elle aura lieu par

les voies urinaires : tels sont la pesanteur des hypochondres, un sentiment de gonflement vers la
vessie, des envies fréquentes d'uriner, des ardeurs
en urinant, le pouls *myure*, qui est l'inverse de
celui de la sueur, et donne trois ou quatre pulsations qui vont en décroissant. Dans une température froide de l'atmosphère, et lorsque la maladie
a été produite par une suppression de transpiration, la crise par les urines est plus fréquente. De
toutes les maladies, celles des voies urinaires ont
leur crise la plus prompte, la plus facile et la plus
naturelle par les urines. L'inflammation des reins
et surtout celle de la vessie se terminent utilement
par l'excrétion d'urines blanchâtres, visqueuses, et
qui déposent un sédiment puriforme.

546. Il y a des maladies qui se terminent heureusement lorsque, sans qu'il ait précédé de signes
critiques, il survient des urines transparentes à
leur sortie, et qui ensuite se troublent et déposent
un sédiment épais, blanc, uni. Cette espèce de
solution spontanée des maladies aiguës s'opère ordinairement sans trouble ; elle n'est point accompagnée de symptômes alarmans.

547. On observe quelquefois, dans le cours des
fièvres adynamiques et ataxiques, et même, dans
certains cas, peu d'heures avant la mort, qu'au
milieu des symptômes les plus funestes, les malades rendent des urines parfaitement naturel-
les(1). Il faut en tirer cette conséquence, que celui
qui fonde uniquement son pronostic sur un tel

----

(1) LEROY.

signe est très-sujet à se tromper ; mais il faut se garder d'en conclure que l'inspection des urines n'est d'aucune utilité pour le pronostic.

548. Pour mettre de l'ordre dans l'exposition des signes que fournissent les altérations de l'urine, nous considérerons ceux qui se tirent, 1.º de l'excrétion ou de la manière dont l'urine est rendue; 2.º de l'urine entière; 3.º des diverses parties qui se font remarquer dans l'urine que l'on conserve un certain temps, telles que la couronne ou la pellicule, le nuage, l'énéorème, le dépôt ou sédiment.

549. L'excrétion de l'urine peut être douloureuse (dysurie), difficile (strangurie), impossible (ischurie). La sortie des urines est quelquefois involontaire. La dysurie ou ardeur d'urine se remarque dans la fièvre muqueuse, le catarrhe de la vessie, la blennorrhagie. Les douleurs se font principalement sentir au commencement et à la fin de l'excrétion. La strangurie diffère de la dysurie et de l'ischurie en ce que l'évacuation de l'urine se fait goutte à goutte, avec ardeur, douleur et de grands efforts ; au lieu que, dans la dysurie, elle coule sans interruption lorsqu'on a commencé à la rendre, et dans l'ischurie il y a entière rétention ou suppression d'urine.

550. Il n'est pas rare, dans les maladies aiguës, et particulièrement dans les fièvres adynamiques et ataxiques, que les malades soient attaqués de rétention d'urine. Cette humeur accumulée dans la vessie y occasionné des accidens si elle n'est évacuée par la sonde.

551. Durant les fièvres muqueuses ; et même

dans toutes les affections catarrhales aiguës, il est assez ordinaire qu'il survienne une dysurie qui n'indique rien de fâcheux. Dans les autres maladies aiguës, il est défavorable que l'urine soit rendue avec douleur et en petite quantité. Cependant l'expérience prouve que la rétention d'urine qui survient dans une maladie aiguë n'est pas un signe aussi formidable qu'on pourroit le croire par le raisonnement : bien plus, cette ischurie sert quelquefois de crise complète à la maladie (1). Il arrive, dans quelques cas, que tous les symptômes d'une péripneumonie cessent brusquement, et sont remplacés par une rétention d'urine : cette nouvelle affection sert de crise à la première ; crise très-rare à la vérité, mais qui a été observée.

552. Le catarrhe de la vessie, s'il est violent, détermine la strangurie et même l'ischurie. Les douleurs s'étendent depuis le pubis à tout le bassin jusque derrière le sacrum, et en haut à la région des reins ; elles se rapportent aussi au bout du gland chez l'homme, et, comme toutes les irritations de la vessie, elles déterminent des excrétions fréquentes et douloureuses ; l'urine sort avec des angoisses intolérables, il y a envie permanente d'uriner, tous les efforts n'aboutissent souvent qu'à exprimer un peu de mucus (2).

553. On trouve dans les auteurs plusieurs observations d'ischurie dans lesquelles la sortie de l'urine par l'émonctoire que la nature lui a destiné étoit

----

(1) Leroy, du Pronostic.

(2) Graperon, Catarrhe de la vessie.

remplacée par d'autres évacuations d'un liquide qui présentoit toutes les qualités physiques de l'urine (1). Ainsi des vomissemens urineux, une salivation urineuse, des sueurs, des évacuations alvines urineuses, ont été remarquées par des médecins praticiens. En résumant les causes de ces déviations des urines, on voit qu'elles peuvent se rapporter, 1°. à l'absence ou à une lésion de l'urètre, qui a été ou bouché par la cicatrisation d'une plaie, ou rétréci par une cause spasmodique, au point de ne pouvoir permettre le passage de l'urine; 2°. à une ischurie dépendant soit de la paralysie de la vessie, soit de l'irritation et de la contraction habituelle de cet organe par la présence d'un calcul; 3°. à une altération dans la sécrétion de l'urine, comme on l'observe dans la néphrite, soit calculeuse, soit nerveuse. Ces déviations sont beaucoup moins rares et moins dangereuses chez les femmes, surtout lorsqu'elles sont atteintes de quelque affection nerveuse, comme l'hystérie, que chez les hommes. Quand l'organe où la nature transporte les matériaux de l'urine présente des communications avec l'extérieur, il devient un véritable conduit excréteur de ces principes; mais si l'organe sur lequel se fait la déviation est essentiel à la vie, et n'a aucune communication avec le dehors, l'accident peut être suivi d'une mort prompte, comme cela est arrivé au malade dont parle Boerhaave (2), et qui a succombé à une apoplexie dé-

(1) NYSTEN, Recherches de Physiol. et de Chim. pathol.
(2) *Prælectiones academicæ*, t. III, p. 315, *Gotting.* 1741.

TIRÉS DES URINES. 199

terminée par une collection d'un fluide urineux dans les ventricules du cerveau.

554. Il faut distinguer l'urine rendue involontairement et à la connoissance du malade, mais l'écoulement ayant eu lieu trop promptement, de celle qui est rendue sans que le malade s'en aperçoive. Il faut aussi distinguer l'urine que le malade laisse écouler dans le délire ou par paresse. Les excrétions rendues pendant le délire ne doivent pas faire porter d'autre pronostic que celui du délire même. Les excrétions qui se font alors sont les effets de ce délire, qui interrompt l'action de la volonté sur les sphincters. L'urine qu'on rend involontairement ou sans qu'on s'en aperçoive, et sans être dans le délire, est un mauvais signe.

555. Chez les vieillards, l'incontinence d'urine survient fréquemment sans maladie, par la foiblesse de la vessie. Il en est de même chez les enfans, et chez certaines femmes de foible constitution. Il paroît même que, dans quelques cas, des vers intestinaux et des matières accumulées dans le rectum ont aussi déterminé une incontinence d'urine : dans ces divers cas, elle est sans danger.

556. L'excrétion de l'urine présente encore quelques phénomènes remarquables. On a observé des paralysies de la vessie après des péritonites et des ischuries. La paralysie de la vessie est aussi quelquefois causée par la suppression des dartres ; d'autres fois elle survient après des chutes violentes. Dans la colique des peintres, le jet de l'urine

est quelquefois soudainement interrompu par la forte contraction de l'urètre.

557. Durant les accès d'épilepsie, il n'est pas rare qu'il y ait une évacuation involontaire de l'urine. Quelquefois l'urine forme un jet très-élevé : Tissot assure l'avoir vu de dix pieds de haut. C'est même quelquefois par la vessie que les convulsions épileptiques commencent, et l'évacuation involontaire de l'urine forme le premier symptôme : cette urine est claire et ténue.

558. Les urines entières ou prises comme formant un tout homogène, et avant que diverses parties se soient séparées, offrent à examiner : 1°. leur quantité trop grande ou trop petite ; 2°. les substances qu'elles contiennent ; 3°. leur consistance claire ou ténue, huileuse, épaisse, variable ; 4°. leur couleur, dont les différences sont très-nombreuses ; 5°. leur odeur trop forte ou trop foible, ou différente de la naturelle ; 6°. leur saveur.

559. Les urines sont rares en été, dans les climats chauds, après des exercices violens, des sueurs, des diarrhées séreuses. Lorsque les urines sortent en petite quantité dans les maladies, il arrive souvent que les sels dont elles sont surchargées causent une légère dysurie.

560. Une évacuation moins abondante des urines a presque toujours lieu durant les préludes des maladies. Elles sont ordinairement en petite quantité et troubles dans le commencement des rhumes de cerveau et des rhumatismes. La quantité des urines varie selon les périodes des fièvres

intermittentes. Il en'écoule bien davantage pendant
le frisson et la sueur que durant la chaleur.

561. Dans les maladies aiguës, les urines sont
ordinairement moins abondantes, surtout lorsqu'il y a des sueurs ou des diarrhées. Il survient
cependant quelquefois, dans les fièvres adynamiques et ataxiques, un flux abondant d'urine
compliqué de paralysie de vessie, en sorte que,
quoique les malades rendent des urines en quantité correspondante à celle de la boisson, et que
l'on ne doive pas soupçonner que la vessie est
pleine outre mesure, elle est néanmoins très-dis-
tendue.

562. Les urines dont la quantité est en rapport
avec celle des boissons, sont un bon signe dans
les maladies comme dans l'état de santé, surtout
quand, pendant un certain temps, elles ont moins
coulé. Quelques médecins regardent comme un
signe favorable, dans l'apoplexie, un flux abondant d'urine; mais il faut juger d'après les autres
signes si cette évacuation n'est pas un effet de
l'affoiblissement général. Après les maladies, les
urines rares sont un mauvais signe; le plus souvent elles indiquent un jugement incomplet, et
l'on peut craindre alors des suites ou des rechutes.
Ainsi l'anasarque succède fréquemment aux éruptions scarlatines quand les urines ne coulent pas
bien. Les urines rares à la suite des inflammations
de poitrine indiquent souvent la formation de
l'hydro-thorax.

563. Durant le prélude et pendant les premières
périodes de l'hystérie et de l'hypochondrie, l'écou-

lement des urines est fort augmenté. Dans les hydropisies, Celse donne comme présage d'une
meilleure santé d'uriner plus que la boisson ; mais
quelquefois, dans les hydropisies les plus fâcheuses, les malades urinent plus qu'ils ne boivent,
quoique le ventre se gonfle perpétuellement. C'est
particulièrement dans les hydropisies sans engorgemens que les urines très-copieuses sont un bon
signe. Un écoulement trop abondant des urines
peut être l'effet d'une sécrétion augmentée par le
relâchement et l'irritation des reins. Il ne doit être
regardé comme diabétès sucré que quand les urines, par leur odeur, par leur saveur, et par des analyses chimiques, sont reconnues être surchargées
de matière sucrée et de muriate de soude. L'amaigrissement est ordinairement la suite de l'écoulement augmenté des urines. S'il continue long-
temps, il est mauvais dans les maladies chroniques,
surtout chez les mélancoliques, les hystériques,
les hypochondriaques. Il rend plus opiniâtres les
engorgemens qui déterminent souvent ces maladies.

564. De tous les liquides animaux, l'urine est
celui qui présente les élémens les plus nombreux
et les qualités les plus variables. Les chimistes (1)
ont admis dans l'urine, soit dans un état naturel,
soit dans un état d'altération quelconque, soit
qu'ils aient bien prouvé leur existence, soit qu'ils
l'aient annoncée hypothétiquement, trente matières différentes les unes des autres, outre l'eau

---

(1) Système des Connoissances chimiques.

qui en fait le véhicule, savoir : 1°. du muriate de soude ; 2°. du muriate de potasse ; 3°. du muriate d'ammoniaque ; 4°. du sulfate de soude ; 5°. du sulfate de chaux ; 6°. du phosphate de soude ; 7°. du phosphate d'ammoniaque ; 8°. du phosphate de chaux ; 9°. du phosphate de magnésie ; 10°. du phosphate triple de soude et d'ammoniaque ; 11°. du phosphate triple de magnésie et d'ammoniaque ; 12°. de l'acide phosphorique libre ; 13°. de l'acide urique ; 14°. de l'acide benzoïque ; 15°. de l'acide acéteux ; 16°. un acide particulier différent de tous ceux qu'on connoît ; 17°. de l'urate d'ammoniaque ; 18°. du benzoate d'ammoniaque ; 19°. de l'acétate d'ammoniaque ; 20°. du carbonate d'ammoniaque ; 21°. de l'oxalate de chaux ; 22°. une matière colorante ; 23°. un principe odorant ; 24°. de l'albumine ; 25°. de la gélatine ; 26°. un extrait ; 27°. une matière sucrée ; 28°. une huile atténuée ; 29°. de la silice ; 30°. un corps particulier à ce liquide excrémentitiel et le plus abondant de tous ses principes.

565. Il y a onze des trente principes indiqués qu'on montre constamment dans l'analyse de l'urine, et qui la constituent véritablement, de sorte qu'on peut les considérer comme des excrémens qui doivent sortir du corps humain par cette voie : tels sont l'urée, la matière animale gélatineuse, le muriate de soude et d'ammoniaque, les phosphates de soude et d'ammoniaque séparés ou réunis en sel triple, le phosphate de chaux, le phosphate de magnésie, l'acide phosphorique, l'acide urique et l'acide benzoïque. Leur proportion res-

pective varie suivant une foule de circonstances ; mais l'urine naturelle et bien constituée est toujours une dissolution de ces onze substances dans une grande quantité d'eau (1).

566. Outre ces matières qui existent dans l'urine humaine, ce liquide peut en contenir un grand nombre d'autres. Non-seulement des substances qui lui sont étrangères s'y montrent quelquefois, en altèrent ou en changent la composition, mais d'autres liquides peuvent encore s'y mêler et la rendre méconnoissable. Ainsi des observateurs dignes de foi ont reconnu dans l'urine le sang, le pus, des graviers, des vers. Les principes même qui se trouvent constamment dans les urines peuvent, par l'effet des maladies, s'y rencontrer dans des proportions extrêmement inégales.

567. L'âge influe sur la nature de l'urine. Celle que contient la vessie du fœtus dans le sein de sa mère est sans couleur, sans odeur, et presque muqueuse. Celle des enfans, dans les premières années de leur vie, ne contient point de phosphates terreux, et se trouve chargée d'acide benzoïque ; elle est peu colorée, peu âcre, peu odorante, et ne fournit qu'une petite portion d'urée : le phosphate de chaux ne s'y montre pas non plus. L'urine des adultes est chargée de sels, de phosphates terreux, d'acide phosphorique, d'urée et d'acide urique. Chez les vieillards, les sels augmentent ; à l'urée se joignent souvent un

_____

(1) Système des Connoissances chimiques.

mucilage nutritif et une grande quantité d'acide urique et de phosphate calcaire : aussi sont-ils plus sujets aux calculs.

568. L'urine des malades attaqués du diabétès sucré (1) ne contient pas sensiblement d'urée ni d'acide urique : on a peine à y reconnoître quelques traces de phosphate et de sulfate ; il est impossible d'y trouver de l'acide libre ; enfin on y démontre du sucre en grande quantité, et plus ou moins de muriate de soude. MM. Dupuytren et Thénard, en faisant, en 1806, de nouvelles recherches sur le diabétès sucré, ont confirmé les résultats de MM. Nicolas et Gueudeville. M. Barruel, qui a examiné l'urine d'un diabétique, a converti en alcool la matière sucrée qu'elle contenoit. L'urine, moins acide au commencement des accès de goutte, reprend par degrés son état ordinaire, et acquiert même, vers la fin, plus d'acidité que dans la santé. De nouvelles recherches sur l'urine rendue pendant les maladies, découvriront probablement d'autres changemens dans ses principes.

569. Dans toutes les maladies où les sujets dépérissent, et spécialement chez les phthisiques, l'urine devient mucilagineuse et gluante. Dans les affections calculeuses, et toutes les fois que la vessie est irritée, l'urine prend un caractère si visqueux, qu'on la voit remplie de glaires et de filamens demi-concrets. Les divers degrés de consistance et de viscosité qu'elle acquiert, souvent

---

(1) Mém. de MM. Nicolas et Gueudeville, de Caen.

par des causes légères, dépendent d'un mucilage glutineux dont la proportion est susceptible d'un grand nombre de variétés, mais qui y est toujours contenu (1).

570. L'urine est quelquefois sanguinolente; souvent le sang se sépare et se précipite au fond du vase sous la forme de caillots d'un brun noir, qui se décolorent peu à peu et se dissolvent en se réduisant en flocons blancs semblables à des glaires épaisses. Il faut bien prendre garde de confondre l'urine sanguinolente, soit avec celle qui est colorée par l'abondance et l'âcreté de l'urée ou de l'acide urique, soit avec celle qui a pris une matière colorante d'un aliment ou d'un médicament, tel que la betterave ou la garance, On observe l'urine chargée de sang dans les affections des reins, des uretères ou de la vessie, produites par la présence d'un calcul tuberculeux ou épineux qui déchire les vaisseaux. Quelquefois aussi l'urine est sanguinolente dans les maladies aiguës, et après des coups, des chutes, ou lorsqu'il existe des varices de la vessie. D'autres fois encore le sang urinaire est dû à une déviation d'une autre évacuation sanguine, celle des menstrues ou des hémorrhoïdes.

571. Les urines mêlées de sang sont, dans les fièvres adynamiques, un signe dangereux et souvent mortel. Ces mêmes urines, accompagnées de grandes douleurs des reins, sont d'un très-mauvais présage lorsqu'elles viennent avant l'éruption,

(1) Système des Connoissances chimiques,

et même dans toutes les périodes de là petite-vérole. Les urines sanguinolentes sont toujours à
craindre après les coups et les chutes; elles annoncent un déchirement de quelques vaisseaux,
ou au moins une forte commotion, ce qui est
presque toujours suivi d'accidens plus ou moins
prompts.

572. L'urine purulente, dont le pus qui coule
avec elle se sépare et se précipite en un liquide
épais, blanc ou grisâtre, vient d'une maladie des
organes urinaires ou d'une altération dans quelques-unes de leurs régions; quelquefois ce liquide
est assez altéré par les longues douleurs de la
vessie et le séjour qu'il y fait, pour qu'il sorte
fétide et ammoniacal : c'est un des caractères que
contracte assez facilement l'urine des calculeux,
surtout chez les vieillards. Son odeur vive et forte
la fait assez reconnoître : au lieu d'être acide
comme l'urine saine, elle verdit les couleurs bleues
végétales (1).

573. Les urines présentent différens degrés de
consistance : elles sont, 1°. ténues, claires et transparentes ; 2°. troubles; 3°. huileuses ou grasses ;
4°. variables.

574. Les urines ténues sont limpides, transparentes et claires. Elles ressemblent à de l'eau pure tant
en couleur qu'en consistance; elles sont dites alors
ténues et crues: d'autres fois, transparentes et claires (ce qui est le caractère propre de la ténuité),
elles renferment un nuage léger, transparent,

―――――――――――――――

(1) Système des Connoissances chimiques.

mince et de fort peu de consistance. Les urines
ténues peuvent avoir une légère couleur rouge,
jaune ou noire.

575. Les anciens nommoient *urines crues* celles
qui, transparentes ou troubles, ne donnent aucun
nuage ni dépôt. Elles indiquent que la terminaison
de la maladie est encore éloignée, surtout quand
elles sont écumeuses et qu'elles conservent long-
temps cette dernière qualité. Ils appeloient *urines
cuites* ou *de coction* celles qui, presque naturelles
pour la consistance et la couleur lorsqu'on vient
de les rendre, présentent ensuite un sédiment.

576. On ne doit pas se fier aux urines qui présentent alternativement des signes de coction et
de crudité. Cette variation dans les urines indique
tout au moins que la maladie se prolongera.

577. Les urines absolument claires, destituées
de toute suspension, donnent lieu de croire que
la maladie n'est pas près de se terminer. Ces urines sont d'un pronostic un peu plus grave chez
les enfans, dont les urines sont, en état de santé,
plus épaisses que celles des adultes, et surtout
des femmes délicates et vaporeuses. Lorsque les
urines sont toujours ténues, et qu'il y a d'ailleurs
des signes salutaires qui font espérer que le malade ne périra point, il faut s'attendre à quelque
abcès.

578. Dans la fièvre pituiteuse, les urines sont
ténues, et présentent souvent des flocons mucila-
gineux inégalement répandus. Dans la fièvre
ataxique continue sporadique, les urines, quoique très-variables, sont le plus souvent limpides,

transparentes et crues. Elles sont également transparentes, claires, mais très-abondantes dans le
diabétès. Hippocrate regarde les urines long-temps
aqueuses et celles qui sont rendues aussitôt après
avoir bu , comme étant d'un mauvais présage
dans la pleurésie et la péripneumonie. Durant le
prélude et les premières périodes des accès d'hystérie et d'hypochondrie, les urines sont claires,
transparentes et insipides. Ces qualités des urines
servent quelquefois à faire reconnoître des affections spasmodiques qui simulent des inflammations de la plèvre et de quelques autres organes.
Tissot (1) observe que, si les urines aqueuses prouvent souvent qu'il existe des maux de nerfs, leur
absence ne prouve pas qu'il n'y en ait point, et il
est important d'en être averti; il faut même, dit-il,
faire attention que, dans les maux de nerfs secon-
daires, c'est-à-dire quand les symptômes nerveux
dépendent de quelque autre cause, les urines ne
sont souvent ni claires ni abondantes : ainsi il a vu
tous les accidens nerveux occasionnés par le ver
solitaire sans que jamais les urines cessassent d'être
colorées. A la fin des accès hystériques, les urines
deviennent plus épaisses et déposent un sédiment
blanc.

579. Les urines sont épaisses lorsqu'elles contiennent une plus grande proportion de la matière
animale gélatineuse, et troubles lorsque cette
matière est précipitée de son dissolvant naturel par
une cause particulière, où que l'acide urique est

---

(1) Traité des Maladies des Nerfs.

en trop grande quantité pour rester en dissolution
dans l'urine qui se refroidit. La matière animale
gélatineuse se précipite par une infusion de noix
de galles ou de tannin. L'acide urique se reconnoît
à sa forme cristalline, à sa couleur plus ou moins
rougeâtre, et à sa dissolution dans la potasse en
excès. Quelquefois l'urée se trouve dans l'urine en
plus grande quantité que dans l'état naturel; mais
elle ne trouble pas spontanément ce liquide; seulement alors l'urine précipite par le tannin et
l'acide nitrique concentré. Lorsque l'urine est troublée par un excès de la matière mucilagineuse,
elle contient beaucoup d'ammoniaque libre, et
passe très-vîte à la putréfaction. Les urines paroissent être troubles quand les organes sécrétoires
sont dans des états de spasme ou de relâchement
qui s'opposent à l'élaboration parfaite et à la dissolution complète de la matière animale gélatineuse
et de l'urée. Au moins, dans l'état de santé, on
remarque des urines troubles après des circonstances qui ont dérangé leur sécrétion régulière et
une bonne dissolution des mêmes principes; telles
que des refroidissemens, des alimens liquides in-
troduits trop chauds dans l'estomac, l'usage d'une
trop grande quantité de vins acides, des exercices
de corps trop violens, des affections morales trop
vives (1).

580. Dès les premiers préludes des fièvres gastriques, de quelques fièvres nerveuses, des rhumatismes, des catarrhes, les urines deviennent

_____

(1) Sprengel.

quelquefois troubles, et elles conservent ce caractère durant toute la période de crudité de ces
maladies. Dans beaucoup d'affections chroniques,
les urines sont également troubles et opaques :
c'est ce qu'on remarque surtout dans les affections où les organes de la digestion et de la nutrition sont dans un état de souffrance.

581. Le trouble des urines dépend souvent de
ce qu'il s'est formé des flocons qui ne se précipitent point, et qui surnagent dans la masse du liquide, sans même être mêlés mécaniquement avec
lui. Ces urines floconneuses paroissent être produites par le plus haut degré de relâchement dans
les organes sécrétoires, et de crudité dans les sucs
lymphatiques. On les remarque particulièrement
dans les fièvres intermittentes opiniâtres, dans
quelques affections goutteuses, dans des fièvres
hectiques, etc.

582. L'urine trouble, un peu foncée, qui ne
dépose pas et qui laisse apercevoir de petites sus-
pensions souvent ressemblantes à des grains de
poussière, se rapproche beaucoup par ces caractères de l'urine des animaux herbivores, et a été
appelée *urine jumenteuse :* elle contient beaucoup
d'ammoniaque libre. Ordinairement elle teint en
jaune le papier ou la toile qu'on y plonge. Dans
l'état de santé, on la trouve chez les personnes qui
se sont surchargé l'estomac d'alimens et de liqueurs
alcooliques. Dans les maladies aiguës, elle indique
un grand désordre des organes sécrétoires, et on
l'observe assez constamment dans les fièvres adynamiques - ataxiques. On la remarque aussi dans

l'ictère et dans quelques autres maladies chroniques déterminées par des engorgemens opiniâtres
dans le bas-ventre. Quelquefois il s'attache tant de
parties opaques aux parois du vase, que toute la
transparence du liquide se perd entièrement. Cet
enduit est blanchâtre ou de couleur jaune, rouge
ou brune. Il est souvent chargé de petits cristaux
formés particulièrement d'acide phosphorique, d'a-
cide urique, et de quelques sels.

583. Cet enduit, mêlé et formé en partie de semblables cristaux, se sépare aussi de l'urine claire et
citrine, dans le cours des maladies aiguës. Il est au
nombre des signes favorables, surtout quand, survenant après des symptômes nerveux, l'enduit se
forme promptement et coïncide avec une petite
sueur (1).

584. Les urines épaisses et qui ne déposent
point, indiquent en général que la maladie n'est
pas près de se terminer. Ce signe acquiert une plus
grande valeur pour annoncer la longue durée des
maladies aiguës, lorsque les urines, après avoir
été épaisses dans le commencement de la maladie,
deviennent transparentes et claires dans ses progrès et continuent avec les mêmes qualités. Les
urines épaisses et troubles, qui ensuite forment un
dépôt, sont salutaires dans les convulsions.

585. Il y a trois sortes d'urines dites *huileuses*
ou *grasses*, qui sont toutes mauvaises, mais qui ne
sont pas toutes également pernicieuses (2) : l'une

---

(1) Sprengel.
(2) Aubry, Oracles de Cos.

est semblable à de l'huile pour la couleur et la consistance, c'est-à-dire qu'elle est jaune-rougeâtre, et qu'elle file à-peu-près comme de l'huile lorsqu'on la verse : on en observe souvent de cette espèce qui n'est point suivie d'une terminaison fâcheuse, à moins que la maladie ne soit accompagnée d'autres signes pernicieux. La seconde est d'un rouge foncé, tirant quelquefois sur la couleur brune ou noire. Dans les maladies aiguës, celle-ci est toujours accompagnée de signes funestes et suivie de la mort. La troisième espèce d'urine grasse ou huileuse est celle sur laquelle on voit surnager une pellicule graisseuse, semblable à une toile d'araignée : celle-ci est très-suspecte dans les maladies aiguës, et encore plus dans les maladies chroniques. Quoique ces trois espèces d'urines aient la couleur et l'apparence de l'huile ou de la graisse, elles ne sont pas pour cela véritablement huileuses ou graisseuses. On dit en avoir trouvé quelquefois dans laquelle il y avoit de la vraie huile ou graisse : je ne crois pas que ce fait ait été démontré par l'analyse chimique.

586. On entend par *urines variables* celles qui sont tantôt d'une couleur, tantôt d'une autre, ou qui sont quelquefois rendues claires, d'autres fois épaisses, ou enfin celles qui sont alternativement avec ou sans sédiment. Lorsque ces urines ne sont pas d'ailleurs d'une bien mauvaise qualité, et qu'il y a quelques autres bons signes, elles indiquent seulement une longue durée de la maladie. Mais les urines qui, dans le cours d'une maladie grave, deviennent tout-à-coup claires et limpides, sont d'un mauvais présage. Ces changemens su-

bits paroissent devoir être rapportés à des spasmes violens.

587. Il n'y a presque pas de couleurs et de nuances qu'on n'observe dans les urines. Elles sont incolores, blanches, jaunes, rouges, brunes, livides, noires, et de toutes les nuances intermédiaires.

588. Dans les accès de maladies nerveuses, de convulsions, on rend une grande quantité d'urine qui a souvent été nommée *nerveuse*, et qui est bien caractérisée par sa légéreté, sa limpidité semblable à celle de l'eau de roche, sa nature inodore, son insipidité. Cette urine analysée, une seule fois à la vérité, par Nysten (1), contenoit des principes plus abondans que ceux de l'urine de la boisson, et beaucoup moins considérables que ceux de l'urine de la digestion. Il y avoit cependant moins de matière huileuse colorante et de sels solubles que dans l'urine de la boisson.

589. On trouve les urines blanches chez beaucoup d'enfans et de jeunes gens attaqués de vers, et de dyspepsie, de scrophules, d'engorgement dans le bas-ventre. On remarque encore les urines blanches et troubles dans quelques fièvres nerveuses et muqueuses, ainsi que chez quelques nouvelles accouchées à qui elles semblent annoncer du soulagement, et dans certaines affections hémorrhoïdales, où elles alternent avec un flux glaireux.

---

(1) Voyez, dans les *Recherches de Physiologie et de Chimie pathologiques* de ce médecin, les analyses comparées de l'urine de la boisson, de la digestion, d'une urine nerveuse, d'une urine inflammatoire, de l'urine d'un hydropique.

L'excrétion d'une grande quantité d'urine trouble et blanc de lait a quelquefois été suivie d'une grande diminution des douleurs arthritiques. Cette urine est ordinairement d'une odeur très-fétide. M. Berthollet a vu quelque chose de plus sur la nature de l'urine arthritique ; il a observé que ce liquide perdit son acidité dans le commencement des accès et la reprit par degrés vers la fin, de manière à passer à un état même plus acide que dans la santé ordinaire, et à ne reprendre son terme commun que peu de temps après la cessation de l'accès. Il a cru, d'après cette observation, que la douleur goutteuse étoit occasionnée par le refoulement du phosphate acide de chaux qui alloit irriter les membranes, les articulations ; et cependant la nature des concrétions arthritiques ne répond point à cette notion, puisqu'elles ne sont point formées de la même substance. Au reste, l'absence de l'acidité et du phosphate de chaux, qu'on ne peut révoquer en doute dans l'urine goutteuse, peut être un état seulement concomitant de l'affection arthritique sans en être la cause.

590. On a long-temps cru que les urines blanches et troubles qu'on observe pour l'ordinaire dans le croup, et qu'on a désignées sous le nom de *lactescentes*, sont dues au transport de la matière muqueuse du croup vers les reins. Schwilgué, ayant eu occasion de les analyser, a reconnu combien on étoit tombé dans l'erreur (1). Elles précipitent peu par le tannin : leur dépôt recueilli ne

_____

(1) Du Croup.

se coagule ni par la chaleur ni par les acides, non
plus que par l'alcool. En un mot, elles ne présentent aucune propriété des mucosités et des concrétions albumineuses que l'on trouve dans le tube
aérien; on y observe, au contraire, toutes les propriétés de l'urée.

591. L'urine pâle, couleur de citron (*urina ci-
trina subflava*) indique souvent dans les maladies
aiguës un état spasmodique , et dans les maladies
chroniques une longue durée ; mais si , après
qu'elle s'est refroidie , elle devient blanche et forme
un dépôt égal , elle est le plus souvent salutaire.

592 L'urine d'un jaune orangé, imitant la dissolution de safran ou de jaune d'œuf, est le plus
souvent trouble, quelquefois cependant claire et
peu épaisse. Elle présente ces différentes qualités
dans les maladies bilieuses. Le mélange d'une certaine quantité de la matière colorante de la bile
avec l'urine , a été regardé par plusieurs chimistes
comme la cause de cette coloration. Fourcroy assure
que d'autres essais faits depuis, et dans plusieurs
cas où les urines fortement bilieuses , et reconnues
pour telles par d'habiles observateurs en médecine,
n'offroient ni l'amertume qui caractérise la matière
biliaire , ni ses propriétés chimiques , et surtout la
précipitation de sa dissolution alcoolique par l'eau
qui la distingue , malgré sa couleur jaune et safranée, n'ont point confirmé ces assertions, et forcent
de rester dans le doute sur le passage immédiat de
la substance colorante de la bile (1). Il résulte ce-

_____

(1) Système des Connoissances chimiques.

pendant d'un Mémoire de M. Clarion (1), que l'urine des ictériques contient les matériaux immédiats de la bile.

593. Dans l'ictère, l'urine est d'un jaune plus foncé, souvent même elle est safranée ou brune. Bianchi a fait une observation intéressante sur les qualités de l'urine dans les jaunisses, selon qu'elles sont symptomatiques ou critiques. Il a vu que l'urine est à-peu-près naturelle, pour sa consistance et sa couleur, dans les jaunisses critiques fébriles ou non fébriles ; qu'au contraire l'urine est fort altérée, et qu'elle est d'une couleur jaune très-foncée et comme safranée, dans les jaunisses symptomatiques. Si on trempe des linges dans cette urine, ils se teignent d'une couleur très-vive.

594. Les urines sont communément rouges, dans les maladies inflammatoires. Le rouge est ordinairement plus ou moins foncé, selon la violence de la fièvre : tantôt c'est un rouge clair, rosé ; d'autres fois c'est un rouge de feu, comme dans les maladies aiguës.

595. Nysten a examiné l'urine rendue par un jeune homme de vingt trois ans, atteint d'une péritonite aiguë très-intense : elle étoit d'un rouge foncé et d'une transparence parfaite, avoit l'odeur de l'urine ordinaire, et rougissoit la teinture de tournesol. Cette urine a donné à l'analyse 1°. un tiers plus d'urée que l'urine de la digestion ; 2°. plus de substances salines, solubles, et surtout plus de sulfates et de phosphates alcalins que l'urine de

---

(1) Journal de Méd. Chir. et Pharm., t. x, messid. an 12.

la digestion; 3°. une grande quantité de matière
albumineuse que ne contient pas l'urine dans l'état
sain. Il semble résulter de la même analyse, que
la coloration en rouge de l'urine inflammatoire
dépend de la plus grande quantité d'urée qu'elle
contient, et surtout de la matière huileuse qui
l'accompagne, et qui, dans l'urine examinée, avoit
une couleur différente de celle qui la signale ordinairement.

596. Si les urines restent long-temps rouges
sans donner de nuage ni de dépôt, elles annoncent
que les maladies ne sont pas prés de se terminer.
Les urines sont d'un rouge briqueté et troubles
dans la troisième période de presque toutes les
fièvres intermittentes, dans quelques rhumatismes, quelques maladies arthritiques et quelques
hydropisies. Les urines rouges, dans les maladies
chroniques, concourent avec d'autres signes à annoncer la fièvre hectique. Les urines ardentes au
point de passer à la couleur brune, noire, sont
d'un funeste pronostic, soit qu'elles aient un énéorème, un dépôt de même couleur, soit qu'elles
n'en aient pas (1). Galien et Duret assurent que ces
urines sont d'un pronostic beaucoup moins fâcheux
chez les femmes dont les menstrues ou les lochies
sont supprimées. Ces urines rouges n'ont point
encore été examinées chimiquement on peut soupçonner que l'urée y est très-abondante, et plus
voisine encore de la décomposition que dans l'état
de santé (2).

----

(1) LEROY.   (2) Système des Connoissances chimiques.

597. Lorsque les hydropiques urinent à-peu-près en proportion des boissons qu'ils prennent, leur urine ne diffère pas sensiblement de l'urine ordinaire, comme Nysten s'en est assuré plusieurs fois; mais, lorsque les urines viennent en petite quantité, ce qui a lieu souvent, elles sont en général rouges, troubles, même en sortant des conduits excréteurs, et elles déposent un sédiment très-abondant, tantôt rougeâtre, tantôt blanchâtre. Une urine de cette espèce a été analysée par le même médecin; elle provenoit d'un jeune homme de dix-huit ans, atteint depuis plusieurs mois d'une hydropisie ascite, en apparence essentielle. Ce malade rendoit au plus deux décilitres d'urine dans les vingt-quatre heures; son ventre étoit énorme, et déjà deux fois on avoit pratiqué la paracentèse; l'urine étoit d'un rouge foncé, trouble, même en sortant de la vessie; elle avoit une odeur ammoniacale; elle moussoit fortement par l'agitation, restoit long temps écumeuse, et déposoit, par le repos, un sédiment blanc, floconneux, au-dessus duquel elle restoit claire. Dans cette urine, l'ammoniaque étoit plus abondante; il y avoit de l'acide acétique, et l'on n'y reconnoissoit pas d'urée; elle contenoit une plus grande quantité de sulfates, de muriates et de phosphates alcalins; on y trouvoit beaucoup de matière huileuse colorante; enfin elle étoit très-albumineuse.

598. Plusieurs causes étrangères aux qualités essentielles des urines les font souvent paroître noires. Elles acquièrent quelquefois cette couleur lorsqu'on a pris de la casse dans les décoctions de

plantes vertes ; d'autres fois par l'usage de la rhu-
barbe unie à des préparations martiales. Les femmes , vers le temps de leurs règles et pendant
qu'elles fluent, rendent assez souvent des urines
qui paroissent brunes et noires lorsqu'elles sont
dans des verres opaques ; mais, en les examinant
avec attention, on voit que ce n'est qu'un mélange
de quelques gouttes de sang qui étoient tombées
avec l'urine. On les observe souvent brunes ou
noires par le mélange d'une certaine quantité de
sang dans les inflammations et les suppurations
des organes urinaires, et lorsque ces organes renferment des calculs.

599. Les urines noires annoncent le plus souvent, dans les maladies aiguës , des événemens
sinistres. L'urine noire qui dépose un sédiment de
même couleur est encore plus fâcheuse. Cependant
il y a quelques cas où les urines noires sont salutaires. Galien raconte qu'il a connu une femme
mélancolique qui fut considérablement soulagée
par une grande quantité d'urine noire qu'elle rendit. On a observé quelques inflammations de poitrine qui furent entièrement jugées par des urines
épaisses et noires , dans lesquelles il surnageoit
beaucoup d'écume jaune, épaisse et glutineuse (1).
Aubri (2), qui a observé quelques faits d'urines
noires salutaires, dit qu'elles arrivent le plus souvent dans des occasions où il n'y a que peu ou
point de fièvre.

_____

(1) HOULIER, édition de Genève.
(2) Oracles de Cos.

900. Quelquefois les urines présentent diverses couleurs, selon qu'on les examine à diverses hauteurs dans le même vase, de manière que le fond soit rouge et la partie supérieure livide, ou au contraire le fond livide et la partie supérieure rouge. Ces urines donnent un signe très-fâcheux, particulièrement dans les hydropisies.

601. Une foule de substances alimentaires et de boissons transmettent de l'intérieur de l'estomac, où elles sont reçues, des propriétés plus ou moins sensibles à l'urine, quelques minutes seulement après y avoir été introduites. L'odeur que les asperges communiquent à l'urine doit être assurément comptée parmi les phénomènes les plus extraordinaires produits sur ce liquide par les alimens. On connoît toute sa fétidité, mais on ignore en quoi ce changement consiste. L'influence opposée que la térébenthine, les baumes, les résines et les huiles volatiles en général exercent sur l'urine, dont elles changent l'odeur en un parfum de violette, et avec une rapidité d'action qui étonne toujours, n'est pas moins digne de remarque. Ces phénomènes s'observent particulièrement chez les personnes délicates et sensibles, ou la digestion est souvent pénible et foible. On reconnoît par l'odeur de leurs urines, la nature et le caractère de l'aliment qu'elles viennent de prendre, quelquefois même lorsque cette substance n'a qu'une odeur très-légère et même à peine sensible. Fourcroy et Macquer ont observé que l'urine des femmes hystériques et des hommes hypochondriaques, rendue immédiatement après le repas,

avoit l'odeur du pain, du bouillon, de la viande qu'ils venoient de prendre. Les affections morales ont même quelquefois changé l'odeur de l'urine. Tissot rapporte, d'après Elliot, qu'un homme d'un caractère habituellement très-gai, rendoit, s'il avoit du chagrin, une urine qui avoit une très-forte odeur de violette.

602 L'urine qui vient d'être rendue a une odeur un peu aromatique, qui n'a rien de fétide, ni d'ammoniacal, ni d'acide. L'odeur qui se rapproche le plus de l'urine fraîche, saine et chaude, est l'arôme de la transpiration qui passe à l'état de sueur chez les hommes sains. L'odeur de l'urine devient très-forte et très-âcre quand ce liquide est retenu long-temps dans la vessie, comme dans l'ischurie. Diverses maladies font varier l'odeur des urines.

603. Chez les malades attaqués de calculs urinaires, d'engorgement dans le bas-ventre, de douleurs hémorrhoïdales, ordinairement l'urine acquiert une odeur plus forte. Il paroît que, plus l'urine contient de matière animale gélatineuse non dissoute et d'ammoniaque, plus elle acquiert une odeur infecte. Dans le scorbut et dans les fièvres gastro-adynamiques ou putrides, l'urine trouble est en même temps très-puante. Dans quelques diabétès, l'urine a une odeur propre, douceâtre, presque de petit-lait.

604. L'urine qui est sécrétée durant les maladies offre beaucoup de différences dans sa saveur : elle devient insipide, douceâtre, sucrée, amère, salée. Chez les personnes affectées de diabétès, l'urine prend un goût mielleux ou sucré.

605. Dans les maladies, l'urine qu'on laisse reposer quelques heures, présente diverses parties qui se séparent. Les changemens qui s'opèrent ne s'offrent jamais tous réunis ; ils varient selon les maladies et leurs différentes périodes. 1°. La partie supérieure de l'urine laisse voir la pellicule ou crême, *cremor urinœ*, qui se forme à la superficie ; 2°. un peu au-dessous, mais encore vers la partie supérieure, on observe le nuage, *nubes*, *nubecula*, ou suspension supérieure ; 3°. au-dessous, vers le milieu ou le tiers inférieur, on remarque l'énéorème, *enœorema*, ou suspension inférieure ; 4°. l'hypostase, ou sédiment, ou dépôt, *hypostasis*, *sedimentum*, se forme au fond du vase. Ces diverses parties qui se séparent ainsi de l'urine n'y étoient pas dissoutes complètement. Quand, à raison de leur légèreté, elles montent vers le haut, on ne peut admettre un travail aussi parfait que lorsqu'elles se déposent. Les sédimens sont donc généralement meilleurs que les nuages et les énéorèmes de l'urine. Cependant il y a aussi des dépôts de l'urine qui viennent sans avoir été précédés d'une activité salutaire des organes sécrétoires, et ils ne sont pas d'un plus heureux présage que les nuages.

606. *De la Pellicule.* La superficie de l'urine se couvre d'une pellicule (*cremor*) composée de sels et d'un peu de matière animale gélatineuse qui montent à la partie la plus élevée du liquide, et qui y forment une couche plus ou moins épaisse. Elle varie par la proportion des principes qui la composent. Quand la pellicule ne vient point de

ce que l'urine a été gardée trop long-temps, et de ce qu'il est déjà survenu une décomposition, elle fait connoître une exubérance des sels naturels de l'urine, et une extrême tendance à la décomposition des humeurs. Il y a lieu de croire que l'urine qu'on a appelée *huileuse* ou *graisseuse*, en raison d'une légère couche grasse dont elle est recouverte, n'est pas véritablement huileuse; et que la couche superficielle prise pour de l'huile n'est que le produit d'une évaporation saline, comme on le voit dans beaucoup de dissolutions chimiques dont la surface offre, par le contact de l'air, une petite portion de leur sel séparée du liquide.

607. On remarque quelquefois des gouttes comme d'huile ou de graisse sur la superficie de l'urine : cette séparation fait voir que la nutrition souffre beaucoup; ordinairement elle fait craindre que le marasme ne survienne. On attachoit cependant autrefois une trop grande valeur à cette pellicule dite huileuse qui se forme sur l'urine des malades qui tombent dans le marasme ; car elle n'est pas constante chez ceux qui passent à cet état, et elle se remarque chez quelques personnes qui se portent bien.

608. Quand la pellicule de l'urine présente différentes couleurs, cela signifie une grande variété de matières suspendues, et c'est presque toujours d'un mauvais présage. Le commencement des fièvres hectiques s'annonce le plus souvent par des urines couvertes d'une pellicule de différentes couleurs : c'est pourquoi, dans les affections organiques et dans les autres maladies de très-long cours, ce

signe contribuera à faire reconnoître la fièvre hectique commençante.

609. Quand la superficie de l'urine reste un certain temps écumeuse, cela indique une viscosité de l'urine, et le mélange d'une certaine quantité d'air. On trouve cette urine écumeuse dans les maladies aiguës où il y a des efforts violens, et surtout du délire et des convulsions.

610. *Du nuage* (*nubes* , *nubecula*). Lorsque les substances les plus épaisses de l'urine s'élèvent immédiatement au - dessous de la superficie, et forment un nuage dont le centre est vers le tiers supérieur de la masse du liquide, cette suspension indique que la mixtion des divers principes qui composent l'urine n'a pas été complète. Quand, durant plusieurs jours, le nuage reste fixe, sans baisser et se déposer, il fait connoître que la coction ne peut se faire, que les efforts sont insuffisans ou irréguliers, et que l'on doit craindre des spasmes ou du délire. Ces pronostics sont d'autant plus certains que le reste de l'urine est plus limpide et plus pâle, que le nuage est plus épais et se déplace moins facilement. Le délire, la fièvre cérébrale, le tétanos, les métastases les plus dangereuses s'annoncent souvent par un tel nuage.

611. Mais plus ce petit nuage est léger, plus il s'étend en forme de rayons ou vers la partie inférieure, plus il tombe vite, moins le pronostic est fâcheux; il indique alors seulement que la coction est lente et difficile et que la maladie sera longue : plus ensuite il se précipite, plus

15

on peut espérer de voir promptement terminer la
maladie.

612. Quand les urines du quatrième jour contiennent un nuage de bonne qualité, cela signifie
qu'il y aura une crise le septième. Lorsque ces
nuages paroissent plus tard, c'est toujours un
signe que la maladie sera longue.

613. *De l'Énéorème* (*enœorema*) ou *suspension inférieure.* L'énéorème ou la suspension qui
se forme vers le milieu ou le tiers inférieur de
l'urine fournit à-peu-près les mêmes signes que le
nuage; si ce n'est qu'avec l'énéorème on peut attendre plus tôt la fin de la maladie. Ordinairement l'urine qui a d'abord présenté le nuage
laisse voir les jours suivans un énéorème.

614. Quand l'énéorème monte vers la partie
supérieure de la masse du liquide et se convertit
en nuage, il donne les mêmes signes dangereux
que le nuage qui ne se précipite point. Lorsque
l'énéorème reste suspendu vers le tiers inférieur
de l'urine, il annonce seulement que la crise se
fera et qu'elle se prépare; mais quand l'urine,
après avoir formé un énéorème, le laisse se déposer au fond du vase, ce signe indique une prompte
terminaison de la maladie.

615. *Du Dépôt* ou *Sédiment* (*sedimentum, hypostasis*). Les signes les plus certains que donnent
les urines se tirent du dépôt, ou sédiment, ou
hypostase. Dans l'état de santé, des transpirations
abondantes, des sueurs, des flux de ventre diminuent considérablement la quantité du sédiment
des urines. L'état de la digestion y influe aussi

beaucoup : si elle est bonne, il est abondant ; il l'est d'autant moins qu'elle est plus mauvaise. Le sommeil, tant dans l'état de santé que dans celui de maladie, exerce une grande influence à cet égard. L'urine du matin rend plus de sédiment que celle que l'on sécrète à d'autres heures : cela montre que l'augmentation de transpiration qui a lieu pendant la nuit n'en diminue pas la quantité, quoique celle qui survient à d'autres époques produise cet effet. Les veilles, de quelque cause qu'elles dépendent, rendent l'urine plus rouge et plus pauvre en sédiment.

616. Au commencement d'une maladie fébrile, l'urine a peu de sédiment, plus cependant le matin que dans le reste de la journée, surtout si la fièvre est moins forte à cette époque. Il y en a davantage à mesure que la maladie avance, et principalement à l'époque de la crise. Lorsque la fièvre se calme, il diminue et revient peu à peu à sa mesure ordinaire. Tels sont les phénomènes qu'on observe dans une maladie dont la marche est régulière, si toutefois la crise s'en fait par les urines ; mais si elle prend une autre détermination, comme par la sueur, par exemple, ils ne sont pas aussi évidens, et la quantité du sédiment est beaucoup moins considérable.

617. Il est donc avantageux, dans les maladies aiguës, que les urines, presque naturelles pour la consistance et la couleur, donnent un énéorème, puis un sédiment ; il est surtout avantageux qu'elles parviennent par degrés à cet état de coction et qu'elles y persistent. Mais on ne doit pas se fier à

la coction des urines qui paroît au début d'une maladie, à moins qu'elle ne donne les signes d'une fièvre éphémère.

618. Les sédimens critiques de l'urine se ressemblent beaucoup entre eux quant à leur nature, quoiqu'ils présentent souvent de grandes différences quant à leur couleur, leur consistance et toute l'apparence extérieure. Le plus souvent leur couleur est blanchâtre, gris de lin ou fleur de pêcher. Souvent ils contiennent de petits cristaux qui se trouvent enveloppés dans une matière lymphatique, glutineuse, pulvérulente. Scheèle a dit que la matière de ces dépôts critiques étoit de l'acide urique, et que la proportion en augmentoit singulièrement par les maladies. On y trouve en effet une grande quantité de cet acide ; mais il n'y est pas pur ; il est mêlé d'une matière animale muqueuse qui en fait souvent une grande partie, et de phosphates terreux (1). C'est une des analyses de l'urine qui méritent le plus d'être répétées et variées par différens moyens.

619. Ces sédimens ou dépôts, survenant dans la plupart des maladies aiguës, vers le septième, le neuvième, le onzième, le quatorzième jour, sont un signe du retour prochain des fonctions à leur état ordinaire. Ce qu'ils présentent de plus remarquable se rapporte à leur légèreté, à leur mobilité, à leur couleur et à leur forme cristalline. La couleur est différente, ordinairement blanche ou grise, quelquefois jaunâtre ou rougeâtre. On a vu

(1) Système des Connoissances chimiques.

dans la goutte un sédiment vert, et même quelquefois bleu. Chez un vieillard attaqué de jaunisse et de fièvre intermittente, l'urine donnoit un sédiment vert qui, desséché, formoit une croûte compacte, d'un bleu clair très-vif (1). Le sédiment de l'urine est brun ou noir dans quelques fièvres ataxiques, quelques hémoptysies, quelques ictères. Dans les maladies aiguës, ce sédiment noir annonce presque toujours un grand danger ; dans les maladies chroniques, il indique une longue durée.

620. Les dépôts véritablement critiques sont tous plus ou moins visqueux : ils sont épais, opaques et assez ressemblans au pus. La plupart des anciens les ont même crus formés de pus. Leur aspect puriforme et l'abondance de la matière animale muqueuse qui s'y trouve ont causé cette erreur.

621. Le dépôt de l'urine est quelquefois sablonneux et graveleux ; ces graviers se remarquent particulièrement dans les engorgemens du bas-ventre. La sortie abondante des graviers prévient plus souvent la formation des gros calculs urinaires, qu'elle n'annonce leur présence.

622. Le sang se trouve quelquefois mêlé aux autres principes qui forment le sédiment de l'urine. Ce sang peut venir des reins, des uretères, de la vessie, de l'urètre. C'est ce qu'on reconnoîtra aux signes des affections de ces diverses parties. Il ne faut pas confondre le dépôt de l'urine qui

(1) Bibliothèque germanique.

est rouge par la présence d'une certaine quantité de sang, avec celui qui a acquis cette couleur par l'usage de quelques alimens ou médicamens.

623. Le dépôt paroît quelquefois contenir du vrai pus. On distingue le dépôt purulent de celui qui n'est que puriforme, par les autres signes d'une ulcération des voies urinaires et par les réactifs chimiques.

624. On connoît, en médecine, une urine glaireuse, filante dans toute sa masse ou dans quelques-unes de ses parties seulement. Quelquefois des glaires plus ou moins épaisses et séparées de l'urine se déposent, et adhèrent aux vases avec plus ou moins de force. L'une et l'autre de ces urines accompagnent le plus ordinairement les maladies de la vessie, et l'on pense que l'espèce de mucus qui s'en sépare provient de la membrane muqueuse. Ce mucus est épais, visqueux, tantôt transparent, tantôt opaque : il se putréfie facilement.

625. Dans les fièvres intermittentes, l'urine qui, pendant les deux premières périodes, n'avoit donné aucun sédiment, en dépose un de couleur rouge briquetée, souvent en petits cristaux, durant la troisième période. On a vu un semblable sédiment être critique dans les rhumatismes et dans l'anasarque sans affection organique dans l'abdomen (1).

626. Dans le coryza et le catarrhe pulmonaire, il n'est pas rare que l'urine, sans avoir présenté

---

(1) SPRENGEL.

de nuage ni d'énéorème, se trouble tout-à-coup et forme beaucoup de sédiment. Bientôt après elle change pour reprendre son état naturel. Si la crise est accompagnée de sueur ou de diarrhée, l'urine donne souvent moins de dépôt que dans l'état de santé (1).

627. On remarque des dépôts opaques, tenaces, blanchâtres, dans toutes les maladies où il y a relâchement et foiblesse des membranes muqueuses, dans les catarrhes chroniques, les hémorrhoïdes, etc.

628. Le sédiment de l'urine présente l'apparence du son ou de la farine grossièrement moulue, lorsqu'il y a des engorgemens du bas-ventre, dans l'hypochondrie, la chlorose, et quelques fièvres intermittentes anciennes. Ce dépôt plus ou moins écailleux contient un excès d'acide urique et de phosphates.

629. L'urine rendue par les rachitiques, à l'époque où leurs os se ramollissent et se déforment, est souvent chargée de phosphate de chaux, et en dépose une grande quantité par son refroidissement. On reconnoît facilement, par l'observation attentive des principales circonstances de cette maladie, qu'il se fait un grand travail dans tout l'organe osseux; que ce système éprouve une véritable décomposition; que sa partie phosphorique calcaire se dissout; que la partie gélatineuse est mise à nu et boursouflée; que la dissolution du phosphate de chaux est opérée par un acide,

---

(1) GAERTNER, Biblioth. Germ.

et qu'il se porte abondamment dans les urines (1).

630. Un dépôt jaune-safran, épais, de consistance d'argile détrempée, est assez commun dans les maladies où les fonctions du foie et la sécrétion de la bile sont dérangées. Il annonce que la maladie sera longue, et qu'il y a une surabondance de la matière animale muqueuse non dissoute.

631. L'urine blanche et trouble ou lactescente qu'on observe dans le croup, dépose un sédiment qui, examiné par Schwilgué, laissoit dégager du carbonate d'ammoniaque et présentoit toutes les propriétés de l'urée. Ce médecin n'a pu s'assurer des autres principes que contenoit ce sédiment (2).

DES SIGNES TIRÉS DES SENSATIONS.

632. Les sensations sont des impressions que l'ame reçoit par les organes des sens; elles instruisent de l'état de ces organes, et même, par les rapports nombreux qui existent entre eux et plusieurs autres organes, elles indiquent très-souvent

---

(1) Système des Connoissances chimiques.

(2) Les signes que l'on peut tirer de l'examen chimique des matières des sécrétions, dans cette maladie et dans un grand nombre d'autres, font desirer la formation d'un établissement clinico-chimique, dont Fourcroy a le premier donné l'idée dans sa Médecine éclairée, et dans son Système des Connoissances chimiques.

la manière dont les fonctions de toutes ces par-·
ties s'exécutent, et le danger que courent les malades par les altérations qu'éprouvent ces fonctions
dans les affections aiguës et dans les affections
chroniques.

633. Les signes que l'on tire des sensations n'ont
cependant pas la même valeur dans les unes et les
autres. Dans les maladies chroniques, les lésions .
des sensations ne proviennent guère que des affections des organes des sens; dans les maladies aiguës, les mêmes lésions sont encore produites
par les sympathies qui existent entre les organes
des sens et divers viscères, comme on le remarque
dans les fièvres et dans les violentes inflammations:
aussi les signes pronostiques fournis par les sensations sont moins nombreux et souvent moins dangereux dans les maladies chroniques.

634. La *vue* ou la faculté de voir est mise, avec
raison, au nombre des plus utiles de nos sens;
c'est par elle que nous distinguons les couleurs.,
et que nous apprécions (toutefois à l'aide de l'expérience acquise par le toucher) les grandeurs,
les formes, les distances des objets; c'est elle qui,
en nous produisant un tableau exact de l'univers,
nous procure un spectacle varié selon les lieux,
et multiplie ainsi nos relations avec les êtres qui
composent ce vaste ensemble. Durant les maladies,
la vue éprouve un grand nombre d'altérations :
1°. elle s'exalte, 2°. elle se pervertit, 3°. elle diminue, 4°. elle cesse pour quelque temps, ou se
perd complètement.

635. Durant les maladies aiguës, et particuliè-

rement les fièvres ataxiques, la vue devient quelquefois plus vive et plus perçante; d'autres fois
l'œil est seulement plus sensible à la lumière, qui
y détermine une légère douleur. Ce phénomène
s'observe spécialement dans les fièvres inflammatoires et bilieuses.

636. Les malades attaqués d'ophthalmie acquièrent souvent une telle sensibilité des organes de
la vue, qu'ils supportent avec peine la plus foible
lumière. Cet état diffère de la nyctalopie, en ce
qu'il n'est que symptôme de l'inflammation de
l'œil, et qu'il se dissipe avec cette maladie. Les
douleurs arthritiques occasionnent quelquefois
une telle irritation de tout le système, que les malades ne peuvent supporter la lumière. Durant les
ophthalmies symptomatiques des rougeoles et de
quelques autres exanthèmes, la sensibilité des organes de la vue augmente ordinairement beaucoup.
Lorsque cette lésion de la vue survient sans inflammation, et qu'elle est accompagnée d'une
violente douleur, elle est plus dangereuse et fait
craindre la cécité.

637. Dans les maladies nerveuses, la vue subit
un grand nombre d'altérations qui varient selon
le caractère de chacune de ces maladies. L'hypochondrie cause quelquefois une extrême sensibilité
de la vue. Durant les accès de manie et d'hydrophobie, il y a parfois aversion de la lumière. Il
n'est pas rare que la sensibilité exaltée de la vue
soit au nombre des signes précurseurs de la cataracte : elle s'observe aussi quelquefois après l'opération subie pour délivrer de cette maladie. Cette

exaltation est alors un bon signe, pourvu qu'il n'y ait point de violentes douleurs.

638. Un larmoiement involontaire, avec peine à supporter la lumière, est un mauvais signe, s'il survient dans les maladies aiguës sans être produit par une cause externe.

639. La vision des objets peut être pervertie de manière à faire voir des objets qui n'existent point, ou à les représenter sous des formes et avec des couleurs qu'ils n'ont pas. Ainsi certains malades voient tous les corps colorés en rouge, en jaune; d'autres croient apercevoir des brouillards, des flocons, des feux, des bluettes ou d'autres objets fantastiques.

640. Durant la phrénésie, la fièvre inflammatoire, et même toutes les phlegmasies très-aiguës, il n'est pas rare que les objets paroissent colorés en rouge, et que des feux, des bluettes, des étincelles, semblent passer devant les yeux.

641. Les flocons, les brouillards que l'on croit voir pendant les maladies aiguës sont au nombre des signes précurseurs du délire. Le malade qui voit tous les objets colorés en jaune sera bientôt attaqué d'ictère. La vision des objets en rouge, le larmoiement avec rougeur des yeux, le prurit dans les narines et au bout du nez, sont ordinairement les signes d'une hémorrhagie nasale.

642. La vue double des mêmes objets (diplopie), qui survient dans les fièvres hectiques avec un grand épuisement des forces, annonce une mort prochaine. Il est fâcheux, dans les maladies aiguës, que les malades assurent voir des choses

qui n'existent point, ou qu'ils voient des objets avec d'autres qualités que celles qu'ils ont.

643. Dans l'amaurose commençante, de même qu'au début de la cataracte, il y a souvent perversion de la vue.: on voit passer devant les yeux des mouches, des toiles d'araignée, des brouillards, des nuages. La perversion de la vue est un des nombreux symptômes de l'hystérie. Il n'est pas rare que les épileptiques voient des bluettes, des feux, etc., durant leurs accès. Certains mélancoliques assurent voir des objets fantastiques, des animaux, des esprits, etc.; mais n'est-ce pas un délire plutôt qu'une perversion de la vue?

644. Chez les sujets pléthoriques, quand les feux, les bluettes, les étincelles, ne sont pas accompagnés de fièvre, ils doivent faire appréhender une attaque d'apoplexie; mais quelquefois aussi ils ne viennent que d'impuretés des premières voies.

645. La diminution, l'affoiblissement de la vue sont des phénomènes assez fréquens durant les maladies chroniques, lorsqu'elles jettent dans une grande foiblesse : on les observe aussi quelquefois pendant les maladies aiguës. La vue est si affoiblie dans certaines fièvres adynamiques et ataxiques, que les malades ont peine à reconnoître les objets et les personnes qui les environnent. Dans les maladies chroniques, l'affoiblissement de la vue se manifeste souvent plusieurs semaines avant la mort des malades : durant les derniers jours, ils ne voient presque plus.

646. Il n'est pas bien rare que, dans le cours

des fièvres adynamiques et ataxiques, les malades soient privés de la vue. Si cette cécité survient lorsqu'ils sont très-affoiblis, il y a beaucoup à craindre. Si d'autres signes très-fâcheux accompagnent la cécité, elle annonce une mort prochaine. Si c'est dans la crise d'une maladie que l'on perd la vue, elle peut se rétablir ; mais la terminaison n'est pas toujours aussi heureuse.

647. La cécité n'est quelquefois qu'un symptôme de l'embarras gastrique; elle cède alors assez facilement par l'usage des médicamens évacuans. Celle qui se manifeste durant les fièvres intermittentes anciennes est plus fâcheuse et souvent incurable. Dans certaines épidémies de fièvres intermittentes, tous les malades ont cependant recouvré la vue en reprenant des forces.

648. Lorsque la suppression d'une blennorrhagie syphilitique produit une ophthalmie, celle-ci est pour l'ordinaire suivie très-promptement d'une cécité quelquefois rebelle à tous les moyens que l'on emploie. La cécité produite par l'abus du mercure n'est pas moins dangereuse.

649. Le sens de l'*ouïe* subit dans les maladies les mêmes altérations que celui de la vue : il s'exalte, il se pervertit, il diminue, il se perd. Dans plusieurs maladies aiguës, et particulièrement dans les fièvres ataxiques, l'ouïe devient quelquefois si sensible, que le moindre bruit fatigue beaucoup les malades, et excite des convulsions s'il continue un certain temps.

650. L'ouïe très-fine dans les maladies, au point que le moindre bruit produit des sensations dou-

loureuses, indique une sensibilité exaltée des nerfs, et fait appréhender des convulsions, des délires et l'inflammation des parties intérieures de l'oreille. Quand l'ouïe reste intacte, on compte cela, avec juste raison, parmi les bons signes.

651. La dépravation de l'ouïe a lieu lorsque le malade entend des sons autrement qu'ils ne sont produits, et dans le temps même où il n'y en a point de formés par les corps extérieurs : c'est ce qui arrive dans le battement, le tintement, le bourdonnement d'oreille, et lorsque les malades croient entendre des personnes qui parlent, ou le son des instrumens, sans que ces objets soient réels.

652. Quand les malades assurent entendre un bruit qui n'existe point réellement, cela indique un dérangement d'esprit, et provient souvent de tintement d'oreille, mais qu'ils ne peuvent distinguer : c'est un signe dangereux. Le tintement d'oreille annonce cependant quelquefois des hémorrhagies critiques : on le reconnoît alors aux autres signes.

653. Chez les hypochondriaques, les hystériques, les épileptiques, et chez ceux qui sont sujets à des vertiges et à des syncopes, le tintement d'oreille présage des attaques : il est du nombre des signes précurseurs des apoplexies.

654. Il n'est pas rare que les affections gastriques, les coups sur la tête, certains poisons, les frictions mercurielles et la convalescence des maladies déterminent des tintemens d'oreille.

655. Le tintement d'oreille qui est chronique conduit souvent à la surdité.

656. La surdité provient quelquefois de l'amas du cérumen endurci dans les oreilles; il suffit alors de bien nettoyer l'intérieur de ces organes pour rétablir l'ouïe.

657. Dans les maladies aiguës, et particulièrement dans les fièvres adynamiques et ataxiques, on observe quelquefois une dureté de l'ouïe, ou même une surdité complète. Le pronostic que l'on doit tirer de ces signes varie selon le temps de la maladie, et suivant les autres signes que présente le malade.

658. La surdité accompagne quelques affections catarrhales et particulièrement des coryza; ordinairement elle cesse avec les autres symptômes; d'autres fois elle résiste aux moyens les plus énergiques employés pour la combattre.

659. La dureté de l'ouïe et la surdité au commencement d'une maladie, avec beaucoup de trouble et d'inquiétude, sont de mauvais signes; elles annoncent du délire, et même souvent une fièvre de mauvais caractère. Clazomène (10e malade du 3e livre des Épidémies) devint d'abord sourd; il eut une douleur à la tête, au cou et aux lombes; les urines furent ténues, variables; l'hypochondre droit étoit tendu et élevé, la langue sèche, aride; il délira. Le dix-neuvième jour de la maladie, il eut une parotide à chaque oreille; il fut jugé le quarantième : l'œil droit lui fit mal, la vue devint obscure et il resta en cet état.

660. La surdité qui survient durant la seconde période d'une maladie, surtout à l'époque d'une crise, et avec quelques autres signes critiques, est

d'un bon présage. Sarcone rapporte que, dans une épidémie qui régna à Naples, tous les malades qui devenoient sourds dans le courant de la seconde semaine étoient sauvés, particulièrement lorsque la surdité venoit au quatorzième jour. La surdité accompagnée de signes critiques annonce ordinairement une hémorrhagie du nez ou une diarrhée critique. Si, après l'excrétion des matières critiques, la surdité ne disparoît pas, on doit s'attendre à une rechute et à une nouvelle crise : c'est un signe que la première n'a pas été parfaite.

661. Dans les maladies aiguës et chroniques, la surdité avec un grand épuisement des forces et d'autres mauvais symptômes, est un signe dangereux et le plus souvent mortel, si rien n'indique une crise. Elle est alors produite par la violence du mal, et n'appartient pas aux efforts critiques de la nature.

662. Lorsqu'il y a de fortes douleurs des extrémités inférieures, la surdité qui survient les fait cesser, et réciproquement la surdité cesse ou diminue par les douleurs des parties inférieures. La surdité cesse également s'il s'établit une suffisante hémorrhagie du nez, ou un flux de ventre bilieux, dysenterique. Chez certains malades, le dévoiement et la surdité alternent. Pour l'ordinaire, la surdité se dissipe pendant la convalescence; quelquefois elle continue tout le reste de la vie.

663. Lorsque la surdité et le délire se manifestent chez un malade, il faut observer si la surdité

succède au délire, ou le délire à la surdité. Dans le premier cas, le danger est moindre : on peut conjecturer que l'affection du cerveau se porte sur l'oreille. Dans le second, au contraire, il y a plus à craindre, puisqu'on peut présumer que l'affection de l'oreille se transporte sur le cerveau : mais il faut alors que cette métastase ait été précédée de quelques signes d'une affection du cerveau, tels que l'insomnie, l'assoupissement, le tremblement de la langue, des douleurs violentes de la tête. Si aucun de ces signes ne paroît, le délire qui suit la surdité est peu important : c'est ce qu'on remarque dans l'histoire d'Hérophon (3e *malade du* 1er *livre des Épidémies*) : il devint sourd le cinquième jour au matin ; dans le courant de la journée, il délira, ce qui continua jusqu'au huitième jour. Le neuvième jour, il sua et parut guéri. Il retomba le quatorzième jour, et la surdité revint. La nuit qui suivit le dix-septième jour, il fut entièrement jugé par une sueur, sans avoir eu le moindre retour de délire pendant tout le temps de sa rechute.

664. L'inégalité de l'ouïe, les malades entendant tantôt très-facilement, tantôt très-péniblement, est un signe fâcheux dans les maladies: il annonce le délire, une longue durée de la maladie, une terminaison funeste.

665. Durant les maladies, *l'odorat* éprouve les mêmes changemens que les sens de la vue et de l'ouïe : il fournit quelques signes fâcheux. Lorsqu'il se conserve dans son intégrité, et que le malade distingue bien les odeurs, c'est un bon signe.

16

666. Quelquefois le sens de l'odorat se trouve augmenté pendant les fièvres ataxiques et les affections hystériques, de manière que les odeurs à peine sensibles dans l'état de santé deviennent alors insupportables. L'exaltation de l'odorat qui se manifeste durant les maladies aiguës annonce souvent le délire.

667. Dans certaines affections, les malades s'imaginent avoir toujours près d'eux quelques substances d'une odeur très désagréable. Quelquefois c'est un délire; d'autres fois c'est une perversion du sens; d'autres fois encore cette odeur est produite par un ulcère, par une carie des fosses nasales, ou par des exhalaisons qui s'échappent de l'estomac ou de la poitrine. Dans les maladies aiguës, la perversion de l'odorat annonce ordinairement le délire, et elle est presque toujours accompagnée de la perversion d'autres sens.

668. Le sens de l'odorat diminue beaucoup dans le coryza, dans l'ozène des fosses nasales, et même dans quelques fièvres adynamiques : il se perd tout-à-fait dans l'apoplexie, dans une partie des paralysies et des hystéries; et dans certaines fièvres adynamiques et ataxiques.

669. Dans une maladie aiguë, pouvoir distinguer les différentes odeurs est un bon signe. La perte de l'odorat, accompagnée d'autres signes fâcheux, annonce un grand danger. Lorsque les malades attaqués d'affections chroniques et très-affoiblis perdent l'odorat, c'est un signe mortel.

670. Les lésions du sens de l'odorat paroissent pouvoir être produites par différentes causes dont

les principales sont : 1°. la sécheresse de la membrane pituitaire et des papilles nerveuses. Dans les maladies inflammatoires l'odorat est émoussé par cette sécheresse, de la même manière qu'on le voit quelquefois diminué chez les voyageurs qui, durant l'été, respirent beaucoup de poussière. 2°. L'épaississement de la membrane pituitaire et la compression des papilles nerveuses, comme dans le coryza, dans l'ozène. Dans le polype des fosses nasales, l'odorat se perd quelquefois entièrement; certaines portions de la membrane pituitaire sont augmentées de volume, d'autres sont comprimées par la tumeur. 3°. Enfin une atteinte portée directement sur l'origine des nerfs. Ce sont particulièrement les signes que l'on peut tirer des lésions produites par cette cause, qui viennent d'être exposés.

671. Le sens du *goût* a particulièrement son siége sur la partie supérieure de la langue, quoique l'on ne puisse nier que les lèvres, les gencives, la membrane qui couvre la voûte palatine et le voile du palais, ne puissent être affectées par l'impression de quelques saveurs. L'exactitude, la netteté du goût sont subordonnées à certaines conditions indispensables, sans lesquelles son témoignage seroit infidèle ou trompeur (1). Quant à l'organe, il est nécessaire que l'enveloppe membraneuse de la langue ne soit ni trop épaisse, ni trop sèche, ni trop mince, ni trop molle : ainsi la plupart des maladies qui ont quelques-uns de ces

_____

(1) DUMAS, Principes de Physiologie.

vices pour symptômes dépravent ou suppriment
entièrement le goût. Il faut, en second lieu, que la
salive ait toutes ses qualités naturelles; car les altérations de cette liqueur se ressentent dans les
substances qu'elle imprègne, de façon que les alimens portent une sensation d'amertume si la salive est amère, de douceur fade si elle est douce,
d'acidité si elle est acide, etc. De la part des corps
sapides, ils doivent être réduits à l'état de fluidité,
et la dissolution doit précéder toujours le développement des saveurs.

672. L'impression des saveurs est modifiée par
l'âge, le tempérament, le sexe, l'habitude, les maladies. Les enfans sont agréablement flattés par
des corps doux; et les vieillards le sont davantage
par le vin. Les femmes éprouvent du goût pour
des objets singuliers qui ne plairoient point aux
hommes. Les personnes d'une constitution irri-
table et chaude sont vivement affectées par des
saveurs qui seroient sans force pour des individus plus tempérés. Enfin c'est la coutume qui flé-
trit ce sentiment ou le déprave chez des nations
entières, au point de leur inspirer plus d'attrait
pour les viandes à demi-pourries, que pour des
alimens succulens et frais. Durant les maladies,
le goût devient plus fin, il se déprave, il s'affoiblit, il se perd.

673. Dans l'état de santé, le sens du goût est
plus développé chez certaines personnes qui se
sont fait une étude et un plaisir de l'exercer. Il
est plus délicat et plus vif dans quelques fièvres

ataxiques et dans quelques maladies nerveuses chroniques.

674. Dans la plupart des maladies où les nerfs sont principalement affectés, des vices du goût se manifestent avant les violens accès nerveux, sans qu'on puisse les attribuer à aucune sécrétion, à aucune impression antérieure. Dans les fièvres nerveuses aiguës, dans les maladies nerveuses chroniques, dans les accès d'hystérie, d'épilepsie, etc., le goût est également perverti : des alimens agréables inspirent un dégoût invincible, et des choses désagréables, nauséabondes même, sont prises avec délices, savourées comme des mets délicats.

675. Le goût acide se présente assez fréquemment dans les fièvres ataxiques, dans la goutte asthénique et dans les accès hystériques. On observe que les personnes qui ont la pyrosis éprouvent une sensation fade ou acide à la bouche (1).

676. Le goût amer suit fréquemment les vives affections de l'ame : il se présente très-souvent dans les maladies aiguës; il se montre avec l'inflammation ou la forte irritation du foie; il accompagne les accès des maladies nerveuses chroniques; quelquefois il se fait apercevoir au commencement d'un accès de fièvre intermittente; il l'accompagne pendant toute sa durée; mais il n'est pas rare qu'il cesse avec lui pour ne reparoître qu'avec un nouvel accès.

677. Dans les affections gastriques avec amas de

---

(1) H. DUVAL, de la Pyrosis. *Paris*, 1809.

matières corrompues dans l'estomac, le malade a souvent un goût dépravé, aigre, salé, amer, sur la langue et dans la bouche. Cependant l'amertume de la bouche, à laquelle le vulgaire des médecins attache tant d'importance, n'indique pas toujours une surabondance de bile : elle a lieu fréquemment le matin chez des gens en santé, et elle se dissipe après qu'ils ont pris quelque nourriture. Les organes des autres sens nous font éprouver bien des sensations qui ne dépendent point d'affections extérieures et que nous savons bien ne pas leur attribuer : pourquoi n'en seroit-il pas de même quelquefois de celles que nous recevons par l'organe du goût ?

678. Le goût dépravé dans la bouche a une plus grande valeur pour faire connoître un embarras gastrique, lorsque ce goût est accompagné d'un enduit jaune ou verdâtre sur la langue, et qu'il est venu après avoir pris des alimens insalubres ou trop abondans.

679. Le goût de métal ou cuivreux se montre quelquefois dans les fièvres intermittentes, et reste même dans l'apyrexie : il annonce alors un nouveau paroxysme, et peut par là faire prévoir de nouveaux accès d'une fièvre intermittente insidieuse.

680. Un goût douceâtre précède souvent les crachemens de sang et de pus. Dans les abcès de la poitrine qui ne se sont pas encore frayé une issue, les malades sentent quelquefois un goût extrêmement fétide dans la bouche; ils éprouvent le goût putride ou d'œufs pourris, dans les fièvres

gastro-adynamiques, dans le scorbut, et même dans certains accès d'hystérie et d'épilepsie.

681. Dans la plupart des maladies aiguës, le sens du goût s'affoiblit ou se perd. La fièvre muqueuse, les catarrhes, les phthisies catarrhales, la plupart des fièvres nerveuses chroniques et des hydropisies, une partie des maladies arthritiques atoniques, sont accompagnés d'une diminution du sens du goût, et d'un goût fade et muqueux: on trouve en même-temps une couche blanchâtre et muqueuse sur la langue, les dents et les lèvres. Ces signes réunis indiquent que la maladie sera longue.

682. Lorsque le goût revient à son état naturel, c'est un bon signe, et qui annonce souvent une terminaison prochaine. Il n'est pas rare, après les maladies, que le goût reste pendant long-temps si foible, que l'on peut difficilement distinguer les saveurs.

683. Le *toucher*, pris dans l'acception limitée qu'on lui donne ordinairement, se borne à la faculté de sentir les qualités grossières des corps: ainsi c'est le toucher qui nous donne la connoissance de la chaleur, du froid, de l'âpreté, du poli des surfaces, de la dureté, de la mollesse, de l'humidité, de la sécheresse, de la forme; et la peau seule en est l'organe. Le toucher, disséminé sur la totalité du corps, a son siége principal dans la main. Tous les avantages dont le sens du toucher est redevable à la conformation externe de la main, ont été longuement détaillés dans le livre de Galien sur l'usage des parties.

684. Parmi les variations naturelles du toucher, il faut compter celles qui résultent des différences d'âge, de sexe, de constitution, d'habitude, d'exercice. Durant les maladies, on observe dans le sens du toucher les mêmes changemens que nous avons déjà considérés dans les autres sens.

685. L'exercice et l'habitude peuvent porter le tact à un degré de finesse et de perfection tel qu'il supplée au défaut des autres sens : on a vu des aveugles qui discernoient les couleurs au toucher. Pendant les premières périodes des maladies, on remarque quelquefois que le toucher devient plus parfait qu'il n'étoit durant la santé.

686. Il n'est point rare de voir ce sens perverti de manière à ne plus permettre de reconnoître les vraies qualités des corps. Il ne faut cependant pas rapporter à la perversion du sens du toucher cet état qui fait que les malades croient toucher des corps qui n'existent point : c'est alors un délire.

687. Le toucher se dégrade et s'altère quelquefois au point que la peau devient insensible à l'action des stimulans les plus capables de l'émouvoir : on a vu des hommes qui, dans les maladies, marchoient pieds nus sur des charbons ardens, qui saisissoient avec la main un fer rougi, un métal fondu. La diminution du sens du toucher avec ou sans tension spasmodique et roideur des mains et des pieds, précède quelquefois la sortie des éruptions pourprées. Quelquefois aussi cette diminution concourt avec d'autres signes à annoncer des crises. La diminution ou la privation du sens du toucher qui survient sans fièvre doit faire crain-

dre une paralysie ou une apoplexie. Au commencement d'une maladie aiguë, la perte du sens du
toucher annonce ordinairement une fièvre ataxique. Dans les maladies où les forces sont épuisées,
la perte de ce même sens est un des signes qui indiquent une mort prochaine.

688. Après les apoplexies, il arrive quelquefois
que le mouvement se rétablit et que le sens du
toucher ne se recouvre point. Le célèbre la Con-
damine a vécu plusieurs années avec une insensibilité absolue des mains ; il exécutoit tous les mouvemens de ces parties : j'ai vu à l'hospice de la
Salpêtrière plusieurs faits semblables.

DES SIGNES TIRÉS DES FACULTÉS DE
L'ENTENDEMENT.

689. Les facultés de l'entendement, dont le
siége est particulièrement dans le cerveau, et qui
peuvent se rapporter au jugement, à la mémoire
et à l'imagination, sont susceptibles de lésions qui
fournissent des signes bien importans dans les
maladies ; elles peuvent être augmentées ou exaltées, perverties ou dépravées, affoiblies ou diminuées, suspendues ou abolies.

690 L'exaltation ou l'augmentation des facultés de l'entendement consiste en ce que le malade
pense, agit et parle avec plus de clarté, plus de
justesse d'esprit, plus d'abondance d'idées que
dans l'état de santé. On remarque quelquefois,

durant les maladies aiguës, qu'il survient une
grande facilité à s'élever au-dessus des facultés
ordinaires de l'entendement. Une grande clarté
et une grande abondance d'idées, une mémoire
qui rappelle des choses oubliées depuis long-
temps, une rapidité et une justesse étonnante du
raisonnement avoient même tellement frappé les
anciens, qu'ils en concluoient à un don de pro-
phétie. Arétée dit qu'assez souvent, vers la fin des
fièvres ardentes qui inclinent à la mort, les malades qui jusque-là avoient été dans le délire re-
venoient à eux, et qu'alors ils jouissoient d'un
esprit plus vif et plus élevé que celui dont ils
avoient joui dans l'état de pleine santé. Reil rapporte qu'un paysan récita pendant la chaleur de
la fièvre des vers grecs dont, hors de là, il ne paroissoit avoir aucune idée : dans la suite on sut de
lui qu'il avoit étudié le grec dans son enfance ;
mais il croyoit avoir entièrement oublié ce qu'il
en avoit appris. On observe que les enfans phthisiques ont plus de pénétration d'esprit et une sage
raison au-dessus de leur âge. Quelquefois les accès
de manie semblent porter l'imagination au plus
haut degré de développement et de fécondité, sans
qu'elle cesse d'être régulière et dirigée par le bon
goût. Les pensées les plus saillantes, les rappro-
chemens les plus ingénieux et les plus piquans,
donnent momentanément à l'aliéné l'air surnatu-
rel de l'inspiration. Le souvenir du passé semble
se dérouler avec facilité, et ce qu'il avoit oublié
se reproduit alors à son esprit avec les couleurs
les plus vives et les plus animées.

691. Après le délire, le retour à là raison et encore plus l'exaltation des fonctions de l'entendement sont un avant-coureur de la mort, quand on aperçoit dans le pouls et dans les autres fonctions les signes d'une extrême foiblesse. Le malade se trompe lui-même et trompe les spectateurs peu éc'airés, par son calme apparent, par la vivacité de ses idées, l'étendue de sa mémoire et la justesse de ses jugemens. On explique d'une manière assez vraisemblable cette exaltation des facultés de l'entendement, par l'exécution bien plus facile de toutes les fonctions lorsque, par la gangrène ou par la mort locale de quelque partie, la douleur a promptement cessé.

692. Là perversion ou la dépravation des fonctions de l'entendement humain a lieu, 1°. lorsque le malade allie des idées incompatibles, et prend ces idées ainsi alliées pour des vérités réelles : c'est le délire ; 2.° lorsqu'il a des idées fausses sur un seul objet ou sur une série particulière d'objets.

693. Le délire symptomatique, le seul dont il doit être traité dans cet ouvrage, survient dans le cours d'un grand nombre de maladies ; il est doux et tranquille, ou bien il est furieux ; ce qui a fait établir une distinction. 1°. *Délire doux* (*delirium mite*). Quelquefois à peine s'aperçoit-on que les malades délirent ; ils sont assez tranquilles, ils ne parlent guère qu'à voix basse, ils ne remuent presque pas. Les erreurs manifestes des sens, une imagination déréglée, les erreurs de jugement dans les choses les plus ordinaires, ne sont pas les seuls indices du délire. Tout changement survenu

dans la voix, dans le discours, dans les gestes, dans les procédés, dans le regard même du malade, annonce que son ame n'est pas dans son assiette naturelle, et fait reconnoître un commencement de délire. On ne doit pas confondre avec le vrai délire les rêvasseries des malades qui, soit en dormant, soit à moitié endormis, marmottent entre leurs dents, ou tiennent quelques discours déraisonnables : rien de plus commun qu'un tel symptôme, même dans les fièvres les plus bénignes ; rien de moins alarmant, pourvu que le malade éveillé, interrogé, ait le regard naturel et réponde à propos. 2°. Délire *furieux* ou *phrénétique*. Le malade crie, menace, chante, pleure, grince des dents, se mord et se blesse, crache sur les assistans, les bat, leur jette tout ce qu'il peut atteindre, veut être sans cesse en mouvement, enfin dit et fait les choses les plus extravagantes. Ce délire s'annonce par la céphalalgie, les rides du front, le roulement et le brillant des yeux, la rougeur du visage, le tintement d'oreilles, les vomissemens érugineux, les crachemens fréquens et sans cause, les urines pâles, les douleurs et le battement des hypochondres ainsi que celui des carotides.

694. Le délire doux et le délire furieux peuvent être continus, ou revenir après un intervalle : dans ce dernier cas, de temps à autre le malade parle sans raison, veut sortir de son lit, se livre à des actes d'extravagance.

695. Ces délires peuvent présenter des modifications différentes qui influent sur le présage : ce

sont la gaîté et la tristesse; de là découle naturellement la sous-division en délire gai et en délire triste.

696. Les divers délires se présentent séparément ou se succèdent dans les mêmes maladies :
ainsi dans une épidémie le délire est doux chez des
malades et furieux chez d'autres; chez quelques-
uns il est gai, tandis qu'il est triste chez quelques
autres. Ces différences paroissent être produites
par les constitutions individuelles, par la conversion d'une maladie en une autre, par les différentes périodes des maladies et par le traitement.

697. Il est des signes qui précèdent constamment le délire dans les maladies aiguës, et qu'il
est bien nécessaire de connoître afin de le prévoir
lorsqu'il est sur le point de venir, et de se tenir
en garde contre les accidens qui en sont quelquefois les effets. Le délire survient ordinairement
après des insomnies opiniâtres, des inquiétudes
et des anxiétés, de violens maux de tête et des
étourdissemens, une grande sensibilité des yeux
et des oreilles, des illusions des sens extérieurs.
La fréquence, la dureté et l'irrégularité du pouls
précèdent souvent le délire; le regard du malade
a quelque chose de troublé, ses yeux sont farou-
ches, le cou est couvert de gouttes de sueur, le
reste de la peau demeurant sec; il se forme dans
l'urine un petit nuage très-près de la pellicule;
l'épigastre se tend, et on y remarque de légères
convulsions, ainsi que dans le gosier : il se manifeste des efforts inutiles pour vomir, ou des vomissemens de bile verte. La réunion de plusieurs
de ces signes fait craindre un délire prochain.

698. Durant les fièvres inflammatoires et bilieuses, il n'est pas rare qu'on remarque le délire;
il y a même des sujets très-irritables qui n'ont jamais de fièvres éphémères, de fièvres intermittentes et d'autres maladies peu graves, sans être
attaqués de délire. Les fièvres adynamiques et
ataxiques donnent bien souvent occasion d'observer les divers délires. Parmi les signes précurseurs
de la phrénésie on trouve une agitation extrême des
malades, la lésion de la mémoire, des réponses
brusques et emportées, ou des saillies inusitées de
gaieté et de plaisanterie. Bientôt après, la fièvre se
déclare, le malade éclate en vociférations, en me-
naces; il fait des efforts pour se jeter hors du lit;
ce sont quelquefois des cris confus, des chants de
joie, des saillies vives d'une humeur joviale, d'autres fois les accens de la fureur. Lorsque la péripneumonie, la pleurésie, la péritonite, la métrite
et les autres phlegmasies sont compliquées de
fièvres adynamiques et ataxiques, on observe les
mêmes délires que dans ces fièvres.

699. Après certains accès d'épilepsie, de même
que dans le narcotisme produit par la belladone,
on remarque du délire. Dans la plupart des phthisies, les malades conservent jusqu'au dernier moment de la vie le bon état des facultés de l'entendement; d'autres fois la mort s'annonce par le
délire. Hippocrate l'a observé, et a dit, en parlant
des phthisiques : « Plusieurs déliroient aux ap-
« proches de la mort : » il auroit pu étendre ce
pronostic à la plupart des suppurations internes.

700. Le délire qui est doux, et qui n'est com-

pliqué ni d'affection soporeuse, ni d'aucun autre symptôme fâcheux, est souvent plus alarmant que dangereux. Chez les personnes qui, à raison de leur constitution vive et mobile, tombent aisément dans le délire dès qu'elles ont une fièvre un peu vive, ce signe n'est pas fâcheux. Le délire s'observe plus communément, et il est en général moins dangereux dans les maladies des jeunes-gens que dans celles des personnes d'un âge mûr et des vieillards. Ce n'est guère que dans les maladies des jeunes-gens et des adultes que l'on voit le délire furieux.

701. Le délire qui commence avec la maladie et qui disparoît ne doit pas faire porter un mauvais pronostic, surtout si les autres signes ne sont pas alarmans. Il est de bon augure que le malade tourmenté par le délire trouve enfin le sommeil, que ce sommeil soit doux et paisible, qu'il soit prolongé, et qu'il efface le délire.

702. Lorsqu'après des signes de coction, et à l'époque où les crises se manifestent ordinairement, il survient tout-à-coup du délire, mais accompagné de céphalalgie violente, rougeur à la face, vivacité dans les yeux, conjonctive gorgée de sang, tintement d'oreilles, même parfois surdité, battement des carotides et des hypochondres, pouls fréquent, dur, trouble général, on doit s'attendre à une crise salutaire par une hémorrhagie nasale, surtout si c'est dans une fièvre inflammatoire ou dans une fièvre ardente.

703. Tout délire qui est suivi d'un flux de ventre, de sueurs, ou de quelque autre évacuation

qui soulage le malade, est un bon signe. Il arrive quelquefois que le délire se continue pendant quelques jours après une crise heureuse : cela ne doit point alarmer, surtout si le délire est alors gai.

704. Si, dans une fièvre ardente, le malade n'a jamais senti le froid, et si au moment où la crise doit se faire il survient un frissonnement, ou même un frisson accompagné de délire assez intense et d'un trouble général, il ne faut pas s'alarmer, car le jugement heureux est prochain.

705. Si les violentes douleurs que le malade sent à la tête s'apaisent et se transportent sur des parties moins essentielles à la vie, comme les cuisses, les jambes, les pieds, etc., c'est un bon signe, et l'on doit s'attendre à la cessation prochaine du délire.

706. Le délire gai, considéré relativement aux autres espèces, est un bon signe, surtout s'il succède au délire furieux. Il est avantageux que le délire réponde à-peu-près au degré de la fièvre, qu'il augmente et diminue avec elle.

707. Si, le pouls et les forces s'affoiblissant, le délire persiste au même degré ou augmente; ce signe est très-mauvais. Il est fâcheux que le délire du malade roule sur des objets essentiels à sa conservation; qu'il l'empêche de boire, de prendre de la nourriture, en un mot de se prêter à tout ce qui peut être utile à son rétablissement.

708. Tout délire furieux annonce un grand danger, soit que ce délire soit continu, soit qu'il revienne après des intervalles. Le délire furieux finit rarement sans convulsions.

709. Le délire compliqué de soubresauts des tendons est toujours dangereux. On doit craindre encore plus de voir périr les malades attaqués de délire furieux, qui sont continuellement agités par une sensibilité excessive, par la peur.

710. Les violentes convulsions, le grincement de dents qui surviennent dans un délire phréné- tique, annoncent presque toujours la mort. L'ex- trême foiblesse, le tremblement, un pouls très- mauvais, des mouvemens convulsifs, des yeux rouges et ternes, un vomissement de matières brunes, noires; la langue sèche, tremblante; les lèvres écartées, les dents antérieures couvertes d'une matière visqueuse, sèche, brune, noire; une extrême altération dans les traits de la phy- sionomie, sont les symptômes qui accompagnent le plus ordinairement le délire lorsqu'il tend à la mort.

711. Si le délire furieux cesse sans raison, c'est-à-dire, si le malade reprend sa connoissance sans que ce changement ait été occasionné par quelque évacuation critique ou par quelque dé- pôt, et pendant que les symptômes funestes qui accompagnent le délire persistent, la mort du malade est très-prochaine.

712. Le délire paroît être produit quelquefois par une cause qui agit directement sur le cer- veau, comme dans la fièvre cérébrale, dans les plaies de tête, dans la phrénésie; d'autres fois il paroît être sympathique et tenir à l'affection d'une autre partie, souvent à une altération qui a son siége dans le centre épigastrique. Il est probable

qu'alors il y a une réaction des forces épigastriques sur les fonctions qui s'exécutent particulièrement dans le cerveau.

713. La diminution ou l'affoiblissement des sens internes se reconnoît à une plus grande difficulté à exercer la mémoire, le jugement, l'imagination. L'affoiblissement des sens internes peut être porté, dans les maladies aiguës, depuis la plus légère stupeur jusqu'aux différens *coma* et jusqu'à la léthargie, et dans les maladies chroniques jusqu'à la démence, état dans lequel il y a une sorte d'existence automatique, des idées sans liaison, une grande diminution du jugement.

714. La stupeur est un engourdissement général, une diminution du sentiment et du mouvement. On doit rapporter à la stupeur, et regarder comme un degré entre cet état et le *coma*, l'assoupissement que les Grecs ont nommé *cataphora* (καταφορά), les Latins *sopor*, qui est un symptôme assez commun aux fièvres. Il n'est différent du sommeil naturel, qu'en ce que celui-ci est agréable, tranquille, léger, et qu'il se fait pour la réparation des forces ; tandis que le *cataphora* est un sommeil lourd et pesant, qui contribue au dépérissement des forces, à l'augmentation de la maladie, et pendant lequel on éveille plus difficilement les malades. Le *coma* est ordinairement distingué en *coma vigil* et en *coma somnolentum*. Le *coma vigil* est une espèce d'assoupissement, ou une grande envie de dormir accompagnée de délire. Le malade tient les yeux fermés ; il les ouvre facilement quand on le touche, et les re-

ferme aussitôt; il répond quand on l'appelle; il
crie souvent ou parle entre ses dents; il s'agite,
se tourmente, se tourne de côté et d'autre, et
veut à tout moment se lever. Le *coma somnolentum* est un sommeil ou un assoupissement
profond et contre nature, dans lequel le malade
parle quand on le réveille, répond aux questions
qu'on lui fait et ouvre les yeux, mais il les re-
ferme aussitôt et retombe dans le même assoupissement. Dans la léthargie, le sommeil est profond
et continuel; s'il arrive que les malades s'éveillent
et qu'on leur parle, ils ne savent ce qu'il disent,
ils oublient ce qu'ils ont dit, et retombent promptement dans leur premier état.

715. On remarque, parmi les caractères des
fièvres muqueuses, de la tristesse, de l'abattement, de la difficulté à exercer les fonctions de
l'entendement. Dès la première période des fièvres
adynamiques, il y a de l'abattement, de la morosité.
Durant la seconde période des mêmes affections,
les malades tombent souvent dans la stupeur.
Les sujets attaqués de fièvre ataxique sont plon-
gés dans le chagrin et la consternation, ou au contraire restent dans le plus grand calme, la plus
grande indifférence sur leur état, lorsque déjà il
se manifeste d'autres signes très-fâcheux. Les narcotiques à trop forte dose, les accès d'épilepsie,
jettent dans une stupeur qui quelquefois alterne
avec le délire. Un des principaux caractères de
l'hydrocéphale interne est une stupeur qui augmente progressivement.

716. La stupeur des fièvres adynamiques et

ataxiques se reconnoît aux discours des malades
et à leurs actions. Si, ayant montré la langue au
médecin, le malade oublie de la retirer; si, ayant
demandé le pot-de-chambre, il oublie d'uriner,
de telles distractions indiquent qu'il est dans la
stupeur. De même si, ayant la bouche très-sèche,
beaucoup de chaleur à l'habitude extérieure du
corps, il ne se plaint cependant pas de la soif;
si on le trouve les pieds et les mains hors du lit,
quoique froids; s'il va à la selle ou s'il urine sans
le sentir; s'il paroît ne prendre aucun intérêt à ce
qui se passe autour de lui; s'il se comporte avec
indifférence dans les scènes les plus attendrissantes,
on doit en conclure qu'il est dans la stupeur, que
son cerveau est grièvement affecté. De tels signes
annoncent le plus grand danger.

717. Si le malade ne peut être réveillé; ou si,
excité, réveillé avec plus ou moins de peine, il a
le regard indécis, stupide; s'il paroît concevoir
avec peine les questions qu'on lui fait, mais encore plus s'il n'y répond pas; si, quoiqu'on lui
parle, le sommeil l'accable incessamment, de tels
phénomènes caractérisent un état de stupeur
qu'accompagne toujours le danger.

718. L'impossibilité d'avaler, le pouls très-
mauvais, la respiration gênée, stertoreuse ou
excessivement rare; des mouvemens convulsifs,
soit dans les doigts, soit dans les poignets, dans
quelques muscles de la face ou dans ceux qui
meuvent la tête, des parotides symptomatiques,
un vomissement atrabilaire, un froid permanent
des extrémités, la mâchoire inférieure pendante,

la lividité des ongles et des bouts des doigts, des traces de lividité autour des lèvres, aux tempes, sont les signes qui, observés lorsqu'il existe une affection soporeuse, annoncent qu'elle va être terminée par la mort.

719. Le *coma somnolentum* qui survient dans la plus grande violence d'une maladie aiguë, dans le temps que le malade est déjà bien affoibli, est presque toujours mortel. Le *coma vigil* annonce un grand danger; mais il y a plus d'espérance que dans le *coma somnolentum*.

720. La léthargie est quelquefois sympathique et dépendante d'une inflammation ou d'un abcès du poumon, et dans ce cas le malade échappe : elle est ordinairement suivie d'une expectoration purulente.

721. La suspension ou l'abolition des facultés de l'entendement se manifeste par la perte totale ou partielle de la mémoire, par l'impossibilité d'associer, de comparer les idées, ce qui ne permet pas au jugement de s'exercer : c'est ce qu'on remarque dans quelques fièvres, dans le *carus*, dans l'idiotisme.

722. Le *carus* survient ordinairement dans la plus grande violence des fièvres adynamiques et ataxiques : c'est un assoupissement profond avec liberté de la respiration. Ceux qui sont attaqués de *carus* tiennent les yeux fermés lorsqu'on leur parle à haute voix, qu'on les remue et qu'on les tourmente; ils les ouvrent sans voir, sans entendre, sans répondre aux questions qu'on leur fait; ils retirent les membres et retombent aussitôt dans le

même assoupissement. Le *carus* est plus fort que la léthargie et plus léger que l'apoplexie ; il diffère du *coma* en ce que les malades répondent dans cette affection, ce qu'ils ne font pas dans le *carus*. On le distingue de la syncope par le pouls qui est grand, par la couleur du visage qui est vermeille; au lieu que dans la syncope, le pouls est petit et lent, la face décolorée.

723. La perte de la mémoire se manifeste quelquefois subitement dans le cours d'une maladie aiguë, et est la plupart du temps un signe précurseur du délire. Lorsque le délire ne survient pas, le danger est plus grand, la perte de la mémoire étant alors très-souvent suivie de la paralysie de quelques parties du corps.

724. Quand, après des maladies graves, la mémoire ne se rétablit pas à proportion que les forces se rapprochent de ce qu'elles étoient avant la maladie, l'altération de cette faculté de l'entendement est ordinairement incurable, surtout si on a appliqué inutilement des vésicatoires.

725. Les malades qui, traités convenablement, et ayant recouvré toutes leurs forces, restent dans l'idiotisme après les fièvres adynamiques et ataxiques, périssent presque tous en peu de temps, et à l'ouverture des corps on trouve un épanchement séreux dans le cerveau.

DES SIGNES TIRÉS DES PASSIONS.

726. Une expérience journalière apprend à tous les observateurs les rapports nombreux qui existent entre le physique et le moral de l'homme. Les passions ou affections de l'ame influent d'une manière bien étonnante sur l'organisme animal dans l'état de santé; elles déterminent des changemens encore plus surprenans durant les maladies. On peut les ranger sous deux classes générales, relativement aux effets qu'elles produisent. Les unes augmentent l'activité organique : tels sont la joie, le courage, l'espérance et l'amour. D'autres, au contraire, ralentissent les mouvemens vitaux, comme la crainte, la tristesse et la haine. D'autres, enfin, produisent ces deux effets contraires, alternativement ou à la fois : c'est ainsi que l'ambition, la colère, le désespoir, la pitié, prenant, comme les autres passions, un nombre infini de nuances, selon l'intensité de leurs causes, la constitution individuelle de ceux qu'elles agitent, leur sexe, leur âge, etc., tantôt accroissent, d'autres fois diminuent l'action vitale, abattent ou relèvent les forces des organes.

727. Parmi les passions, l'espérance est une des plus salutaires pour les malades. On peut y joindre la joie et l'amour, quoique ces dernières, si elles sont trop vives et si elles surviennent trop promptement chez les malades foibles et irritables, entraînent quelquefois des suites dangereuses et même mortelles. Un desir qu'on ne peut satisfaire,

l'avarice, l'ambition, la haine, l'envie, la jalousie, la honte, la tristesse, le désespoir, sont des poisons lents pour notre corps, et contre lesquels la médecine ne peut rien avec des médicamens. La colère, l'effroi, la peur, troublent la digestion et le travail de tout le canal alimentaire; elles usent et épuisent les forces, aggravent les maladies, occasionnent des rechutes, et font souvent périr subitement. Dans quelques affections chroniques, dans les paralysies, elles sont cependant quelquefois des moyens de guérison.

728. La fermeté, la tranquillité de l'ame, la patience sont de bons signes dans les maladies aiguës. Le découragement, l'impatience prolongent et aggravent les maladies chroniques, rendent plus dangereuses les maladies aiguës. Des affections tristes ou effrayantes ont quelquefois fait rentrer subitement des éruptions, et occasionné des convulsions dans d'autres maladies. Les mêmes causes ont trop souvent produit des effets également fâcheux à la suite des couches.

729. Chez les malades qui, dans l'état de santé, s'occupent beaucoup d'eux-mêmes, des personnes et des choses qui les environnent, l'indifférence indique une maladie dangereuse, et souvent annonce le délire et la mort. En général, ce n'est pas un bon signe dans les maladies, quand les idées, les habitudes changent tout-à-coup, de sorte qu'un homme autrefois d'un caractère bon et ouvert devient farouche, et qu'il traite durement ses parens et ses amis. Il est également fâcheux qu'il soit triste contre sa coutume, que, sensible et habitué à se

plaindre, il soit tranquille et patient dans les plus violentes douleurs, que d'extrêmement parleur il devienne taciturne, où, au contraire, causeur de taciturne qu'il étoit, et enfin, que son imagination l'occupe sans cesse d'idées effrayantes.

730. Dans toutes les maladies aiguës, la crainte de la mort est d'un mauvais présage. On voit rentrer presque subitement certaines éruptions, telles que la petite-vérole, la rougeole, etc., lorsque les malades sont saisis de la peur de la mort à une époque où tout annonce que la maladie doit se terminer heureusement : il est rare alors qu'ils ne périssent pas en peu de temps.

731. Dans les maladies les plus dangereuses, quelquefois les malades ne veulent point se laisser persuader que leur vie est menacée : cette fausse sécurité est la plupart du temps un signe mortel : c'est ainsi qu'espèrent souvent les hydropiques, les phthisiques et ceux qui sont dans le marasme.

732. Quand les malades, parvenus à la plus grande violence des maladies aiguës, soutiennent toujours qu'ils se trouvent bien, la mort n'est pas éloignée. Un calme et une tranquillité d'ame qui viennent tout-à-coup dans une maladie très-douloureuse, après beaucoup d'inquiétude, et sans d'autres signes favorables, annoncent la mort.

733. Au commencement des maladies, on doit se défier d'une gaieté trop vive; elle annonce quelquefois le délire. A cette époque un léger sentiment de tristesse n'indique rien de fâcheux; il est ordinairement l'effet du travail qui commence à se faire dans les organes : on sait d'ailleurs que les

maladies abdominales, et celles sur-tout des viscères situés dans les hypochondres, disposent aux
affections tristes.

DES SIGNES TIRÉS DU SOMMEIL ET
DES SONGES.

734. Le sommeil, cette interruption momentanée dans la communication des sens avec les objets
extérieurs, et qui peut être défini le *repos des
organes des sens et des mouvemens volontaires*,
a, en général, une durée égale au tiers ou au quart
de la journée. Les enfans dorment davantage, et
leur sommeil se prolonge d'autant plus, qu'ils s'é-
loignent moins de l'époque de leur naissance. Dans
les maladies aiguës, il est avantageux, mais rare,
que le malade dorme la nuit et veille dans le jour,
comme il avoit coutume de faire en état de santé.
Il est au moins salutaire qu'il prenne quelques
heures de sommeil, que ce sommeil soit paisible,
qu'à son réveil il se sente soulagé et avoir acquis
de nouvelles forces. Plus il approche à cet égard de
l'état naturel, mieux on doit augurer de l'issue de
la maladie.

735. Le sommeil est sujet à éprouver dans les
maladies des altérations : 1°. sa durée augmente
beaucoup; 2°. il diminue ou cesse complètement
pendant un certain temps; 3°. il est troublé par
des réveils en sursaut ou par des songes; 4°. loin
de réparer les forces et de remettre en vigueur et
en bon état, il augmente le malaise et les douleurs.

736. Les observateurs ont rapporté divers exemples d'un sommeil véritable long-temps prolongé. Chez des sujets, il étoit de dix-huit heures chaque jour; chez d'autres, il ne cessoit qu'au bout de plusieurs jours.

737. Si un malade qui dort plus que dans l'état naturel, eût-il même le sommeil un peu dur et profond, excité cependant et bien éveillé, paroît avoir le regard net; s'il répond à propos et promptement aux questions qu'on lui fait, un tel sommeil est souvent le simple effet d'une fièvre un peu vive; il n'annonce nullement que le cerveau soit grièvement affecté; il ne doit pas être confondu avec la stupeur et le *coma*.

738. Il est bon qu'après du délire, des convulsions, les malades tombent dans un sommeil tranquille. Lorsqu'après le sommeil les malades ne sont point entièrement délivrés du délire ou des convulsions, on peut espérer qu'il surviendra un sommeil dont le malade se réveillera avec sa pleine connoissance et sans mouvemens convulsifs.

739. Un sommeil long, profond, tranquille, avec un pouls égal, une peau humide, est toujours un signe favorable et précède fréquemment des crises salutaires.

740. Le sommeil qui arrive immédiatement après une crise, assure les bons effets de ce mouvement de la nature, et indique que la crise sera complète; souvent aussi le sommeil est lui-même une crise : cela est vrai même pour les affections nerveuses, maladies dans lesquelles on a nié l'existence des crises pour ne les avoir pas assez

étudiées. Des observations aussi exactes que multipliées, ont prouvé que le sommeil sert fréquemment de crise, soit partielle, soit complète, aux
accès des maladies vaporeuses, lorsque le cours
de ces accès n'a pas été troublé et interverti par
une foule de soins ou de remèdes mal entendus (1).

741. La diminution du sommeil et l'insomnie
s'observent dans presque toutes les maladies aiguës et dans un grand nombre de maladies chroniques.

742. La perversion du sommeil, ou le sommeil
troublé par des songes, se remarque surtout au
commencement des maladies aiguës. Dans la fièvre
inflammatoire, le sommeil est court et agité par
des rêves, ou bien il y a somnolence continuelle
avec des objets de terreur. Dans la fièvre bilieuse,
il y a peu de sommeil, ce que les malades attri-
buent à la violence de la céphalalgie. L'exacerbation
de la fièvre muqueuse vient au commencement de
la nuit et dérange le sommeil; les malades ne re-
posent que quelques heures le matin. Dès la première période de la fièvre adynamique, le sommeil
ne répare pas les forces et est troublé par des rêves.
Dans la fièvre ataxique, quelquefois il y a un état
de somnolence; d'autres fois il y a insomnie; souvent des songes effrayans tourmentent et inquiè-
tent beaucoup le malade.

743. Avant l'invasion et dans le commencement
des aliénations mentales, le sommeil diminue,
cesse entièrement, ou est agité par des rêves. Ainsi,

(1) M. DOUBLE, Journ. de la Société de Méd., t. XXVI.

dans la manie avec délire, il n'est pas rare que les malades passent un grand nombre de jours sans avoir un moment de sommeil tranquille. Dans l'hypochondrie, dès les premiers temps, les malades sont souvent tourmentés d'insomnie. A proportion que la maladie avance, le sommeil est plus troublé; il y a des songes effrayans, apparition d'objets sinistres. Quelques malades soupirent ardemment après l'heure du sommeil, et ne trouvent de repos que dans leur lit; d'autres redoutent ce moment comme l'époque d'une exaltation orageuse. Souvent les hypochondriaques et les mélancoliques sont plus malades après le profond sommeil d'une nuit passée à dormir sans rêves, sans agitation. Le sommeil, loin de les reposer, semble les laisser dans un plus grand accablement. Chez les maniaques, le retour du sommeil est d'un présage favorable pour le rétablissement de la raison : mais le sommeil sans diminution du délire doit faire craindre l'incurabilité, ou au moins une maladie très-longue.

744. Le sommeil des personnes attaquées de maladies organiques du cœur, est souvent accompagné d'une grande anxiété; il n'est même pas rare que, dès qu'ils commencent à s'endormir, ils soient tourmentés par des réveils en sursaut qui les empêchent de jouir quelques momens d'un sommeil tranquille.

745. Dans les maladies aiguës, l'insomnie opiniâtre précède ordinairement le délire, l'annonce et l'accompagne.

746. Un sommeil agité, plaintif, troublé par

des rêves fatigans, et à la suite duquel le malade, loin de se sentir soulagé, se trouve au contraire plus accablé; un tel sommeil, s'il ne doit pas être mis au nombre des symptômes graves, doit au moins exciter l'attention du médecin sur le caractère, sur la marche de la maladie, et sur tous les symptômes qu'elle présente, pour en tirer un juste pronostic (1).

747. Si le sommeil est troublé par des grincemens de dents non habituels; si le malade se réveille fréquemment en sursaut et avec frayeur, on doit craindre qu'il ne tombe dans des convulsions, surtout si c'est un enfant, et plus particulièrement encore s'il a les joues fort rouges, les yeux fixes et brillans.

748. Le cauchemar, incube ou éphialte, consiste dans un sentiment de suffocation qui survient pendant le sommeil et produit le réveil en sursaut après une anxiété courte mais inexprimable. Il semble au malade qui éprouve le cauchemar qu'un poids énorme est placé sur sa poitrine, qu'un danger le menace, qu'un fantôme le poursuit; il fait des efforts inutiles pour s'y soustraire et pour crier, son corps est souvent couvert de sueur lorsqu'il se réveille. On observe quelquefois le cauchemar dans l'état de santé, il survient plus souvent durant les maladies. C'est particulièrement dans l'hypochondrie, dans l'anévrysme du cœur et dans la dyspepsie que l'on remarque ce symptôme.

_____

(1) LEROY, du Pronostic.

749. Quelques médecins (1) ont donné une grande importance à l'observation et à l'interprétation des songes, qui, selon eux, peuvent fournir des signes dans les maladies. Ils se fondent sur l'influence des affections physiques sur les opérations de l'entendement, surtout durant le sommeil, où il semble que l'ame ne soit dans les songes que simple spectatrice, ou au moins qu'elle ne déploie pas sa liberté comme dans la veille.

750. Il faut distinguer, parmi les songes, ceux qui ont quelque valeur, et ne regarder comme tels que ceux qui sont produits par des sensations intérieures, ou même des sensations extérieures spontanées. On rejette les songes qui sont une prolongation des pensées de la veille, ou une réminiscence d'objets déposés depuis long-temps dans la mémoire, et tous ceux produits par des sensations, acquises au moyen de l'impression d'objets extérieurs. La signification des songes est alors relative à la nature de la sensation qui leur donne lieu, de sorte que tout le soin du médecin doit être de chercher à la découvrir, et d'en tirer les inductions que fournissent les sensations internes de même nature. Les songes de ce genre sont ceux dont on trouve le plus d'exemples dans les divers auteurs. Selon l'auteur du *Traité des Songes* attribué à Hippocrate, un songe dans lequel on croit manger des alimens dont on a coutume d'user annonce un besoin de nourriture. Il est trop

---

(1) DESJARDINS, Essai sur les songes. HIPPOCRATE, GALIEN, FERNEL, STAHL.

facile d'apercevoir la liaison des élémens de ce songe pour ne pas adopter l'interprétation du même auteur. Le besoin des alimens se fait sentir par des appétits; ordinairement nous approchons de nous les choses capables de contenter ces derniers; pourquoi seroit-on donc surpris que l'idée de l'acte propre à satisfaire un desir se liât à celui-ci dans un songe? on doit expliquer de même les songes voluptueux. Galien rapporte qu'un homme rêvoit depuis quelque temps qu'une de ses jambes étoit de pierre : peu de jours après, ce membre devint paralytique. On ne voit, dans ce signe précurseur, rien qui ne s'accorde avec ce qui a été dit ci-dessus. On sait que les engourdissemens et l'insensibilité d'un membre sont les signes précurseurs de la paralysie. Le mouvement de la veille produisoit vraisemblablement chez ce sujet une excitation suffisante pour que l'activité ne fût pas altérée; mais cet accident survenoit pendant le repos et surtout pendant le sommeil. L'individu sentant alors que son extrémité devenoit un corps étranger, a pu facilement associer à cette sensation l'idée d'une matière brute qu'il a regardée comme constitutive de sa jambe. Le médecin ne trouve donc des signes que dans certains songes; l'art consiste à suivre la filiation des idées qui composent le songe pour remonter à son origine, et c'est dans la sensation qui a produit cette suite d'idées qu'on doit chercher les signes de l'état intérieur du corps.

DES SIGNES TIRÉS DU VERTIGE.

751. Le vertige est cet état dans lequel il semble que tous les objets tournent, et que l'on tourne soi-même. On a distingué deux espèces ou deux degrés de vertige, l'un simple, l'autre ténébreux. Le simple (*vertigo simplex*) ne consiste que dans un tournoiement apparent des objets sans que la vue en soit obscurcie. Dans le ténébreux (*tenebricosa*), appelé autrement *scotomie*, non-seulement le malade s'imagine que tout ce qu'il voit autour de lui tourne, mais encore ses yeux s'obscurcissent comme s'ils étoient couverts de nuages, et il tombe par terre avec des palpitations de cœur.

752. Le vertige simple se manifeste dans beaucoup de maladies, telles que les embarras gastriques, les fièvres inflammatoires et bilieuses, la plupart des inflammations, quelques fièvres adynamiques et ataxiques, l'hypochondrie, l'hystérie, l'épilepsie ; il précède souvent les syncopes, l'apoplexie, les paralysies, les convulsions ; il n'est pas rare qu'il survienne durant la convalescence des maladies des vieillards. Le vertige ténébreux est ordinairement l'avant-coureur de l'épilepsie et de l'apoplexie. Chez les personnes qui avoient été tourmentées pendant long-temps de vertiges continuels, on a trouvé des vices organiques dans le cerveau, des hydatides, des épanchemens séreux, des abcès, des endurcissemens squirreux.

753. Dans les embarras gastriques et les mala-

18

dies inflammatoires, le vertige n'est pas un signe fâcheux. Celui qui survient dans la convalescence des
maladies cesse à proportion que les forces se rétablissent. Celui qui attaque les personnes très-irritables, les hystériques, les hypochondriaques, à
peu de valeur. Lorsqu'il provient de métastases
sur le cerveau, d'abcès, de plaies de tête, il est
très-dangereux, de même que celui qui est joint
à un grand épuisement des forces.

DES SIGNES TIRÉS DE LA DOULEUR.

754. Il n'est pas nécessaire d'expliquer ce que
c'est que la douleur; il n'est personne qui ne l'ait
éprouvée (1). L'homme reçoit des objets qui l'entourent des impressions de plaisir ou de douleur,
selon leur manière d'agir envers lui et les modifications de sa propre sensibilité. Leur action est
justement sentie toutes les fois qu'elle est en juste
rapport avec la sensibilité de nos organes, ou que
ceux-ci ne jouissent pas accidentellement d'une
délicatesse plus grande que celle que leur assigna
la nature; mais, si ce rapport est manqué, si leur
action a plus de force que le tissu de nos parties
n'a de résistance à leur opposer, alors l'irritation
est produite. La douleur peut aussi être préparée
en silence dans la profondeur de nos organes par
les excès que nous commettons. Il y a d'autant
plus à redouter, que dans ce cas rien n'avertit des

_____

(1) Peine de la Douleur.

altérations qui se forment dans un organe , jusqu'au moment où une cause active les livre à leur développement funeste.

755. Quelque grands que soient les changemens qui s'opèrent alors, ils ne produisent cependant de la douleur qu'autant qu'ils se font avec une rapidité qui surprend la nature. La piqûre la plus légère, le corps étranger le plus petit, la distension ou le déplacement le moins sensible de nos organes produisent souvent les effets les plus alarmans ; tandis que, sous l'action insensible du temps, les viscères les plus précieux se détruisent, les membres les plus importans se déplacent, les corps les plus volumineux s'interposent entre nos parties, sans que nous soyons avertis du danger par le sentiment de la plus légère irritation : les fonctions se plient sans effort à ce nouvel état (1).

756. Il n'est pas indifférent à la production de la douleur et de ses différens degrés, que les causes d'irritation s'appliquent à telle ou telle de nos parties, douées d'une sensibilité fort inégale ; et cette faculté qu'elles ont de sentir n'obéit pas à tous les genres d'irritation : ceux qui peuvent agir

---

(1) La péripneumonie *latente* est un des exemples les plus frappans d'une grande altération d'un organe important qui n'est annoncée par aucun signe. La lésion se fait lentement, le poumon s'engorge peu à peu, et devient incapable de remplir ses fonctions , sans que le sentiment de la plus légère irritation se manifeste ; quelquefois même le malade périt sans que l'observateur le plus attentif ait pu reconnoître l'affection du poumon, le siége de la maladie.

sur l'œil ou sur le nez sont sans effets sur l'estomac ou sur la peau ; les os, les membranes et les
tendons ne sont pas émus par les mêmes moyens
qui excitent, dans les muscles ou dans les viscères,
des convulsions ou des déchiremens.

757. Il faut, pour la production de la douleur,
que rien n'empêche cette sensation d'arriver jusqu'à l'organe du sentiment, il faut surtout que
celui-ci jouisse de toute l'intégrité de ses fonctions.
On ne se souvient pas, à l'instant du réveil, de
tous les mouvemens dont le sommeil fut agité : le
somnambule lui-même n'en garde pas la mémoire.
Le guerrier, dans la chaleur des combats, ne s'a-
perçoit qu'en tombant du trait qui l'arrache à la
vie. Une excessive frayeur suspend les plus cruelles
douleurs. En vain l'art accumule tous ses moyens
d'irritation sur l'homme que frappe une apoplexie
mortelle, ils ne peuvent amener la douleur.

758. Les effets de la douleur sont de produire
l'insomnie, des inquiétudes, des mouvemens continuels, et enfin la fièvre. Il n'est même pas rare
que les violentes douleurs donnent lieu aux convulsions, surtout chez les personnes foibles, qui
ont le système nerveux susceptible d'être facilement irrité, comme les enfans, les femmes, les
hystériques, les hypochondriaques. Le délire plus
ou moins violent et la perte des forces sont encore
les effets des grandes douleurs ; elles suspendent
aussi toutes les sécrétions et excrétions, et troublent les digestions. La gangrène même et la mort
sont les suites de la douleur, lorsqu'elle est portée
au plus haut degré de violence.

759. La douleur a reçu des noms différens, à raison de la partie qu'elle occupe. On nomme *céphalalgie* celle qui a son siége à la tête; *hémicranie* celle qui est bornée à un de ses côtés, etc.; on donne à la céphalalgie l'épithète de *frontale*, de *sus-orbitaire*, de *syncipitale* ou d'*occipitale*, quand elle se fait sentir dans une de ces régions. La douleur d'oreille se nomme *otalgie*, celle des dents *odontalgie*. On désigne ordinairement sous le nom de *point de côé*, celle qui occupe la partie latérale du thorax. La douleur qui a son siége dans la région épigastrique a reçu beaucoup de dénominations, telles que *cardialgie, épigastralgie*. La douleur des intestins est connue sous le nom de *colique*. Celle des reins, du foie, du rachis, ont été nommées par quelques auteurs *néphralgie, hépatalgie, rachialgie;* on appelle *névralgies* toutes celles qui ont leur siége spécial dans quelque nerf; et *douleurs ostéocopes* celles qui se font sentir dans les os.

760 Il est peu de douleurs qui se ressemblent, et l'on est forcé de se borner à exposer imparfaitement leurs principales différences. Les dénominations dont on se sert dans ce cas présentent beaucoup moins d'exactitude que celles qui font connoître les autres phénomènes des maladies. Au lieu d'impressions qui ont frappé nos sens, il faut rendre le jugement porté par les malades sur les sensations intérieures et pénibles qu'ils éprouvent, et l'on sait qu'il y a autant de manières différentes de sentir que d'individus. L'un appelle vive et cruelle la douleur qu'un autre aura trouvée lé-

gère : aussi ne peut-on admettre qu'un certain
nombre de sensations générales, auxquelles toutes
les douleurs doivent se rapporter : telles sont,
1°. la douleur tensive, 2°. la douleur gravative,
3°. la douleur lancinante ou pulsative, 4°. la
douleur brûlante, 5°. la douleur prurigineuse.
On distingue encore la douleur qui est continue
et celle qui offre des intervalles de calme, la douleur intermittente le jour ou la nuit, la douleur
fixe et celle qui est vague, mobile; la douleur
profonde et la douleur superficielle, la douleur
générale ou qui attaque tout le corps, et la
douleur bornée à une partie, à la tête, à la poitrine, etc.

761. On appelle *douleur tensive* celle qui est
accompagnée d'un sentiment de distension dans
la partie souffrante. C'est cette espèce de douleur
qu'éprouvent ceux à qui l'on fait l'extension des
membres pour réduire les luxations. La douleur
tensive se fait sentir dans les inflammations des
membranes muqueuses, dans la première période
des boutons de la petite-vérole, et dans toutes les
parties internes et externes qui commencent à devenir le siége d'un abcès.

762. La douleur gravative est celle qui produit
un sentiment de pesanteur. Elle est souvent déterminée par le poids des viscères enflammés, engorgés, squirreux : ou par celui du sang ou de tout
autre liquide contenu dans la cavité de la poitrine,
du bas-ventre, du scrotum. On appelle *stupeur
gravative* le sentiment que l'on éprouve après
l'engourdissement d'un membre, par la compres-

sion d'un nerf qui s'y distribue, ou par quelqu'autre cause que ce soit.

763. La fièvre muqueuse est fréquemment accompagnée de douleurs générales avec un sentiment de pesanteur de toutes les parties. Dans les
phlegmasies des viscères parenchymateux, la douleur est d'abord gravative. Les douleurs gravatives
et la tension dans la région lombaire annoncent,
chez les femmes, l'écoulement du flux menstruel,
et chez les hommes sujets aux hémorrhoïdes,
le gonflement des tumeurs hémorrhoïdales, ou
même la transsudation de la matière qu'elles contiennent.

764. La douleur pulsative ou lancinante a
principalement lieu dans les parties où il se fait
une grande distribution de nerfs, comme dans la
peau, les membranes séreuses. Cette douleur se
marque par un élancement qui correspond à la
pulsation des artères. C'est ainsi que, dans la plupart des maladies aiguës, les malades éprouvent
une douleur de tête avec sentiment de forte pulsation des artères temporales. Dans les inflammations, elle indique la tendance ou le passage à la
suppuration.

765. La douleur brûlante est avec sentiment
d'une violente chaleur; elle se remarque dans la
pustule maligne, le charbon gangréneux, les bubons de la peste, l'érysipèle gangréneux. Les douleurs brûlantes et intérieures sont presque toujours
funestes aux malades. A l'extérieur, elles doivent
faire redouter la gangrène des parties souffrantes.

766. La douleur prurigineuse détermine le sen-

timent d'une espèce d'érosion sur la partie souffrante. Lorsque la sensation est légère, on la
nomme *démangeaison*; lorsqu'elle est plus forte,
c'est une *douleur âcre et mordicante*. Les échau-
boulures ou ébullitions, les taches de rougeole
sont accompagnées de démangeaison. La douleur
que causent les dartres vives est ordinairement
âcre et mordicante.

767. Dans les maladies aiguës, la démangeaison
est quelquefois un signe précurseur de mouvemens et d'évacuations critiques. Avant les exanthèmes et les sueurs critiques, elle se manifeste
sur toute la superficie du corps : il en est de même
avant la jaunisse qui accompagne les crises.

768. Dans les maladies aiguës qui se prolongent, quand, avec les signes de l'épuisement des
forces, le malade éprouve des démangeaisons et
un sentiment de fourmillement dans l'intérieur
des viscères, et particulièrement dans l'abdomen,
il y a lieu de craindre une inflammation. La foiblesse empêche la douleur d'acquérir l'intensité
qui lui est ordinaire.

769. Quelle que soit l'espèce de la douleur, elle
n'est pas entièrement permanente ; elle est coupée
par des intervalles de repos. Lorsqu'elle est aiguë,
elle est moins durable. C'est un présage que savent
concevoir les goutteux, à qui l'expérience apprend
que les accès les plus violens sont aussi les plus
courts. Le caractère de périodicité s'observe surtout dans les migraines et dans les maux de dents;
le rhumatisme tourmente principalement dans les
temps humides; le mal vénérien dans la nuit; le

cancer n'élance pas toujours ; enfin la pierre ne
fait souffrir que par intervalles.

770. Les douleurs vagues et qui se répandent
en diverses parties sont au nombre des signes précurseurs des maladies. Souvent les douleurs arthritiques et rhumatismales changent de siége ; quelquefois même elles se portent avec une grande
promptitude d'une partie sur une autre. On remarque une égale mobilité dans la plupart des
douleurs qui surviennent chez les femmes lorsque la sécrétion du lait a éprouvé quelques dérangemens subits.

771. Le mode de la douleur indique, jusqu'à
un certain point, le jugement à porter sur la maladie : ainsi on peut présumer que celle-ci sera de
telle ou telle espèce, suivant que la douleur est
tensive, lancinante, brûlante, etc. Les douleurs
rhumatismales sont plus violentes lorsque l'atmosphère est froide, humide, variable ; elles augmentent lorsqu'on s'expose au froid ; la chaleur les
calme. Les douleurs syphilitiques qui attaquent
les os se font sentir particulièrement durant la
nuit, et lorsque, échauffé dans le lit, on est disposé à se livrer au sommeil.

772. Il ne faut pas toujours juger du degré des
douleurs par les plaintes des malades, ni du danger de la maladie par le degré de la douleur. Des
personnes habituées à s'écouter trop et à se plaindre, jettent les hauts cris pour de petites douleurs ;
tandis que d'autres supportent avec patience les
douleurs les plus violentes. Le degré de la douleur
est rarement en proportion avec le danger de la

maladie. Souvent, dans les anévrysmes et les endurcissemens des glandes, on ne ressent aucune
douleur. Dans la plupart des phthisies, des hydro-
céphales, des inflammations du foie, des entrailles, la douleur est foible. D'autres fois elle est trop
violente pour le danger, comme dans les douleurs
de dents, le panaris, etc. On ne doit point, dans
les maladies, juger sur les douleurs seulement;
mais il faut s'éclairer des autres signes présens et
passés. On ne doit point non plus se fier à ce que
dit le malade, quand il indique le siége d'une douleur; il faut toujours se faire montrer avec la
main la partie souffrante : souvent un malade se
plaint de souffrir dans les reins ou dans l'estomac,
quand les douleurs sont dans un autre viscère
que celui qu'il indique.

773. La douleur est un phénomène très-fréquent dans les maladies : pour en tirer des signes,
il faut avoir égard à l'âge, au tempérament, au
degré de l'irritabilité et de la sensibilité, aux parties qu'elle occupe, aux causes qui l'ont produite,
à l'espèce et aux périodes de la maladie. Chez des
sujets jeunes, d'un tempérament spasmodique,
très-irritables, très-sensibles, des douleurs, même
violentes, sont des signes bien moins dangereux
que dans des circonstances contraires. Des douleurs
qui surviennent dans les parties paralysées, et qui
sont accompagnées de chaleur et de sueur, donnent
de l'espérance pour la guérison : elles indiquent
le retour du sentiment qui, pour l'ordinaire, est
bientôt suivi du retour du mouvement (1).

_____

(1) La paralysie causée par le plomb fait exception : le

774. Une douleur modérée qui n'attaque pas les organes les plus essentiels à la vie, et qui est jointe aux signes d'une irritation générale, n'est pas un mauvais signe, lorsque les forces se soutiennent en bon état.

775. Les inflammations qui surviennent durant les maladies aiguës, et qui sont accompagnées de douleur, sont moins dangereuses que celles où la douleur manque. Dans ces dernières, il y a ou perte de connoissance et délire, ou insensibilité complète dans la partie affectée, et ces deux états sont également fâcheux.

776. La douleur est d'un mauvais présage quand, fixe et violente, elle attaque un viscère essentiel à la vie et empêche l'exercice de ses fonctions. Par la permanence d'une douleur vive, les forces s'épuisent, et la coction des maladies est retardée jusqu'à ce que la douleur diminue.

777. Toute douleur violente et continuelle dans les viscères, avec un grand abattement, doit faire craindre que les forces ne soient insuffisantes pour la terminaison favorable de la maladie.

778. Les douleurs violentes et intérieures qui surviennent durant les maladies aiguës, sont bien plus dangereuses après que les premiers signes de coction ont paru : elles dépendent alors, la plupart du temps, de crise imparfaite et de métastase. On les remarque particulièrement dans les fièvres adynamiques et dans les exanthèmes.

---

mouvement ne se rétablit point, malgré les plus vives douleurs.

779.·Les douleurs causées par une inflammation
sont beaucoup plus dangereuses que les douleurs
spasmodiques ou nerveuses. L'augmentation de la
chaleur, l'urine rouge, le pouls fréquent et dur,
la soif, la lésion des fonctions de l'organe affecté,
et, lorsque la douleur est extérieure, la rougeur
et le gonflement de la partie, font reconnoître les
douleurs inflammatoires. On distingue les douleurs
nerveuses par l'absence de la plupart des signes
que nous venons d'indiquer, et par l'urine aqueuse,
claire, ténue.

780. Moins la douleur est fixe, moins elle est
violente, et moins elle est dangereuse. Non-seulement le rhumatisme commence avec de semblables
douleurs errantes à l'extérieur, mais un grand
nombre de maladies aiguës ont coutume de présenter, dans les premières périodes, des douleurs
extérieures et vagues, qui ne sont pas dangereuses
lorsqu'elles sont médiocres et ne se transportent
point à l'intérieur.

781. S'il arrive, au commencement d'une maladie aiguë que, des douleurs vives aux cuisses ou
aux jambes cessant brusquement, il survienne un
délire avec fureur, un point de côté, on a tout à
craindre pour le malade. Si, au commencement
d'une fièvre aiguë, le malade souffre de fortes
douleurs dans le dos, dans les lombes, ce signe
donne lieu de s'attendre que la maladie sera grave
et dangereuse. Les vives douleurs dans les jambes,
dans les cuisses, peuvent faire porter le même
pronostic à cette époque.

782. Vers la fin des maladies aiguës, les dou-

leurs des membres sont quelquefois salutaires :
elles annoncent des sueurs ou des exanthèmes
critiques.

783. Il est bon que des douleurs des parties extérieures succèdent aux douleurs des parties internes.
L'esquinancie la plus dangereuse se juge souvent
favorablement par des douleurs dans les parties
extérieures du cou. Les accidens de la goutte mal
-placée se dissipent ordinairement quand il paroît
de violentes douleurs dans les articulations.

784. La douleur de tête a quelquefois reçu différens noms, suivant sa violence. On l'a appelée
céphalalgie lorsqu'elle est à un degré médiocre,
et *céphalée* quand elle est très-forte. Le *clou hystérique* est borné à un très-petit espace. Les douleurs
frontales et sus-orbitaires et les douleurs occipitales
ne s'étendent guère au-delà des lieux qu'elles désignent.

785. La douleur de tête accompagne ordinairement le frisson fébrile et la plupart des fièvres
inflammatoires et des inflammations. Elle est communément très-violente dans les embarras gastriques ; alors elle est plus vive dans les régions frontale ou occipitale. Une douleur violente de toute
la tête avec sentiment de pesanteur et de battement
des tempes annonce souvent une hémorrhagie nasale, surtout s'il y a des démangeaisons dans le
nez, si la face est rouge et gonflée, si les yeux sont
rouges, s'il y a des vertiges, des tintemens d'oreilles.
Lorsqu'il ne survient pas un saignement de nez,
on voit facilement succéder les plus violens délires,
les spasmes, les convulsions, les abcès dans les

glandes parotides, etc. Le coryza et la plupart des affections catarrhales déterminent ordinairement une douleur tensive au front et à la racine du nez. Chez les vieillards, le mal de tête avec des tintemens d'oreilles, des vertiges, des engourdissemens dans les membres et un grand penchant au sommeil, précède souvent les apoplexies et les paralysies. La douleur de tête, jointe à la diminution de la vue, est un des signes précurseurs de l'amaurose. De violentes douleurs dans les os du crâne, et qui augmentent la nuit, s'observent dans la syphilis. Il n'est pas rare de voir la céphalalgie et la céphalée, l'hémicrânie et le clou hystérique, être périodiques, revenir plus ou moins régulièrement, et même cesser par l'usage du quinquina.

786. Il survient quelquefois, durant les maladies, des douleurs d'oreilles violentes, et qui sont insupportables en raison de la sensibilité des parties qui forment l'oreille. Ces otalgies déterminent la surdité, le délire, et même la mort, si elles ne cessent pas après un écoulement de pus par l'oreille, ou après un abcès dans les glandes parotides, une hémorrhagie nasale, ou toute autre évacuation critique. Les douleurs d'oreilles qui attaquent après une métastase sont des signes défavorables.

787. Dans les maladies aiguës, des douleurs dans la nuque, avec le visage enflammé, un sentiment de pesanteur dans les parties latérales de la tête, et des tintemens d'oreilles, précèdent souvent les hémorrhagies : chez les mélancoliques, ces signes annoncent de nouveaux accès d'aliéna-

tion mentale. Dans les fièvres, les douleurs dans
la nuque accompagnées de grincemens de dents,
de battemens violens des artères temporales, de
soubresauts des tendons, sont des signes très-fâcheux. Quelquefois même une violente douleur
à la nuque est un des premiers phénomènes qui
signalent une fièvre ataxique. Une jeune personne
des environs de Bordeaux, amenée à Paris pour
être traitée d'une mélancolie profonde, étoit guérie
de cette maladie, et regrettoit beaucoup d'avoir
été éloignée de sa famille, lorsqu'elle fut attaquée
d'une fièvre qui, les premiers jours, ne présenta
aucun signe inquiétant. Dans la nuit du cinquième au sixième, il survint à la nuque et à l'oc-
ciput une douleur très-vive accompagnée de délire.
Le délire et la douleur de l'occipital cessèrent
bientôt; la douleur de la nuque persista et se pro-
pagea en suivant le trajet de la moëlle épinière :
elle diminua ensuite. La fièvre étoit modérée ; la
malade avoit repris un peu d'appétit, et se levoit
pendant quelques heures. Le onzième jour, elle
eut de l'abattement, puis du délire pendant le redoublement. Les jours suivans, elle tomba dans
un état comateux accompagné de soubresauts des
tendons et de roideur des membres. Elle suc-
comba le quatorzième jour. Durant toute la maladie, les urines avoient été ténues et variables ;
la malade avoit refusé de prendre presque tous
les alimens liquides et les médicamens qu'on lui
présentoit.

788. Les personnes menacées de phthisie pulmonaire, les femmes hystériques et dont les mens,

trues ne coulent pas bien ou sont en retard,
éprouvent souvent des douleurs dans le dos. Dans
les inflammations des poumons, on remarque
assez souvent des douleurs dans les omoplates.

789. Beaucoup de femmes éprouvent des douleurs dans les seins à l'approche des menstrues.
Des douleurs piquantes et passagères dans les seins,
jointes à leur gonflement et à la suppression des
règles, se comptent parmi les signes probables
de la grossesse. Après l'accouchement, de semblables douleurs accompagnent la fièvre de lait.

790. Des douleurs fixes dans le sternum ou
sous cet os sont au nombre des signes de la syphilis. Les mêmes douleurs réunies à une fièvre
inflammatoire s'observent dans l'inflammation du
médiastin; et si cette phlegmasie ne se termine
par aucune évacuation critique, elles annoncent
la suppuration.

791. Les douleurs qui surviennent dans les
inflammations de poitrine présentent quelques
différences. La douleur est déchirante et superficielle, et elle augmente par les mouvemens du
bras et du tronc dans la pleurodynie ou inflammation des muscles des parois de la poitrine. La
douleur est lancinante dans la pleurésie; elle est
plus profonde et souvent gravative dans la péripneumonie; elle est plus générale, plus répandue
et plus obtuse dans le catarrhe, et elle suit le
trajet de la trachée-artère. La pression extérieure
l'accroit dans la pleurodynie surtout, et dans la
pleurésie, si on l'exerce sur les espaces intercostaux; elle n'a point d'effet semblable dans la

péripneumonie et le catarrhe; elle augmente par la toux dans toutes ces affections; elle est plus forte pendant l'inspiration dans la pleurodynie et la pleurésie.

792. La douleur d'estomac (cardialgie) qui est accompagnée d'un sentiment de tension, dépend souvent d'un embarras gastrique, ce qu'on reconnoît aux autres signes. Dans les maladies éruptives, un sentiment d'angoisse et de serrement à l'épigastre précède souvent l'éruption. Quand la cardialgie est très-vive, lorsqu'elle augmente par la moindre pression extérieure, et qu'elle est accompagnée de fièvre, on doit craindre l'inflammation de l'estomac, surtout si cette douleur est venue après la rentrée d'une éruption. Les flueurs blanches (le catarrhe utérin) déterminent souvent une douleur d'estomac plus ou moins vive, et avec un sentiment de tiraillement de ce viscère. En général, les douleurs d'estomac sont moins à craindre chez les personnes foibles, irritables, qui sont disposées à éprouver de violentes douleurs par la moindre irritation.

793. Dans les maladies aiguës, des douleurs de ventre avec des coliques et des borborygmes, et quelques autres signes critiques, annoncent les diarrhées critiques. Quand les douleurs de ventre augmentent par le toucher, et sont accompagnées d'un pouls petit, d'une grande soif, d'une altération des traits de la face, de diarrhée séreuse ou de constipation opiniâtre, il y a ordinairement une inflammation des intestins. Le plus souvent les douleurs de ventre dépendent d'embarras gas-

trique intestinal, de flatuosités, de vers, de spasmes, etc. , et alors elles ne sont pas dangereuses. ·

· 794. Les douleurs des lombes sont fréquemment
rhumatismales. Celles qui proviennent d'affections des reins sont plus profondes et augmentent moins par la flexion du tronc en avant. Des
douleurs des lombes se manifestent assez souvent
avant les hémorrhagies par le rectum, par la matrice et même par la vessie. Une douleur sourde,
continue, sous les fausses côtes du côté droit,
précède quelquefois la jaunisse. · · ·

· 795. Des douleurs dans la vessie, avec des frissons ou un sentiment de froid, sont fréquemment ressenties avant la rétention d'urine. Les
plus violentes douleurs dans la vessie proviennent d'inflammation, d'abcès, de calculs urinaires.

· · 796. Dans les phlegmasies des viscères, la cessation subite de la douleur, accompagnée de l'inégalité, de la foiblesse, de l'insensibilité du pouls,
et de la décomposition des traits de la face, annonce le passage à la gangrène et une mort prochaine. C'est un signe de mort; a dit l'auteur des
Prorrhétiques, lorsque, dans les cas graves, les
malades se trouvent soulagés contre toute attente
ou avec de mauvais signes. ·

797. Tout mieux être qui survient sans qu'aucune marque de coction ait précédé, ou avec de
mauvais signes, indique du danger. Ce soulagement, qui n'est point dû à un dépôt, à une éruption, ou à une évacuation salutaire, est infidèle et
rarement durable. De même qu'il ne faut pas trop
se fier aux soulagemens qui arrivent sans raison,

de même aussi il ne faut pas trop craindre les maux qui surviennent contre toute attente; car ils sont incertains, et ne sont pas ordinairement de longue durée.

DES SIGNES TIRÉS DE L'ANXIÉTÉ.

798. L'anxiété est, en général, un certain malaise, une inquiétude, une agitation excessive, qui empêchent ceux qui en sont affectés de se tenir tranquilles au lit ou ailleurs, et qui leur fait changer à tout instant de place et d'attitude. C'est l'anxiété qui, dans les maladies dangereuses, excite les malades à passer continuellement d'une chambre ou d'un lit dans un autre, quoique quelquefois ils ne puissent bien rendre compte de l'angoisse qu'ils éprouvent. On connoît encore l'anxiété, lorsque, le malade ayant des forces, on lui trouve les pieds hors du lit sans que la chaleur de ces parties soit plus grande qu'à l'ordinaire, de manière qu'on ne puisse lui soupçonner l'envie de les rafraîchir; de même lorsque les mains, les bras, le cou et les cuisses sont dans une position inégale, extraordinaire ou différente de la naturelle (1).

799. L'anxiété accompagne la plupart des maladies aiguës et quelques maladies chroniques; elle est produite par diverses causes, et les signes qu'elle fournit diffèrent beaucoup selon les maladies, leurs périodes et quelques autres circonstances.

---

(1) Liv. des Prénot.

800. Chez beaucoup de personnes d'une constitution délicate, l'anxiété est un effet de leur extrême sensibilité, qui leur rend insupportable la moindre douleur. Dans ce cas, l'anxiété n'est pas dangereuse lorsqu'elle n'est pas très-violente. On parviendra même alors quelquefois à la diminuer, en engageant les malades à prendre une résolution ferme de se tenir tranquilles ; en détournant leur attention de leur maladie et en la portant sur d'autres objets, on calmera fréquemment cette extrême inquiétude, qui, lorsqu'elle est d'une grande violence, dérange la coction et la crise, et trouble entièrement la marche des maladies.

801. Il est cependant une anxiété qui précède ordinairement les crises par les selles, les vomissemens, les sueurs, les hémorrhagies, les abcès, et qui est un signe favorable. On la reconnoît aux autres signes qui annoncent les crises. Si elle persiste après les évacuations critiques, elle indique que la crise n'est pas complète, et que l'on peut craindre le retour de la violence de la maladie. Dans les affections inflammatoires qui attaquent des sujets d'un tempérament sanguin, l'anxiété est souvent un signe précurseur du délire. On l'observe bien fréquemment avant les exanthèmes. Il y a beaucoup à craindre quand elle se manifeste après la rentrée subite d'une éruption. Aux approches de la mort, il survient quelquefois une extrême anxiété accompagnée d'une grande foiblesse du pouls et d'une respiration difficile et stertoreuse.

802. On a souvent observé des rechutes quand

les convalescens se trouvoient tout-à-coup saisis d'une grande anxiété qui les forçoit à être dans une agitation continuelle. Cette remarque a été faite particulièrement dans les fièvres intermittentes, dont il est quelquefois si difficile de prévoir les rechutes. Chez les hypochondriaques, les hystériques, les épileptiques, l'anxiété annonce le retour des attaques.

DES SIGNES TIRÉS DES FORCES VITALES.

803. Les signes qui se tirent de l'état des forces vitales ont une grande valeur dans les maladies : c'est même sur ces signes que le médecin établit son pronostic le plus sûr et ses indications les plus lumineuses et les plus fécondes. Quelques auteurs ont pensé que l'altération des forces vitales constituoit les Genres, les Espèces des maladies, dont toutes les différences consistoient essentiellemnet dans le degré, la nature et le siége de l'altération. Leur excitation portée jusqu'à un certain point et soutenue pendant quelque temps produit les coctions, les crises, et forme les forces médicatrices du médecin. Une bonne évaluation de l'état des forces vitales est bien importante, mais elle est quelquefois bien difficile : tel malade paroît manquer entièrement de force qui cependant n'en a que trop; tel autre malade semble conserver beaucoup de force, et succombe promptement sous le poids de sa maladie.

804. On entend par *forces vitales* celles avec.

lesquelles on fait les mouvemens qui dépendent
de la volonté, et aussi celles qu'on aperçoit dans
l'ordre et l'action de toutes les autres fonctions du
corps. Les forces vitales résultent du degré d'énergie de tous les organes, et particulièrement du
cœur, des artères, des poumons, des organes digestifs et des muscles soumis à la volonté.

805. On peut prévoir des maladies avec probabilité en considérant l'excès ou le défaut de force
des sujets et les affections dont ils sont attaqués.
Un sujet foible a le plus à craindre dans une fièvre
adynamique, et un sujet fort dans certaines inflammations. On est d'autant plus en état de juger
des maladies qui attaquent différens sujets, que
l'on sait déjà par avance celles qu'ils ont le plus à
redouter. Le grand art du médecin consiste donc
à bien apprécier l'état des forces. Tant que les
forces d'un malade sont bonnes l'on ne doit point
en désespérer : l'on doit craindre pour lui quand
elles s'affoiblissent sans une diminution sensible de
la maladie.

806. Les forces vitales nous mettent en état de
juger des changemens et des crises de plusieurs
maladies. Si nous voyons, dans une inflammation
de poitrine où tout se prépare à l'expectoration,
que le malade n'ait pas assez de force pour que
cette crise s'achève, nous jugeons qu'il doit mourir, parce que l'amendement n'est qu'apparent.
Nous avons tout lieu de craindre la gangrène ou
la suppuration chez un sujet fort pris d'une inflammation violente, si la douleur augmente.
Nous ne pouvons rien présager sur la fin d'une

maladie qu'en comparant les forces du malade, estimées par leurs signes, avec la force de la maladie.

807. Chez les personnes dont la constitution est foible, les plus petites causes agissent et déterminent des maladies, parce que les forces vitales sont insuffisantes pour résister à l'influence nuisible de ces causes. Les maladies de ces personnes sont aussi plus longues et les rechutes plus fâcheuses.

808. Les maladies qui surviennent aux individus foibles ne se développent pas convenablement; elles ne sont pas réglées dans leur cours; elles prennent des formes étrangères et quelquefois dangereuses, elles tirent en longeur, se jugent mal, incomplètement, et laissent après elles des maladies chroniques.

809. Un physiologiste moderne (1) observe qu'on devroit « s'attacher à caractériser, par des » termes spécifiques, les divers états de la dyna- » mique animale considérée dans les différentes » maladies. Notre langue, continue-t-il, moins » riche en images que les langues anciennes, » offrira difficilement ces dénominations caracté- » ristiques si utiles dans une science qui doit » peindre les objets sous les couleurs les plus » vraies, sous les termes les plus voisins de la » nature. Il faudra donc recourir aux langues » grecque et latine, et préférer peut-être cette » dernière, généralement connue par ceux qui

_____

(1) M. RICHERAND, Elémens de Physiologie, t. II.

» s'occupent de l'art dé guérir. L'application de
» ce principe aux différens Ordres de fièvres prou-
» vera son utilité, et engagera sans doute à l'é-
» tendre à toutes les Classes de dérangemens
». morbifiques.

» In febre inflammatoriâ seù
   » synochó simplici (an-
- » geiotenicâ) . . . .   *Oppressio virium.*

» In febre biliosâ seu arden-
   » te (meningo-gastricâ). . *Fractura. virium.*

» In febre pituitosâ seu mor-
   » bo mucoso (adeno-me-
   » ningeâ). . . . . *Languor virium.*

» In febre putridâ (adyna-
   » micâ). . . . . *Prostratio virium.*

» In febribus malignis seu
   » atactis. . . . . *Ataxia virium.*

» In febre pestilentiali (adé-
   » no-nervosâ) . . . . *Syderatio. virium.*

» Le premier terme , très-susceptible d'être
» rendu en français, exprime avec précision cet
» état dans lequel le système vivant, loin de man-
» quer de forces, est embarrassé de leur excès,
» est opprimé sous sa propre puissance.

» La seconde dénomination , plus difficile à
» traduire, rend ce sentiment de contusion géné-
» rale et de brisement que les málades affectés de
» fièvre bilieuse éprouvent dans les membres.

» Cette sensation se retrouve, à la vérité, dans
» la fièvre pituiteuse; mais celle-ci est plus par-
» ticulièrement caractérisée par la langueur, l'a-
» battement des forces. Un grand nombre de

» maladies lymphatiques présente le même phé-
» nomène.

» La prostration qui caractérise si éminem-
» ment les fièvres putrides et leur a mérité le nom
» d'*adynamiques*, se reconnoît aisément à la
» presque cessation ou à la lésion notable de
» toutes les fonctions confiées à des organes mus-
» culaires, comme le mouvement volontaire, la
» circulation, la respiration, la digestion, l'ex-
» crétion des urines, etc.

» Le désordre introduit dans l'exercice des
» forces caractérise les ataxiques. Tout est irrégu-
» lier dans ces fièvres, et se succède d'une manière
» anomale. On pourroit en rapprocher sous ce
» point de vue plusieurs genres de maladies ner-
» veuses.

» Enfin le mot *sydération* me paroît exprimer
» avec force cette stupeur subite et profonde qui
» atterre en quelque sorte les malades que frappe
» la peste d'Orient ».

810. Les différences principales que l'on peut
distinguer dans les forces vitales durant les maladies, et qui peuvent en éclairer le diagnostic et le
pronostic, sont, 1°. l'augmentation ou l'exaltation, 2°. la diminution, 3°. l'oppression, 4°. la
dépravation ou la perversion des forces de quelques organes, et particulièrement des forces motrices; 5°. enfin la suspension ou la perte des
forces bornée également à quelques organes.

811. L'augmentation ou l'exaltation des forces
vitales s'observe dans le délire de la plupart des
fièvres essentielles et de quelques phlegmasies,

dans la phrénésie, la manie, l'hydrophobie, quelques hystéries, etc. La chaleur de la peau, la dureté et la force du pouls, la respiration plus grande et plus fréquente, la force de l'âge et du tempérament font reconnoître l'augmentation des forces. Quelquefois les malades sont alors dans une extrême agitation : il est difficile de retenir leur activité turbulente ; les forces des muscles soumis à la volonté sont souvent bien au-dessus de l'état ordinaire, et plusieurs personnes ont peine à résister à un malade qu'une seule auroit facilement contenu dans tout autre temps.

812. Durant les maladies aiguës, un peu d'augmentation dans les forces vitales est nécessaire pour arriver à une heureuse terminaison, et il seroit nuisible de combattre les efforts qui se manifestent alors, s'ils ne sont pas très-violens. C'est par cette augmentation d'action de tous les organes ou de quelques-uns d'entre eux que les crises se font. Lorsque, dans les maladies qui doivent se terminer par suppuration, la fièvre n'a pas été assez forte durant l'inflammation, il ne se forme que de mauvais pus. Dans toute affection morbifique, on peut donc regarder comme favorable l'augmentation des forces, lorsqu'elle est modérée relativement à l'âge, au sexe, à la constitution des malades, et surtout au genre, à l'espèce et à la période de la maladie.

813. Lorsque, dans les inflammations des viscères, l'augmentation des forces vitales est excessive, on peut craindre la suppuration ou la gangrène. Mais comment reconnoître et juger cet

excès des forces vitales? par la considération de l'âge, du sexe, du tempérament du malade de la saison de l'année, de l'état de l'atmosphère, du genre, de l'espèce et de la période de la maladie, de la violence des symptômes qu'elle présente, enfin par l'habitude de l'observation clinique des malades.

814. La diminution des forces se reconnoît aux phénomènes qui ont précédé et à ceux qui se manifestent. Les forces sont vraiment épuisées par des maladies graves et longues, par des évacuations excessives de sang, de sueur, d'urine, de sperme; par des vomissemens, des diarrhées, des écoulemens de salive, etc., par des suppurations très-abondantes, par le défaut de nourriture, par des veilles prolongées, par des passions qui tourmentent depuis long-temps.

815. On ne doit pas prendre les spasmes, les convulsions qui surviennent dans le plus grand épuisement, pour des effets de forces énergiques et bien conservées. Ainsi, après les hémorrhagies et après d'autres évacuations excessives, il se manifeste quelquefois des spasmes et des convulsions qui sont les derniers efforts d'une nature épuisée: ils indiquent presque toujours une mort prochaine.

816. La diminution des forces vitales ne se fait pas connoître par les mêmes signes dans les différentes maladies; il y a même dans diverses maladies un mode particulier d'affoiblissement qui précède ordinairement la mort. Ainsi, dans les fièvres adynamiques, la foiblesse n'est à son plus

haut degré que lorsque le malade, couché en supination, laisse sortir les boissons que l'on porte
dans sa bouche, et a tous les sens émoussés. Au
contraire, dans la phthisie pulmonaire, les malades
boivent, mangent, parlent, se tiennent debout,
et marchent quelquefois encore quelques momens
avant la mort. Dans cette maladie on peut cependant ordinairement prévoir cette fâcheuse terminaison par quelques signes, tels que les syncopes,
le délire, l'intermittence du pouls, qui surviennent, dans le plus grand nombre de cas, quelques
jours avant la catastrophe.

817. Les forces vitales subissent les plus grandes
altérations dans les apoplexies et les paralysies.
Parmi les signes précurseurs de l'apoplexie, on
remarque souvent une grande altération des forces
motrices, un bégaiement accidentel et réitéré,
l'engourdissement des membres, de légers mouvemens convulsifs, le grincement des dents, la
respiration plus fréquente. Dans l'apoplexie foible,
il y a embarras de la langue, sentiment de formi-
cation ou engourdissement dans les membres d'un
côté du corps ou des deux côtés, difficulté ou
même impossibilité de les mouvoir, légère distorsion de la bouche par la paralysie des muscles du
côté opposé de la face. Dans l'apoplexie forte, à la
diminution très-notable ou même à la suspension
des fonctions des sens ou de l'entendement, se
trouve réunie la perte plus ou moins complète du
mouvement.

818. On observe que les individus qui sont
menacés du scorbut ne se soucient de faire aucun

mouvement, ou même qu'ils ont de l'aversion
pour toute sorte d'exercice; aversion qui se change
bientôt en une lassitude universelle, avec un engourdissement et une foiblesse des genoux dès
qu'ils font quelque exercice. Cette grande fatigue
leur cause une difficulté de respirer. La foiblesse
devient quelquefois si grande qu'ils tombent en
défaillance à la moindre occasion, au moindre
mouvement, même en se tenant assis. Ces défaillances sont même quelquefois mortelles si on ne
couche promptement les malades (1).

819. Soit que la diminution des forces vitales
ait été produite par des excès, par des maladies
précédentes qui ont épuisé, ou par la violence et
la durée de la maladie présente, ou enfin par un
mauvais traitement, les effets sont les mêmes. Dans
tous ces cas, les crises ont peine à se faire; elles
sont souvent incomplètes et suivies de maladies
chroniques.

820. Moins les forces ont diminué, moins il y
a de difficulté à un rétablissement prompt et complet, et moins aussi, toutes autres circonstances
égales, l'on doit craindre les rechutes.

821. Si, dès le début d'une maladie aiguë, les
forces du malade sont très-abattues, quoique la
fièvre ne soit pas fort vive, quoiqu'il n'ait précédé
ni douleurs fortes, ni grandes évacuations, on a
lieu de s'attendre que la maladie qui commence
sera une fièvre adynamique ou ataxique (2).

---

(1) LIND, Traité du Scorbut.
(2) LEROY, du Pronostic.

822. Les maladies aiguës dans lesquelles il y a un grand abattement des forces motrices joint à des symptômes anomaux, comme un délire phrénétique et un pouls petit et foible, ou une grande chaleur et la bouche sèche sans soif, sont les plus dangereuses.

8.3. Il paroît que c'est à la diminution des forces que l'on doit rapporter les syncopes dont on distingue deux degrés, 1°. la défaillance ou lipothymie, ou l'évanouissement ; 2°. la syncope proprement dite. Dans la défaillance ou lipothymie, il y a diminution subite et considérable des forces du corps et de l'esprit, accompagnée d'un pouls petit et foible, d'une respiration presque insensible, d'une pâleur et d'une froideur aux mains, aux pieds, au visage. La syncope se reconnoît à ce que tout-à-coup il y a perte de connoissance, de sentiment et de mouvement ; il survient une sueur froide ; le pouls devient petit et presque insensible ; la respiration est imperceptible.

824. La syncope est souvent précédée de symptômes qui ont leur siége dans la région épigastrique : on sent dans cette région une anxiété et un mouvement qu'on ne sauroit définir ; on éprouve une fadeur insupportable ; il survient des nausées. Dans d'autres cas le bouleversement s'étend plus loin : la tête est troublée, tous les nerfs sont agités, les yeux s'obscurcissent, et il survient un vertige et des tintemens d'oreille ; en certains cas des palpitations se joignent à ces autres symptômes. Tels sont les phénomènes qui précèdent le plus ordinairement la syncope, ou qui arrivent

lorsqu'elle commence; mais quand elle est violente, les forces vitales s'éteignent tout-à-coup sans aucun signe précurseur; il se répand une sueur froide sur tout le corps; le pouls devient foible, presque in-sensible, la respiration obscure; les fonctions de l'entendement s'affoiblissent ou se suspendent.

825. Les syncopes surviennent quelquefois dans les affections gastriques. Elles ne sont point rares au commencement des fièvres ataxiques continues et à l'invasion des petites-véroles. Les syncopes se manifestent quelquefois dans les fièvres intermit-tentes. Le danger où elles mettent les malades a fait ranger ces fièvres parmi les pernicieuses.

826. Si, demeurant quelque temps levé, le malade éprouve dans cette situation une défail-lance, on ne doit pas s'en alarmer. Les défaillances qui, au commencement des maladies aiguës, sont occasionnées soit par un amas de matières altérées, soit par des vers qui irritent l'estomac, n'ont rien de bien fâcheux. La syncope même, quoique toujours alarmante, n'a pas ordinaire-ment de suites funestes lorsqu'elle est déterminée par une des causes que je viens d'énoncer, ou par une passion de l'ame. Mais on doit mettre au rang des signes les plus dangereux les défaillances, et surtout les syncopes qui, survenant dans le cours d'une maladie aiguë, ne paroissent dépendre en aucune manière des causes énoncées ci dessus : on a pour lors à craindre qu'une nouvelle syncope n'enlève brusquement le malade (1). Le pronostic

(1) LEROY, du Pronostic.

des syncopes qui surviennent dans les accès de fièvres intermittentes est bien moins dangereux : le quinquina, administré convenablement, guérit presque toujours les malades (1).

827. Souvent les forces des malades semblent entièrement perdues, et elles ne sont qu'opprimées. Les médecins observateurs ont presque dans tous les temps admis deux sortes de débilité; l'une est vraie, et les forces sont réellement épuisées; l'autre est fausse, et les forces ne sont qu'opprimées. La première est propre à tous les individus affoiblis par des causes débilitantes quelconques, soit physiques, soit morales. La seconde se remarque particulièrement chez les personnes fortement constituées, adonnées aux plaisirs de la table, aux liqueurs alcooliques, surtout lorsqu'elles n'opposent pas aux influences fâcheuses de ce régime les avantages de la vie active et d'un exercice bien dirigé.

828. L'oppression des forces est assez fréquente dans les maladies des sujets robustes. Il importe beaucoup de ne se pas méprendre sur cet état, dans lequel le malade, loin de manquer de forces, est embarrassé de leur excès et opprimé sous sa propre puissance. L'oppression des forces s'observe dans la fièvre inflammatoire, dans les phlegmasies, dans le commencement de quelques hémorrhagies et de quelques maladies chroniques. Elle est déterminée quelquefois par des embarras gastriques,

---

(1) Traité des Fièvres intermittentes pernicieuses, par M. ALIBERT.

par des passions de l'ame, par la compression
qu'exercent sur le cerveau des pièces des os du
crâne fracturés, ou des abcès, etc.

829. On peut soupçonner l'oppression des forces
quand il n'y a pas eu de causes véritablement af-
foiblissantes proportionnées à la foiblesse apparente; quand l'affoiblissement est venu tout-à-coup
et a augmenté rapidement; lorsque, dans les épidémies, les sujets forts paroissent aussi abattus
que les foibles; lorsque les alimens et les médicamens fortifians sont nuisibles; enfin quand les
malades se trouvent soulagés par les saignées, les
vomissemens ou autres évacuations, et que la
guérison suit de près.

830. L'époque de la maladie aide encore à distinguer l'oppression des forces de leur épuisement.
Au commencement des maladies, il est rare qu'il
y ait une vraie foiblesse chez des hommes auparavant sains et robustes, qui n'ont commis aucun
excès, qui n'ont été exposés à aucune cause très-
débilitante : presque toujours les forces sont alors
opprimées; la saignée, les vomitifs, etc., font
cesser cette oppression.

831. Il faut encore distinguer la fatigue ou lassitude de l'oppression et de l'épuisement des forces.
Les malades éprouvent une grande fatigue, et qui
peut en imposer pour l'épuisement ou pour l'oppression, après des douleurs violentes, des spasmes, des convulsions, des veilles prolongées, des
rêves sinistres, des réflexions longues et profondes,
des hoquets violens, de fortes quintes de toux,
des délires dans lesquels ils rient, parlent et s'a-

20

gitent, et enfin après tous les efforts volontaires et
involontaires qui surpassent les forces. Si le médecin ne considère pas toutes ces circonstances,
il peut soupçonner un vrai épuisement des forces
et annoncer un grand danger qui n'existe point,
puisque les forces ne sont que fatiguées, et que,
par le repos, les malades se remettent bientôt de
cette lassitude.

832. Quelquefois, avant les crises, les forces
des malades paroissent épuisées, lorsqu'il n'y a
que de la fatigue et de la lassitude causées par les
efforts qui se font. Un médecin inattentif pourroit
annoncer un grand danger ou la mort du malade,
tandis que la guérison est prochaine; ce qu'on
peut reconnoître aux signes de la coction et à la
période de la maladie.

833. La fatigue peut cependant avoir des suites
bien fâcheuses lorsque les forces des sujets sont
épuisées : ainsi, chez des malades déjà très-affoiblis,
la mort peut survenir pour s'être fatigué à se tenir
sur son séant, à parler avec force, à se retourner
dans le lit avec un effort violent.

834. Un affoiblissement très-considérable en
apparence n'est nullement dangereux en d'autres
cas ; c'est ce qu'on remarque chez les hystériques,
et bien plus encore chez les épileptiques à la suite
de leurs accès. Les mouvemens violens qu'ils ont
faits les ont jetés dans un état de fatigue et de
lassitude.

835. La perversion des forces se manifeste particulièrement dans les muscles soumis à la volonté:
elle consiste en des contractions violentes et invo-

lontaires de ces muscles. Quand la contraction est
inégale, irrégulière et successive, on l'appelle *convulsion clonique* ou *mouvement convulsif*. Lorsque la contraction est continue et permanente,
en sorte que tout le corps ou un de ses membres
reste involontairement roide et immobile, on la
nomme *convulsion* ou *mouvement tonique*.

. 836. La convulsion clonique se borne quelquefois à un seul muscle, qui, en se contractant tout-
à-coup, imprime un mouvement brusque à son
extrémité tendineuse, et forme ce qu'on appelle
soubresaut de tendon. D'autres fois un grand nombre de muscles éprouvent des alternatives de contraction brusque et de relâchement, ce qui constitue les convulsions les plus fréquentes. Les
convulsions sont ou générales, c'est-à-dire s'étendant sur tous les muscles soumis ordinairement à
la volonté, ou partielles, c'est-à-dire bornées à
certaines parties.

837. Lorsque, dans la convulsion ou mouvement tonique, les muscles extenseurs et fléchisseurs de la tête, du cou et de l'épine deviennent
roides et inflexibles, de manière que ces parties
restent absolument immobiles, on désigne ordinairement cet état par le mot de *tétanos*. La convulsion tonique n'occupe quelquefois que certaines parties : ainsi le spasme est borné aux muscles des mâchoires dans le trismus, à ceux de la
face dans le ris sardonien, à ceux des parties génitales dans le priapisme et le satyriase, et enfin aux
muscles des jambes et des pieds dans les crampes.
L'emprosthotonos est une contraction violente des

muscles fléchisseurs de la tête, du cou et du dos, qui fait renverser le corps en avant. L'opistho-tonos, au contraire, renverse le corps en arrière par la contraction violente des muscles extenseurs de la tête, du cou et du dos.

838. C'est à la perversion des mouvemens des muscles soumis à la volonté qu'il faut rapporter la catalepsie, cet état dans lequel les malades restent fixes dans la situation où ils se trouvent. La catalepsie s'observe quelquefois chez les hystériques et les mélancoliques qui tombent dans la stupeur. Les infirmeries des aliénées de la Salpê-trière en ont offert plusieurs exemples dont la terminaison a été heureuse, après cependant s'être fait long-temps attendre.

839. Les soubresauts des tendons se remarquent quelquefois pendant un sommeil inquiet, dans des sujets bien portans. Ceci s'observe particulière-ment chez les hystériques, les hypochondriaques, les enfans, et n'indique rien de fâcheux.

840. Les fièvres adynamiques et ataxiques sont les affections où l'on trouve les soubresauts des tendons. Plus familiers aux maladies de la jeunesse, ils sont moins dangereux à cet âge que dans l'âge mûr et dans la vieillesse. Le pronostic à en tirer varie encore selon leur degré de force, et selon les autres phénomènes que présente la maladie.

841. Le délire compliqué de soubresauts des tendons est toujours dangereux. S'il arrive, dans le cours d'une maladie aiguë accompagnée des symptômes les plus fâcheux, que le pouce de l'une ou l'autre main soit de temps en temps agité de

mouvemens brusques et convulsifs; si l'on observe
de semblables mouvemens soit dans un poignet,
soit dans quelques parties de la face, soit même,
comme cela arrive quelquefois, dans les muscles
qui meuvent la tête sur le cou, on peut annoncer
une mort prompte.

842. La carphologie, qui est un mouvement
des mains et des doigts dans lequel le malade
semble rassembler des flocons, ou plutôt éplucher
la couverture, s'observe dans les fièvres ataxiques.
Les mouvemens de carphologie paroissent être
l'effet des contractions des muscles fléchisseurs des
doigts, qui agissent irrégulièrement quand l'action
des autres muscles des mains est diminuée : ils
annoncent un grand danger. Le pronostic à en
porter est un peu moins fâcheux lorsqu'ils se manifestent chez les enfans et chez les personnes foibles et très-irritables.

143. Les convulsions s'observent plus fréquemment et sont moins dangereuses dans l'enfance
que dans un âge plus avancé. Les femmes, et surtout celles qui sont délicates, éprouvent des convulsions par des causes plus légères et en général
avec moins de danger que les autres sujets. Il y a
même des femmes chez qui le flux menstruel est
presque toujours précédé ou accompagné de convulsions.

844. Les enfans qui ont des flux de ventre
abondans pendant la dentition sont moins sujets
aux convulsions que les autres. Les mouvemens
convulsifs attaquent rarement les enfans qui ont
des croûtes de gale (laiteuse).

845. Il vaut mieux que la fièvre survienne dans les convulsions, que celles-ci dans la fièvre.

846. Hippocrate, Duret (1) et tous les observateurs regardent les convulsions qui surviennent dans les maladies aiguës comme dangereuses; mais il est quelques cas où elles sont plus effrayantes que dangereuses. « J'ai vu, dit Zimmermann (2), » les convulsions les plus terribles dans une in- » flammation de la gorge, chez un homme gras » et plein d'humeurs. On n'avoit remarqué aucun » signe précurseur de ce symptôme. Ce fut la » seule vue du chirurgien, venu pour le saigner, » qui occasionna ces mouvemens. La saignée se » fit néanmoins : les convulsions revinrent, il est » vrai, pendant qu'on le saignoit; mais en trois » jours le malade fut guéri. »

847. C'est particulièrement dans les fièvres ataxiques que l'on observe les convulsions. Les idées tristes et effrayantes, dans les maladies graves, occasionnent souvent des convulsions. Les douleurs excessives et de longue durée doivent faire craindre qu'elles ne surviennent. Les violens mouvemens convulsifs sont quelquefois précédés et annoncés par un sentiment de tension dans les muscles du cou, et par une douleur sans enflure ni rougeur dans le gosier.

848. Quoique toujours effrayantes, ces fortes convulsions ne sont pas aussi dangereuses lorsqu'elles surviennent au début d'une maladie aiguë;

(1) Comment. sur les Prénot. coaq.
(2) De l'Expérience en Médecine.

mais si elles attaquent à la fin d'une maladie, elles sont funestes soit pour les enfans, soit pour les adultes. Les convulsions de l'invasion de la petite-vérole sont moins fâcheuses que celles qui se manifestent au début de toute autre maladie.

849. La carphologie, les spasmes, les convulsions surviennent ordinairement dans la deuxième période des fièvres. Quelquefois cependant, vers le quatrième, cinquième ou sixième jour, le malade éprouve quelques mouvemens convulsifs, ou au moins des roideurs des membres ou des mâchoires; tout paroît ensuite se calmer : mais il est rare qu'à une époque plus avancée, ils ne se renouvellent point, et qu'une fièvre ataxique très-funeste ne se déclare.

850. Lorsque le délire est compliqué de mouvemens convulsifs, il est mortel. Zimmermann dit cependant avoir vu des convulsions dans le délire sans que la mort s'ensuivît. Il a même observé qu'on pouvoit guérir après avoir passé des convulsions au délire, et du délire aux convulsions. Ces faits sont très-rares.

851. Les convulsions occasionnées par une hémorrhagie énorme, par une superpurgation, par de cruelles douleurs, annoncent le plus grand danger.

852. Les convulsions qui surviennent à la fin d'une maladie chronique sont également funestes pour tous les âges.

853. Lorsqu'un apoplectique a des mouvemens convulsifs, sa mort est certaine et prompte. Les convulsions hystériques, au contraire, quelque

violentes qu'elles soient, deviennent rarement funestes.

854. Les convulsions qui précèdent, accompagnent ou suivent l'accouchement sont très-ordi-
nairement mortelles. De ces convulsions, les moins
funestes sont celles qui, occasionnées par la violence et la durée des douleurs de l'accouchement,
cessent après qu'il est terminé. Lorsque le travail
est excessivement douloureux et prolongé, il
occasionne quelquefois des convulsions qui,
lorsqu'elles doivent être suivies de la mort, se
terminent en affections soporeuses apoplectiques (1).

855. Un épileptique peut avoir, dans le cours
d'une maladie aiguë, une ou plusieurs attaques
d'épilepsie qui, tenant alors à une maladie chronique et habituelle, ne doivent pas influer sensiblement sur le pronostic de la maladie aiguë.

856. Le trismus, le ris sardonien, les crampes
violentes, et surtout les mouvemens tétaniques qui
se manifestent dans les maladies aiguës, indiquent
une affection profonde du système nerveux, et
font craindre une terminaison fatale.

857. Le trismus et le tétanos qui surviennent
dans l'hystérie sont beaucoup moins fâcheux: Il
est même rare qu'ils ne disparoissent pas en peu de
temps.

858. Le tétanos traumatique est mis, avec raison, au nombre des accidens les plus graves. Lorsqu'un blessé éprouve une tension douloureuse

_____

(1) LEROY.

dans les muscles du cou, ou qu'il ne peut ouvrir la bouche, ces signes annoncent le tétanos.

859. On ne doit considérer ici que la suspension ou la perte des forces bornée à un certain nombre d'organes. Si la perte des forces vitales est complète dans une partie, elle constitue la *gangrène* ou la mort de cette partie. Si seulement les forces qui servent aux mouvemens volontaires sont suspendues ou ont cessé, cet état est ce qu'on nomme *paralysie*. On appelle *hémiplégie* la paralysie d'un côté du corps, *paraplégie* ou *paraplexie* la paralysie des extrémités inférieures et des organes situés dans le bassin; enfin on donne le nom de *paralysie croisée* à cette espèce d'hémiplégie dans laquelle la jambe gauche et le bras droit, ou, au contraire, la jambe droite et le bras gauche sont affectés.

860. Dans la plus grande violence des maladies aiguës, il survient quelquefois une paralysie des muscles du pharynx, qui empêche les malades d'avaler à leur volonté, et qui fait que la boisson est précipitée tout-à-coup dans l'estomac avec un bruit particulier. Ce signe est très-mauvais.

861. Une hémiplégie ou une paralysie croisée qui survient dans le cours d'une fièvre ataxique et qui est purement symptomatique, annonce le plus grand danger.

862. On observe quelquefois, durant les fièvres adynamiques et ataxiques, une paralysie de la vessie; les urines sont retenues ou ne sortent plus que par regorgement : ce signe est un peu moins fâcheux que les précédens. Quelquefois aussi, dans

les mêmes maladies, la paralysie de la vessie et du rectum fait que les urines et les déjections sortent involontairement : ce signe est défavorable.

863. La paraplégie qui se manifeste après les commotions de la colonne vertébrale est ordinairement suivie de la gangrène et de la mort.

864. La paralysie des membres est un mauvais signe dans les maladies aiguës, particulièrement lorsqu'elle est réunie à d'autres signes fâcheux. Elle est moins dangereuse à la fin de ces mêmes maladies quand les membres conservent du sentiment. Lorsqu'un membre paralysé s'atrophie (diminue beaucoup de volume) et a moins de chaleur, cette affection est ordinairement incurable. Les paralysies qui surviennent après les plaies de tête, les commotions du cerveau, les luxations des vertèbres, sont d'un fâcheux présage, si elles ne disparoissent pas bientôt après l'emploi des remèdes convenables.

DES SIGNES TIRÉS DE LA VOIX ET DE LA PAROLE.

865. La voix et la parole éprouvent dans les maladies des changemens qui deviennent des signes importans, quoique presque toujours défavorables. Ils font connoître l'état des organes qui sont le siége de la voix et de la parole, ou des parties avec lesquelles ceux-ci sont en sympathie ; enfin ils éclairent beaucoup sur l'état des forces géné

866. La voix est un son appréciable produit par les vibrations que l'air chassé des poumons éprouve en traversant la glotte. De ce son modifié par les mouvemens de la langue, des lèvres et des autres parties de la bouche, naît la parole, que l'on peut définir la *voix articulée*. La voix et particulièrement la parole résultant donc de l'action avec laquelle les muscles expirateurs chassent l'air de la poitrine, puis des modifications que les muscles du larynx et de la bouche lui impriment, les signes tirés de la voix et de la parole doivent être exposés après ceux pris des lésions du système moteur.

867. La force de la voix dépend du volume d'air qui peut être à la fois chassé du poumon, et de la plus ou moins grande vibratilité des canaux qui le transmettent au dehors (1). La voix, formée dans le passage de l'air à travers la glotte, acquiert beaucoup de force et d'intensité et devient beaucoup plus sonore par les réflexions que l'air éprouve dans la bouche et dans les anfractuosités des fosses nasales. Elle foiblit ou s'altère désagréablement lorsqu'un polype des fosses nasales ou de la gorge, ou la destruction de la voûte palatine empêche l'air de parcourir les fosses nasales et leurs différens sinus. On dit alors que la voix est *nasonnée*, quoique cette altération dépende au contraire de

---

(1) Les oiseaux, dont le corps contient beaucoup d'air, ont une voix très-forte, si on la compare à leur grosseur. Leur trachée-artère, pourvue d'un double larynx, est presque entièrement cartilagineuse.

ce qu'elle n'est point modifiée par les cavités que le nez recouvre.

868. Chaque passion, chaque affection de l'ame, opère sur la force et la hauteur de la voix; chaque âge a aussi son ton propre de la voix. M. Richerand a parlé, il y a quelques années, des changemens rapides qui surviennent dans les organes de la voix vers l'âge de puberté. La glotte, proportions gardées, est plus large chez les adultes que chez les enfans : de cette différence résultent la fréquence et le danger du croup dans l'enfance.

869. Dans les maladies, la voix peut devenir plus forte, plus foible, claire et aiguë, discordante, rauque ou enrouée; enfin elle peut s'éteindre ou manquer entièrement; c'est ce qu'on appelle *aphonie.*

870. Les altérations qui surviennent dans la parole sont l'hésitation, le bégaiement, la lenteur, la précipitation, enfin la perte complète de la parole ou le mutisme.

871. Tous ces changemens de la voix et de la parole sont mauvais s'ils dépendent d'une violente inflammation, d'une maladie du cerveau ou d'une grande foiblesse. Il y a beaucoup moins à craindre s'ils sont produits par des spasmes du gosier.

872. Dans l'état naturel, la voix est d'autant plus forte que la poitrine présente une plus vaste capacité. Elle est plus forte chez les habitans des campagnes, et surtout des pays de montagnes. Elle est plus forte chez l'homme que chez la femme; les marins et ceux qui habitent les bords des grands fleuves ont ordinairement la voix forte,

parce qu'obligés de couvrir le bruit des flots par l'éclat de la voix, ils exercent davantage ses organes.

873. La voix acquiert plus de force dans la plupart des délires fébriles, dans la phrénésie et la manie. Les malades se livrent alors avec facilité à des cris violens et à des vociférations prolongées.

874. Dans les maladies, tout changement subit de la voix fait conclure à un changement prompt des forces vitales, et surtout du système sensitif. Chez les femmes hystériques, il y a souvent un changement prompt d'un ton fort et profond de la voix à un ton foible et haut.

875. La voix peut être foible accidentellement : ainsi après un repas abondant, l'estomac et les intestins distendus par les alimens s'opposent à l'abaissement du diaphragme, et le repoussent vers les poumons, qui ne peuvent se développer complètement. Les personnes très-grasses ont souvent une voix foible, parce que les entrailles, environnées et formées de beaucoup de tissu cellulaire graisseux, ne permettent point l'élargissement convenable du thorax. C'est par la même cause que les phthisiques ont une voix d'autant plus foible que l'ulcère des poumons a fait plus de progrès.

876. Dans les fièvres adynamiques, la voix est languissante et traînante dès le commencement ; dans le second degré, la terminaison funeste s'annonce par l'aphonie ou le râlement (1). Lorsque le

_____

(1) On appelle *râle*, ou *râlement*, ou *respiration sterto-*

malade reprend des forces, on s'en aperçoit autant à sa voix que par le retour de l'exercice plus
facile de ses autres fonctions; il parle un peu plus,
et sa voix est plus forte, plus assurée; bientôt elle
reprend son timbre naturel.

877. La dysenterie, suivant la remarque du
professeur Percy, change la voix en l'affoiblissant plus qu'aucune autre maladie. Ceci doit s'entendre surtout de celle qui se complique d'adynamie (1).

878. Dans quelques maladies chroniques, la
voix reste durant très-long-temps si foible, qu'on
entend à peine les malades, même en s'approchant
de leur bouche.

879. Lorsque la foiblesse de la voix dépend de
la foiblesse générale, c'est un signe très-dangereux. Il y a beaucoup moins à craindre quand elle
vient dans des attaques de spasme, pendant le
froid fébrile ou durant de violentes douleurs.

880. Le ton de la voix dépend du degré de rétrécissement du larynx et de la longueur plus ou
moins grande de la trachée. Dans les sons graves,
le larynx monte, la trachée se raccourcit, l'ouverture de la glotte se dilate : le contraire se remarque
dans les sons aigus.

881. Les spasmes des organes de la voix se reconnoissent, dans les maladies aiguës et chroni-

---

reuse, ce bruit rauque et désagréable qui se fait entendre
dans les mouvemens d'inspiration et d'expiration de la plupart des malades qui vont perdre la vie.

(1) RAMPONT, de la Voix et de la Parole.

ques, quand elle devient claire et aiguë, sans trace
d'inflammation. Dans les fièvres adynamiques et
ataxiques, cet état de la voix, qui survient tout-à-
coup, annonce des métastases ou le délire. La voix
claire, aiguë, avec obscurcissement de la vue, annonce les convulsions. Lorsque la voix est tremblante et le ventre relâché, et que ces signes per-
sévèrent long-temps, ils sont mortels.

882. La voix est constamment changée dans le
tétanos; elle est sibilleuse, en fausset. Il suffit
souvent de faire parler les blessés pour reconnoître
s'ils sont menacés ou non du tétanos, tant cet accident change la voix dès son début, et même dès
son incubation. Il est des tétaniques dont la voix
devient méconnoissable; elle s'élève de trois ou
quatre notes, et souvent d'une octave, ou au moins
d'une quinte. Après la guérison de ces blessés, la
voix ne se rétablit presque jamais complètement (1).
Il en est de même après certains accès de convulsions qui se prolongent beaucoup.

883. L'épilepsie s'annonce quelquefois par un
cri violent que pousse le malade, et dont souvent
il perd ensuite l'idée. Chez quelques sujets, il y a
un mugissement pendant toute la durée de l'accès,
ou seulement lorsqu'il commence.

884. L'altération de la voix, toujours marquée
dans l'angine tonsillaire, est en raison de l'intensité de la maladie. Dans le croup aigu, le timbre
de la voix est ordinairement aigu et glapissant,

---

(1) RAMPONT, de la Voix et de la Parole : il cite le professeur Percy.

semblable au cri d'un jeune coq, ou comme s'il sortoit d'un tuyau d'airain. Cependant il peut être rauque et ne ressembler au cri d'un coq que dans les instans où le malade tousse ou pleure (1). Dans l'angine laryngée et trachéale des adultes, la voix devient aiguë et sifflante.

885. Dans l'état naturel, un grand nombre de causes rendent la voix rauque ou enrouée, particulièrement chez les personnes irritables : tels sont les fautes de régime, les excès de liqueurs alcooliques et des plaisirs de Vénus, les veilles prolongées, les passions violentes, et les efforts considérables que l'on fait en criant.

886. Dans les maladies aiguës, l'enrouement est dangereux quand il est joint à des douleurs de l'arrière-bouche et à d'autres signes d'une inflammation violente de cette partie : c'est ce qu'on remarque souvent dans les petites-véroles.

887. Un enrouement chronique et très-opiniâtre fait conclure qu'il existe un relâchement et une foiblesse des organes de la voix : on le remarque souvent chez les personnes grasses et dans les hydropisies.

888. L'hydrophobie imprime à la voix un caractère particulier de raucité. Quelques hydrophobes ont un délire taciturne; chez d'autres il est furieux et s'accompagne de cris perçans, de hurlemens affreux. Les sons que quelquefois rendent ces malheureux ont été comparés à l'aboiement des chiens et au hurlement des loups; ce

---

(1) Schwilgué, du Croup aigu.

qui a fait désigner cette maladie sous les noms de *cynanthropie*, de *lycanthropie*.

889. Dans la syphilis, l'enrouement survient souvent dès le commencement de la maladie : fréquemment on le prend alors pour catarrhal ; mais l'ulcération de la luette, des amygdales, des piliers du voile du palais, etc., vient dissiper l'erreur. Dans la suite, la destruction de la luette, du voile du palais, etc., est la cause de cet enrouement incurable.

890. Dans la lèpre, l'enrouement opiniâtre a été remarqué comme un symptôme très-fréquent. On sait qu'autrefois ceux qui étoient soupçonnés de la lèpre devoient subir l'épreuve du chant.

891. L'engorgement des glandes du larynx et du poumon peut altérer considérablement la voix chez les scrophuleux. Elle devient quelquefois rauque et très-basse, et finit même par s'éteindre. Il n'est pas rare que le gonflement des glandes du cou qui avoisinent le larynx soit porté assez loin dans ces sujets pour le comprimer et troubler ses fonctions.

892. Dès son premier degré, la phthisie altère sensiblement la voix. Un phthisique pourroit le plus souvent se reconnoître à la voix, qu'il a plus grave que ne le comporte sa force et son corps. Lorsque, par le progrès de la maladie, le poumon a été en grande partie détruit, la voix est très-foible.

893. Le commencement de la phthisie laryngée s'accompagne d'une altération de la voix, qui devient rauque ou plus aiguë qu'elle n'étoit ; peu à

peu elle diminue, et toujours elle s'éteint entièrement vers la fin. Remarquons en passant que si la
phthisie laryngée et la trachéale ont beaucoup
de signes communs, l'aphonie est particulière à la
première espèce.

894. L'aphonie ou privation de la voix doit être
distinguée de la mussitation et du mutisme. Dans
la mussitation, l'action de la langue et des lèvres
pour articuler des lettres n'est point accompagnée
de l'émission de la voix, ou bien celle-ci est si
foible qu'elle ne peut être entendue : elle précède
l'aphonie complète. Le mutisme ou la mutité est
l'impossibilité de former des sons articulés ou de
parler.

895. L'aphonie se remarque dans certaines affections gastriques et vermineuses, dans la catalepsie, l'hystérie, l'épilepsie : elle n'indique aucun
danger. Il n'en est pas de même de l'aphonie qui
survient dans les fièvres ataxiques continues : elle
est presque toujours suivie de la mort.

896. Au plus haut degré de violence des fièvres
adynamiques et ataxiques, des péripneumonies
et de plusieurs autres maladies, quelquefois les
sons peuvent à peine être entendus, quoique les
malades prononcent encore. Cet affoiblissement
de la voix est une mussitation qui concourt à faire
reconnoître un état fâcheux. D'autres fois la foiblesse est si grande, que les malades sont privés
de la voix et de la parole.

897. La disparition d'une dartre, la suppression
d'une hémorrhagie habituelle, ont quelquefois
déterminé l'aphonie.

898. L'aphonie est la suite nécessaire de la paralysie des muscles du larynx : aussi elle accompagne souvent les hémiplégies, et précède ou suit quelquefois les apoplexies. Quand l'aphonie persiste après l'apoplexie, il y a lieu de craindre le retour prochain de la même maladie.

899. Dans les fièvres adynamiques et ataxiques, l'on observe souvent que la voix est tremblante et que les mots ne sont prononcés qu'en hésitant. Ces signes annoncent du danger ; ils concourent avec d'autres signes à faire connoître l'épuisement des forces. Si, par ce qui a précédé et par l'état présent des malades, on ne peut croire à l'épuisement des forces, la voix tremblante annonce un délire prochain.

900. Le bégaiement est un vice de la parole qui s'oppose à ce que certaines lettres et certaines syllabes soient prononcées facilement ; elles sont répétées avec vitesse. Il s'observe dans les fièvres ataxiques, et s'il est accompagné de quelques signes de congestion vers la tête, il donne lieu de craindre le délire ou les convulsions.

901. Le bégaiement, la parole lente et difficile sont souvent les effets de l'inflammation de la langue qui accompagne quelquefois l'esquinancie. Les mêmes symptômes se remarquent dans quelques petites-véroles accompagnées de pustules sur la langue et d'angine. L'embarras de la langue, le bégaiement accidentel et réitéré, et la perte momentanée de la parole sont des signes précurseurs de l'apoplexie.

902. Durant les accès de fièvres intermittentes

gastriques et muqueuses, la parole est quelquefois prompte et brusque. Quelques médecins ont
observé que, dans l'imminence des accès de goutte,
la parole est prompte, qu'il y a communément
loquacité avec surcroît de mémoire et d'esprit.
Certains maniaques ont une loquacité insolite : la
parole est alors précipitée et mal articulée.

903. Quelquefois, par une affection convulsive
des organes de la voix, il y a d'abord difficulté de
parler, puis succession de sons articulés discor-
dans, les uns aigus, les autres graves, indépendamment de l'influence de la volonté (1).

904. La perte de la parole peut survenir sans
que la voix soit affectée : ainsi des ulcères ou des
paralysies bornés aux muscles qui font mouvoir la
langue privent seulement de la parole. On sait
que, dans l'état de santé, la frayeur et d'autres
passions violentes ont quelquefois produit une
mutité subite et momentanée. Des spasmes s'opposent aussi quelquefois à la parole. Il n'est pas
rare de rencontrer des femmes hystériques qui,
durant leurs accès, ne peuvent parler, quoiqu'elles
conservent parfaitement la connoissance.

905. La perte de la parole s'est trouvée dépendre quelquefois de l'impureté des premières voies,
et elle a été guérie par des vomitifs ; mais lorsqu'elle est accompagnée des signes de l'épuisement des forces, elle est très-dangereuse. Dans les
fièvres ataxiques, ceux qui, après avoir déliré,
perdent la parole, sont près de mourir.

---

(1) M. PORTAL, Mémoires sur diverses maladies.

906. La perte de la parole qui est déterminée par la frayeur, par des spasmes hystériques, n'est pas ordinairement de longue durée. Celle qui précède ou qui accompagne l'apoplexie ne se termine pas toujours si heureusement; si elle persiste après que les autres symptômes ont cessé, elle donne lieu de craindre de prochaines attaques.

907. La perte de la parole peut exister sans celle de la voix, comme on l'observe dans le mutisme, qui consiste seulement dans l'impossibilité de produire des sons articulés. Les liqueurs alcooliques et les narcotiques déterminent quelquefois l'absence de la parole. Galien dit avoir vu une mutité produite par une injection d'opium dans l'oreille contre une otalgie. Au rapport de Sauvages, on a vu, dans les environs de Montpellier, des fripons qui faisoient boire du vin dans lequel ils avoient fait infuser des semences de pomme épineuse (*datura stramonium*) : les individus devenoient muets, et ne pouvoient, pendant deux jours, rien répondre aux questions qu'on leur faisoit, quoiqu'ils fussent éveillés. Il a vu aussi la mutité être la suite de l'usage intérieur des baies de belladone (*atropa belladona*) et des racines de jusquiame (*hyosciamus niger*). Maintenant qu'on n'accorde qu'à l'expérience l'avantage d'établir la vérité des assertions d'Hippocrate, nous pouvons remarquer que quelques-uns de ses aphorismes sont défectueux; tel est celui-ci : « *Si ebrius quis-* « *piam subitò obmutuerit, convulsus emoritur,* « *nisi eum febris prehendat, aut cùm ad horam* « *pervenerit quá crapulæ solvuntur, vocem re-*

« *cuperet* (1). » Pour être généralement applica-
ble, il n'est pas toujours vrai en tous les points ;
car on a vu un homme dans l'âge mûr rester dans
un état d'ivresse avec aphonie pendant trois jours,
et mourir le quatrième sans éprouver de convulsions (2). Cette observation confirme la vérité de
l'aphorisme, quant au fâcheux pronostic, mais
montre que les convulsions peuvent ne pas survenir.

DES SIGNES TIRÉS DE L'HABITUDE EXTÉRIEURE DU CORPS.

908. Il convient, après avoir terminé l'exposition des altérations et des signes que les fonctions
offrent à considérer, de s'occuper de l'habitude
extérieure du corps ; elle est liée très-étroitement
avec les forces vitales, et elle fournit quelques-uns
des moyens de juger de leur énergie. Le volume
du corps, la chaleur, l'attitude, sont des résultats
de la nutrition, de la respiration et de l'action des
muscles. La couleur du corps, l'odeur, la transpiration, la sueur et les hémorrhagies dépendent
particulièrement des qualités des liquides, de leur
mode de circulation et de l'état des vaisseaux exhalans. Nous ne nous bornerons pas à l'examen
des altérations et des signes que fournit l'habitude
extérieure du corps considérée d'une manière gé-

---

(1) Aphorisme 5, section v.
(2) J.-B. MORGAGNI, *lib.* 1, *Epist. anat. med.* xiv, *art.* 35.

nérale, nous les suivrons dans chaque partie. D'a-
bord nous parlerons de la face, et en particulier
des yeux, des tempes, des oreilles, du nez, etc.,
puis du cou, de la poitrine, de l'abdomen, des
membres.

909. Dans les maladies, il est favorable que l'habitude extérieure du corps subisse peu de changement, surtout lorsque les signes tirés des fonctions
sont en rapport avec ceux qu'elle donne ; mais
quand le volume, la chaleur, la couleur, l'attitude, restent dans l'état naturel, et que d'autres
signes se réunissent pour annoncer un état fâcheux,
la maladie est d'autant plus grave que cette anomalie est plus grande.

910. L'habitude extérieure du corps est bonne
lorsque la couleur de la face est vive et un peu
fleurie sans être trop rouge et inégale, et que la
couleur de la peau des autres parties est un peu
moins animée, mais nette, belle et sans élévation ;
lorsque la chaleur est douce, et que l'attitude
pendant la station, la progression et le sommeil,
est aisée, facile. L'embonpoint est alors médiocre,
quoiqu'il soit prouvé que des hommes très-maigres
jouissent quelquefois d'une excellente santé.

DES SIGNES TIRÉS DE L'ATTITUDE DU CORPS.

911. L'attitude que prend le malade, même pendant le repos, les mouvemens que l'on remarque dans tout son corps ou seulement dans quelques uns de ses membres, font connoître la manière dont s'exécutent plusieurs des fonctions; ils fournissent des signes qui ne sont point à négliger; ils instruisent plus particulièrement de l'état des forces motrices.

912. Les changemens qui surviennent dans l'attitude sont ordinairement relatifs à la violence de la maladie. Plus l'attitude s'éloigne de celle que l'on observe dans la santé, plus on a raison de présumer du désordre dans l'exercice des fonctions et du danger.

913. Le sommeil favorise beaucoup l'observation de l'attitude : alors la vie perd une partie de ses droits; la maladie et ses symptômes ne sont plus obscurcis, souvent même effacés par une action dont la veille développe l'énergie. Dans le sommeil de l'homme sain, les membres sont à demi-fléchis, le corps repose ordinairement sur le côté droit, la respiration est douce, égale, un peu rare; enfin tout le corps paroît posé mollement. Dans la veille et dans le sommeil, il faut bien distinguer la position molle et facile que doit avoir tout le corps, de cet abandon de tous les membres, de cet affaissement qui fait connoître la

perte ou l'oppression des forces, et qui indique la violence et le danger de la maladie.

914. Dans les maladies inflammatoires, dans la plupart des inflammations et des éruptions commençantes, les malades sont tourmentés d'une chaleur et d'une anxiété si violentes, qu'ils sont obligés de changer continuellement d'attitude.

915. Dans les fièvres adynamiques et ataxiques les plus graves, les malades restent constamment couchés sur le dos. Cette attitude, que l'on désigne souvent par le mot de *supination*, est le signe et l'effet d'une grande foiblesse. Dans ces maladies, lorsque l'abattement des forces est à son plus haut degré, le malade ne conserve aucune attitude; n'étant plus retenu et fixé dans son lit par l'action musculaire, il tend par son propre poids vers la terre; c'est en vain qu'on le hausse sur l'oreiller, il l'abandonne bientôt, parce qu'il est plus élevé, et il descend vers le pied du lit qui est plus bas.

916. Si le malade, couché en supination, a les jambes écartées ainsi que les bras; si, dans cette position, il a les mains, les pieds, le cou, la poitrine découverts, quoique ces parties soient sensiblement refroidies, ces signes annoncent un grand danger.

917. Quand les malades couchés en supination sont dans la nécessité de porter la tête en arrière, et qu'avec cela, la bouche restant entr'ouverte, les lèvres ne recouvrent pas convenablement les dents, il est rare qu'il ne s'en suive pas une terminaison fâcheuse.

918. Le décubitus sur le bas-ventre est mau-

vais; cette attitude est le prélude du délire, ou indique de violentes douleurs dans l'abdomen.

919. C'est la marque d'une inquiétude dangereuse de se courber la tête vers les pieds dans les maladies aiguës; mais je n'ai point trouvé cela dangereux, dit Zimmermann (1), dans la goutte, dans les maladies accompagnées de très-grandes douleurs, non plus que chez les enfans et chez les malades taciturnes, bizarres, mélancoliques.

920. Il est avantageux que le malade conserve l'attitude qu'il prend ordinairement dans la santé. Quelques personnes ont l'habitude de se coucher sur le dos ou sur un des côtés, avec la tête très-haute ou très-basse. Il est bon que ces habitudes restent les mêmes pendant les maladies.

921. C'est, en général, un très-bon signe que le malade puisse se lever pour satisfaire à ses besoins, qu'il puisse se tourner et chercher la position la plus commode et la meilleure, qu'il puisse même demeurer long-temps assis sans se trouver mal; qu'au moins, s'il garde le lit, il y soit assis sur l'un et l'autre côté, les bras, les jambes et les cuisses légèrement fléchis, attitude qui suppose de la force (2).

922. Une position tranquille du malade est, en général, un bon signe dans le sommeil et dans la veille : elle indique de la facilité et de l'uniformité dans l'exercice des différentes fonctions. Mais il y a une position tranquille du malade qui est au

---

(1) De l'Expérience en médecine.
(2) Prénotions.

nombre des plus mauvais signes; elle est jointe à une impossibilité de se lever, de se retourner et de faire d'autres mouvemens. Dans ces circonstances, le malade conserve quelquefois une parfaite connoissance, seulement ses sens agissent foiblement, ses facultés intellectuelles paroissent frappées de la même débilité, qui, en portant sur les organes des mouvemens volontaires, le force de rester dans ce calme perfide : c'est toujours l'effet de l'extrème foiblesse. Les fièvres adynamique et ataxique, la fièvre jaune, la peste, présentent souvent ces symptômes.

923. Les malades attaqués de péritonite sont ordinairement couchés sur le dos. Lorsqu'un des viscères du bas-ventre est affecté, ce n'est le plus souvent que du côté où il est situé que le malade peut se coucher, parce que la tension qui naît de la position du malade sur le côté sain cause une douleur insupportable. Il y a cependant beaucoup d'exceptions, et bien des malades ne peuvent se coucher que sur le côté sain.

924. Dans les pleurésies, les malades se couchent ordinairement du côté opposé à celui qui est affecté. Si ces inflammations se terminent par suppuration, ces empyèmes sont accompagnés constamment du décubitus sur le côté où s'est formé la collection purulente.

925. Les malades attaqués d'inflammation du poumon se couchent le plus souvent sur le côté affecté. Lorsque la péripneumonie attaque les deux poumons, le décubitus a lieu sur le dos.

926. Ceux qui ont un abcès au poumon ne

peuvent ordinairement se tenir au lit que sur le côté où est l'abcès. Il est impossible à celui qui a un abcès des deux côtés de se tenir sur l'un ou l'autre côté : il se couche sur le dos.

927. Le malade attaqué d'une péripneumonie est dans un grand danger lorsque la respiration est si difficile qu'il est obligé de s'asseoir sur son lit.

928. C'est un très-mauvais signe que d'avoir les jambes pendantes; car on remarque ordinairement cette position vers la fin des inflammations de poitrine mortelles, ou du moins dans le délire qui précède la mort. L'envie de sortir du lit et d'être levé et assis est également un signe très-dangereux.

929. La difficulté de respirer est souvent si grande dans l'asthme convulsif, que le malade est obligé de rester assis sur son séant et le corps en partie soulevé sur les poignets. Cette orthopnée est plus douloureuse et plus effrayante qu'elle n'est dangereuse.

930. On remarque chez quelques mélancoliques, et particulièrement chez les phrénétiques, un penchant à être sur leur séant lorsqu'ils ne peuvent être debout. L'horreur qu'ils ont pour une position horizontale dépendroit-elle de la gêne qu'éprouve alors le cerveau par le sang qui s'y porte avec trop d'abondance? On observe plus d'assurance et de force dans l'attitude des maniaques.

931. Dans la phthisie pulmonaire, le décubitus du malade ne présente rien de fixe. Le plus sou-

vent il se couche sur le côté affecté; mais quelquefois on a trouvé les poumons ulcérés du côté sur
lequel les malades ne pouvoient se coucher, et ils
se couchoient sur le côté sain, même sans qu'il y
eût d'adhérence du poumon malade avec la plèvre.
Fréquemment les phthisiques se couchent librement, indistinctement de chaque côté, quoique
les deux poumons soient pleins de foyers purulens
ou de concrétions stéatomateuses (1).

932. Dans le commencement de l'hydro-thorax
et de l'hydro-péricarde, le malade ne peut rester
aisément couché, surtout s'il a la tête basse. Quand
l'épanchement de l'hydro-thorax est considérable
et occupe les deux côtés de la poitrine, le malade
est également incommodé d'être couché sur l'un
ou l'autre côté; ordinairement il est obligé d'être
assis sur son séant et de porter l'épine du dos en
avant. Lorsque l'épanchement n'occupe qu'une
des plèvres, assez souvent il peut se coucher du
côté où est le liquide séreux.

DES SIGNES TIRÉS DE LA STATURE
DU CORPS.

933. Une stature moyenne, ou du moins proportionnée à l'embonpoint de l'individu, est celle
qui paroît la plus avantageuse à la santé. Les individus qui sont d'une petite taille, relativement

---

(1) De la Phthisie pulmonaire, par M. Portal.

à leur complexion forte, sont sujets aux difficultés de respirer, aux syncopes, aux apoplexies. Une taille très-haute, chez un individu d'ailleurs grêle, annonce souvent une foiblesse générale. Un accroissement trop rapide et auquel les forces de la nature semblent ne pas pouvoir suffire, ou auquel elles suffisent à peine, est d'un mauvais augure. Un semblable accroissement est surtout fâcheux lorsqu'il survient durant une maladie chronique grave, et même pendant une fièvre intermittente de long cours : il annonce une foiblesse considérable de la constitution, et fait craindre que l'on ne puisse supporter la maladie dont on est attaqué. Il survient quelquefois dans les affections aiguës, vers les époques des crises, une croissance considérable et très-rapide : lorsqu'elle est jointe à d'autres signes fâcheux, la terminaison de la maladie est presque toujours funeste.

DES SIGNES TIRÉS DU VOLUME DU CORPS.

934. Il est des différences dans le volume du corps qui ne dépendent que du tempérament, de la conformation primitive de certains organes, de l'âge, du sexe, des lieux habités, du genre de vie, d'une nutrition plus ou moins active. Elles se rencontrent avec la meilleure santé, et il suffit, pour notre objet, d'avoir rappelé les principales circonstances qui les déterminent.

935. Dans l'état sain, le volume de certains organes peut être plus ou moins considérable d'après certaines circonstances : ainsi chez les boulangers les membres thoraciques et les muscles de la poitrine sont ordinairement plus volumineux ; chez les danseurs de profession, chez les coureurs, on observe que ce sont les membres abdominaux qui acquièrent plus de volume. Des habillemens étroits, des bandages compressifs, certaines tumeurs, font diminuer le volume des membres, en empêchant les sucs nourriciers d'étendre et de pénétrer convenablement les vaisseaux et le tissu cellulaire.

936. Les altérations à remarquer dans le volume du corps, durant les maladies, sont l'augmentation et la diminution de ce volume.

937. L'augmentation du volume du corps survient particulièrement, 1°. par l'afflux du sang et des autres liquides dans certaines parties, durant les premières périodes des maladies ; 2°. par la surabondance de la graisse : c'est ce qu'on nomme *obésité* ; 3°. par la sérosité épanchée et infiltrée dans les cavités et dans le tissu cellulaire, ce qui forme les *hydropisies* : celles qui sont symptomatiques doivent seules nous occuper ; 4°. par de l'air contenu dans les cavités ou dans le tissu cellulaire : c'est ce qu'on observe dans le *météorisme* et dans l'*emphysème*.

938. Dans la fièvre inflammatoire, la face et même toute la peau augmentent de volume. Les maladies éruptives sont accompagnées d'une augmentation du volume de la peau ; ce gonflement

commence ordinairement par la face, il s'étend
ensuite au tronc et aux membres : s'il ne parcourt
pas successivement ces différentes parties, on doit
craindre une métastase.

939. Les inflammations et les engorgemens
chroniques des organes produisent assez constamment une augmentation de volume des parties
affectées et de celles qui les avoisinent. Quelquefois ce gonflement est sensible à l'extérieur, où il
forme une tumeur.

940. En général, il est bon que le volume du
corps ne change pas durant les maladies ; mais
lorsque le volume du corps reste entièrement ce
qu'il étoit pendant la santé, et que la maladie, caractérisée par d'autres signes, qui font aussi connoître sa violence, exige une variation de volume,
l'anomalie qui existe alors entre le volume et les
signes dangereux fait connoître un plus grand
danger : c'est ce qu'on remarque dans la fièvre
lente nerveuse, pendant le cours de laquelle le
volume du corps reste égal, tandis que la nutrition
diminue beaucoup.

941. Il est quelquefois avantageux qu'une maladie dans laquelle il y a une affluence violente
des liquides vers un organe interne, détermine en
même temps un gonflement des parties extérieures :
alors la maladie ne se concentre pas tant sur
les parties internes, et elle peut être plus tôt terminée. Les esquinancies deviennent ordinairement moins dangereuses quand les parties extérieures du cou se tuméfient.

942. Mais, dans beaucoup de cas, le gonflement

qui survient durant les maladies aiguës est accompagné des signes de l'atonie générale, et paroît être un effet de l'extrême foiblesse des vaisseaux exhalans, qui permettent aux liquides de passer dans le tissu cellulaire : alors plus les parties où cette enflure se manifeste sont importantes, plus le danger est grand. Ainsi, dans l'angine gangréneuse, toute la partie supérieure du corps est extraordinairement gonflée, et ce gonflement ne doit pas être confondu avec celui dont il a été parlé dans le paragraphe précédent (1).

943. L'obésité ou l'augmentation du volume du corps par l'accumulation de la graisse dans le tissu cellulaire n'est à craindre que par les accidens dont elle menace, et par l'incommodité qu'elle cause. Dans l'obésité, la graisse est diversement répartie entre les différentes parties du corps, de manière que, dans quelques sujets, le tissu cellulaire des tégumens de l'abdomen est si chargé de graisse, qu'il a douze ou quatorze pouces d'épaisseur, pendant qu'on ne voit dans la poitrine ou le bas-ventre rien d'extraordinaire ; dans d'autres, on trouve une quantité prodigieuse de graisse dans la poitrine : on a observé la même chose dans le bas-ventre ; le mésentère et l'épiploon surtout en étoient prodigieusement chargés. On distingue l'obésité d'avec l'augmentation du volume du corps dans toutes ses parties par la mollesse et la laxité de la peau.

944. Si l'augmentation de volume est propor-

_____

(1) Sprengel, § 100 et 101.

22

tionnée entre toutes les parties du corps, c'est un
bon signe, lors même que le tissu graisseux acquiert un peu de prépondérance. Il n'est pas rare
d'observer que, durant la convalescence des maladies aiguës et chroniques, le corps prend plus
d'embonpoint qu'il n'en avoit avant ces maladies.
Dans la convalescence de toutes les maladies, c'est
un signe très-favorable que le retour à l'embonpoint ordinaire.

945. Pour l'ordinaire, les jeunes-gens qui deviennent trop tôt gras n'atteignent pas un âge
avancé ; ils sont exposés à beaucoup d'accidens et
de maladies, telles que la goutte, l'apoplexie, etc.
« Ceux qui sont très-gras sont plus exposés à une
« mort subite que les sujets maigres ». (Aph. 44.
sect. ii.)

946. C'est un signe avantageux que les maniaques et les mélancoliques reprennent de l'embonpoint à proportion que l'aliénation mentale diminue. Si, avec l'augmentation du volume du corps,
la maladie reste toujours au même degré, il y a
lieu de craindre qu'elle ne guérisse pas.

947. Quoique, dans l'hydropisie, il y ait une
augmentation apparente du volume du corps, elle
est accompagnée d'un amaigrissement réel : car,
l'eau étant enlevée, le corps est réduit à un très-
petit volume ; il est facile de s'en assurer en faisant
des ouvertures à la peau d'un cadavre hydropique.

948. Les épanchemens séreux qui se forment
dans les cavités de la poitrine et du bas-ventre, et
qui augmentent le volume des parties qui les contiennent, sont le plus souvent les effets d'affections

organiques: c'est ainsi que l'hydro-péricarde, l'hydro-thorax, l'ascite, sont fréquemment symptomatiques.

949. Au commencement de diverses maladies, de la syphilis, de quelques phthisies, etc., le volume du corps paroît quelquefois ne subir aucun changement; mais, par un examen attentif, on reconnoît qu'il y a alors, et particulièrement au visage, une bouffissure déterminée probablement par le relàchement des solides et l'augmentation des liquides ou de leur force expansible.

950. Dans l'éléphantiasis des Arabes, que les docteurs Town, Hillary et Hendy ont les premiers appris à distinguer, et dont M. Alard (1) a donné une description plus complète, il y a une grande augmentation du volume des parties affectées. C'est sur les membres que le mal se fixe de préférence; la tuméfaction y forme des espèces de nodosités circulaires; les membres inférieurs prennent une forme si bizarre et une dimension tellement disproportionnée avec les autres parties qu'il est impossible de s'en faire une idée sans en avoir vu des exemples, ou du moins sans consulter les dessins que l'on en a recueillis.

951. L'œdème est un symptôme commun à beaucoup de maladies aiguës et chroniques. On donne le nom d'*œdème* à l'hydropisie qui est bornée à certaines parties extérieures, telles que la face, les membres thoraciques et abdominaux. On le reconnoit à la pâleur, à la demi-transpa-

_____

(1) Histoire de l'Eléphantiasis des Arabes. *Paris*, 1810.

rence de la peau et à la dépression que l'on y détermine en y appuyant le doigt ; quelquefois cette dépression n'est pas sensible à la vue : mais en y passant légèrement, et à plusieurs reprises, la pulpe du doigt, on distingue, par le toucher, un léger enfoncement qui indique la présence du liquide. On reconnoît plus facilement encore le gonflement œdémateux, lorsque la disposition de la peau permet de la pincer entre les doigts ; on parvient souvent de cette manière à distinguer, à la partie interne des cuisses, l'infiltration ou œdématie à peine commençante.

952. Un léger œdème des membres abdominaux est peu à craindre après les maladies aiguës, lorsque les forces se rétablissent ; il paroît même que quelques maladies ont été jugées par une anasarque qui a cessé en peu de temps,

953. L'œdème des mains, des pieds, des paupières, de la face, qui survient dans les maladies chroniques est beaucoup plus dangereux ; il annonce une grande foiblesse, et le plus souvent une affection grave des viscères les plus importans.

954. L'œdème de la face, du scrotum, des nymphes, est au nombre des signes de l'hydrothorax. Ordinairement l'œdème est plus prononcé à la face et à la main du côté affecté, quand l'épanchement est borné à un côté du thorax.

955. L'emphysème est un gonflement mou, blanc, élastique, indolent, qui fait entendre un bruit de crépitation lorsqu'on le presse du doigt : c'est une bouffissure semblable à celle des animaux qu'on souffle après les avoir tués. L'emphysème

diffère de l'œdème, en ce qu'il ne retient point l'impression du doigt.

956. Lorsque l'air s'est insinué dans tout le tissu cellulaire de la peau, le gonflement universel qui en provient se nomme *emphysème universel*. Quand l'air ne s'est insinué que dans une petite étendue, la tumeur prend différens noms : si l'air est renfermé dans le bas-ventre et en distend considérablement les parois, on appelle *tympanite* cette sorte d'enflure, parce qu'elle résonne comme un tambour lorsqu'on la frappe. Si l'air a pénétré dans le scrotum, c'est un *pneumatocèle;* s'il est dans l'ombilic, on nomme la tumeur *pneumatomphale*.

957. L'emphysème survient ordinairement à la suite de plaies qui pénètrent dans la poitrine. On l'a observé après la morsure de certains reptiles venimeux (1), dans quelques fièvres continues et intermittentes, et quelquefois aussi dans les maladies gangréneuses peu de temps avant la mort. Chez les femmes hystériques, l'emphysème de diverses parties est un phénomène assez fréquent. L'emphysème ne doit pas faire porter un pronostic plus fâcheux des maladies qu'il complique.

958. La diminution du volume du corps est communément désignée sous les noms de *maigreur, atrophie, marasme*. Quelques auteurs se sont occupés de distinguer la valeur de ces mots ; ils ont dit que l'*amaigrissement* étoit une consomption de la graisse renfermée dans les masses de

_____

(1) SAUVAGES, Nosologie.

tissu cellulaire; que dans l'*atrophie* il y avoit consomption de la graisse de toutes les parties; enfin que le *marasme* étoit le dernier degré de l'atrophie. On trouve quelquefois le mot *aridure* employé pour désigner la maigreur, l'atrophie partielle d'un bras, ou d'une jambe, ou de toute autre partie.

959. Il est important de ne pas confondre l'amaigrissement essentiel ou primitif avec celui qui n'est que le symptôme d'une autre maladie. L'amaigrissement essentiel (atrophie essentielle), qui ne dépend d'aucune maladie connue, est beaucoup plus rare que l'autre. La jalousie chez les enfans, les chagrins, l'amour et autres passions violentes y donnent lieu; il survient encore après les travaux excessifs, les longues abstinences, l'abus des liqueurs spiritueuses, etc. L'amaigrissement symptomatique est la suite de la plupart des maladies aiguës et chroniques; il se voit bien plus communément que le précédent.

960. Chez les vieillards, une diminution progressive, quoique lente, du volume du corps, qui a lieu sans maladie prononcée, annonce le marasme dans lequel ils tomberont bientôt.

961. Il est souvent très-difficile de distinguer l'amaigrissement essentiel de celui qui est symptomatique : ce n'est que sur l'histoire la plus exacte et la plus circonstanciée de ce qui a précédé, et l'examen le plus scrupuleux de l'état présent de la maladie, qu'on peut en juger avec quelque certitude.

962. La maigreur est peu considérable dans la

première période des maladies aiguës dont la marche est régulière. Comme la longueur de la maladie dépend de la durée de cette période, il s'ensuit que plus l'amaigrissement est lent, plus aussi la maladie est longue. Cette observation n'avoit pas échappé au père de la médecine, lorsqu'il dit : « Si dans une fièvre aiguë le corps ne souffre « pas de dépérissement, ou s'il maigrit excessive- « ment, c'est un mauvais signe : dans le premier « cas la maladie sera longue ; dans le second, il y « a foiblesse extrême (1) ».

963. La maigreur ne se manifeste bien sensiblement que dans la seconde période, à l'époque dite de la coction ; elle augmente surtout dans les efforts critiques un peu considérables que fait la nature : alors certaines parties deviennent souvent le siége vers lequel aboutissent les efforts ; c'est là que se dirigent les liquides ; les autres parties reçoivent par conséquent moins de sucs nourriciers, et la maigreur s'y manifeste.

964. Il paroît que, si on excepte le *choléra-morbus* et quelques diarrhées, on ne peut attribuer la grande maigreur des fébricitans à la dissipation des sucs nourriciers causée par la fièvre, et qui ne sont pas suffisamment réparés faute d'une quantité suffisante d'alimens ; car si cette dissipation n'est pas entièrement idéale, elle est au moins bien peu considérable. En effet, dans les premières périodes des maladies, tous les couloirs sont fermés ; point de selles, point de transpiration ; en

---

(1) Aphorismes.

un mot les excrétions sont presque tout-à-fait suspendues. Ainsi la maigreur, dans ce cas, est due
principalement à la distribution inégale des sucs
nourriciers qui abondent vers le lieu de l'embarras
au détriment des autres parties. D'ailleurs on voit
des malades qui prennent une nourriture suffisante
pour réparer abondamment les pertes qu'ils font,
et qui n'en maigrissent pas moins d'une manière
bien sensible (1).

965. Un amaigrissement très-prompt est fâcheux
dans les maladies aiguës. Si, dans la petite-vérole
et les autres maladies éruptives où le volume du
corps étoit beaucoup augmenté, il diminue tout-
à-coup, c'est un signe dangereux. Dans les maladies chroniques, la maigreur est d'autant plus à
craindre, qu'elle vient plus subitement, et qu'elle
fait des progrès plus rapides.

966. Ceux qui sont convalescens de fièvres éruptives sont moins maigres que les autres : la raison
de ce phénomène est que, dans ces sortes de maladies, l'organe extérieur reçoit la plus grande partie
de l'action et par conséquent des sucs nourriciers;
ils y sont portés par le travail auquel cet organe
est obligé de se livrer; au lieu que, dans les autres
maladies, le plus ordinairement l'augmentation de
l'action organique existe particulièrement dans les
entrailles.

967. Sur la fin d'une maladie, il n'est pas bon
que le volume du corps n'ait subi aucune diminution; cela fait craindre une rechute.

_____

(1) ROBERT, Traité de Médecine.

968. Il est fâcheux, après les maladies, de ne pas reprendre de l'embonpoint à proportion de la nourriture : c'est un très-mauvais signe, dit Hippocrate (1), lorsque le corps ne se refait pas et ne revient pas en chair, lorsqu'on ne peut attribuer cet effet à aucune erreur dans le régime ; il en est de même quand la maigreur produite par des affections morales tristes subsiste après qu'elles ont cessé.

969. L'amaigrissement est quelquefois un signe d'affection vermineuse chez les enfans et même chez les adultes. On observe alors que les malades, particulièrement ceux attaqués du ténia, maigrissent beaucoup, sans cependant éprouver une diminution de l'appétit.

970. On voit fréquemment, chez les femmes enceintes, l'affluence des humeurs vers l'utérus déterminer une maigreur des autres parties : elle n'est point dangereuse et ne dure guère plus que la grossesse. Si cependant on remarque durant la grossesse un amaigrissement extrême et rapide, sans cause apparente, on doit craindre un accouchement laborieux, ou même l'avortement.

971. Les affections graves et chroniques des viscères déterminent souvent la maigreur des autres parties : ainsi, dans les engorgemens chroniques, dans l'hydro-thorax, dans l'ascite, dans les hydropisies enkystées, on remarque constamment une diminution du volume des membres. Cet amaigrissement est ordinairement suivi ou

_____

(1) Aphorismes.

plutôt accompagné d'œdème, à une époque plus avancée des mêmes maladies.

972. L'amaigrissement qui va toujours en croissant dans les diverses phthisies, dans les fièvres hectiques et dans les grandes suppurations, est un signe très-fâcheux.

973. Dans la phthisie pulmonaire, il y a maigreur dès le premier temps; mais c'est dans le troisième temps que cet amaigrissement va beaucoup en augmentant. Cependant la maigreur n'a pas également lieu dans toutes les espèces de phthisies, quoique bien confirmées; cette maigreur est toujours moins considérable dans les phthisies qui passent rapidement du premier degré aux autres; et ce qu'il y a de remarquable, c'est que toujours toutes les parties du corps ne perdent pas également et à la fois leur graisse; je ne dis pas seulement en apparence, mais même réellement. Les ouvertures cadavériques ont souvent fait voir des concrétions de graisse autour du cœur des phthisiques, dans le médiastin, dans les interstices des muscles des extrémités, quoique les autres parties du corps fussent réduites au dernier point de maigreur; tandis que, dans d'autres sujets, ces parties en étoient dépourvues, lorsque l'épiploon ou le médiastin en étoit surchargé.

974. On comprend d'ailleurs que les phthisiques doivent être d'autant plus ou moins dépourvus de graisse à leur mort, qu'ils ont été plus long-temps et plus violemment affectés de la maladie qui les a fait maigrir. Dans plusieurs maladies, c'est la

fièvre seule qui occasionne la maigreur; celle-ci précède ordinairement dans la phthisie pulmonaire; mais lorsque la fièvre survient, alors la maigreur augmente considérablement et en peu de temps; on ne peut concevoir quelquefois combien elle est rapide : alors la peau se ride, devient dure et rude au tact; elle est d'une chaleur âcre, et souvent elle prend une couleur jaunâtre.

DES SIGNES TIRÉS DE LA COULEUR DE LA PEAU.

975. La couleur de la peau offre des différences remarquables et assez nombreuses chez les hommes sains; elle en offre d'autres durant les maladies. La couleur paroît dépendre du tissu plus ou moins dense et serré de la peau, de l'affluence du sang qui s'y porte, de la qualité et du mélange des humeurs. Malpighi, Ruysch, Pecklin, Albinus, ont placé le siége de la couleur de la peau dans le corps réticulaire de cet organe.

976. La couleur naturelle de la peau varie beaucoup selon les climats, l'action de la chaleur et de la lumière, le tempérament, l'âge, la qualité des alimens et le genre de vie. La peau de la plupart des Européens et des habitans de l'Asie occidentale est plus ou moins blanche; elle est olivâtre chez le reste des Asiatiques; elle se noircit chez les Éthiopiens et les Nègres; elle paroît cuivreuse chez plusieurs peuples de l'Amérique. La teinte

propre à chaque race d'hommes se transmet des pères aux enfans par voie de génération, et elle s'altère souvent par le progrès de l'âge, par l'impression des maladies, et par d'autres causes étrangères au climat. La peau, qui est plus blanche et plus fraîche chez les femmes et les enfans, brunit et devient un peu jaunâtre à proportion que l'on avance en âge. Elle est plus fraîche et presque couleur de rose chez la plupart des sanguins; elle est plus brune chez les bilieux et les mélancoliques; elle acquiert cette dernière couleur chez ceux qui sont continuellement exposés au grand air.

977. Les passions occasionnent un changement subit de la couleur de la peau. Elle pâlit, ou au contraire elle rougit dans la colère; elle se décolore et pâlit dans la frayeur. La volonté suffit quelquefois pour faire varier la couleur de la peau. Un comédien parvient souvent à rougir ou à pâlir selon son desir.

978. Lorsque, dans les maladies, la couleur du corps ne change pas, c'est un bon signe, pourvu qu'il ne se manifeste point, dans le même temps, d'autres signes très-fâcheux; car si cette anomalie de symptômes existe, elle annonce un plus grand danger.

979. Parmi les changemens qu'offre la couleur de la peau durant les maladies, on remarque particulièrement, 1°. la peau pâle, blême et blafarde; 2°. la peau terreuse, olivâtre, plombée, livide; 3°. la peau d'un rouge plus ou moins vif; 4°. la peau qui présente une couleur bleue; 5°. enfin celle qui devient jaune ou l'ictère.

980. Durant la santé, plusieurs causes déterminent accidentellement la pâleur de la peau. Les bains froids, la peur, la frayeur, les hémorrhagies, les vomissemens, les diarrhées très-considérables décolorent la peau. Elle est ordinairement plus pâle chez les prisonniers et chez tous ceux qui vivent renfermés.

981. Dans les maladies aiguës, une couleur pâle, blême est d'un mauvais présage; elle est d'autant plus à craindre, qu'elle est accompagnée d'autres signes d'une maladie violente et grave, tels qu'une chaleur brûlante, la fréquence du pouls, une soif inextinguible, etc. On remarque particulièrement cette anomalie de symptômes dans l'angine gangréneuse.

982. La peau devient pâle dans le frisson de la fièvre intermittente, mais aussitôt que la chaleur s'établit, elle passe à un rouge plus ou moins vif. Ce n'est que dans quelques fièvres ataxiques intermittentes que la peau reste décolorée ou jaunâtre. Chez les malades attaqués de la colique métallique, appelée ordinairement *colique des peintres*, la peau est pâle ou jaunâtre. Dans la chlorose, la peau prend une teinte blanchâtre, jaunâtre et verdâtre. Chez les hydropiques, et surtout chez ceux attaqués d'anasarque, la peau est blanche et luisante. Dans la maladie cutanée que l'on a quelquefois désignée sous le nom de *lèpre blanche*, la peau devient blanche, luisante, satinée.

983. Il y a beaucoup à craindre, dans les exanthèmes, quand la peau, après avoir été très-rouge, perd subitement cette couleur, et prend une teinte

blanchâtre sur laquelle les traces de l'éruption sont à peine sensibles. Souvent alors on peut observer des métastases sur les viscères.

984. La pâleur des convalescens se dissipe à proportion qu'ils recouvrent des forces. Si la peau ne reprend pas sa couleur naturelle, cela indique une foiblesse qui fréquemment précède d'autres signes d'une maladie chronique.

985. La couleur livide, plombée, olivâtre et terreuse de la peau, s'observe plus souvent à la suite des contusions et dans les maladies chroniques que durant les maladies aiguës : c'est dans les dépressions qui ont lieu sur la face qu'elle est le plus sensible. Cette altération de la couleur résulte le plus souvent de la stagnation des sucs dans les vaisseaux et dans le tissu cellulaire de la peau.

986. L'endroit de la face où l'on remarque le plus la couleur plombée est autour des yeux; elle y paroît même quelquefois pendant la santé, par des causes passagères qui ont déterminé un léger engorgement dans le tissu mou et délicat qui avoisine et forme les paupières. Ainsi, après des veilles, des évacuations trop fortes, des excès, des chagrins, on remarque chez les personnes délicates, autour des yeux, un cercle couleur de plomb, qui souvent aussi se perd bien vite, lorsque, par la cessation de ces causes, la circulation et la nutrition reprennent leurs cours. Certaines femmes ont un cercle bleu autour des yeux à chaque période menstruelle.

987. Dans le frisson fébrile très-violent, assez souvent toute la peau devient de couleur plombée.

Ce signe, considéré isolément, fait seulement connoître une plus grande intensité de cette période
que lorsque la peau est pâle.

988. La couleur livide de la peau ne survient que
dans les maladies aiguës les plus graves et les plus
dangereuses. On peut donc porter un pronostic très-
fâcheux des fièvres adynamiques et ataxiques où elle
se manifeste. Dans les phlegmasies, elle annonce le
passage à la gangrène, lorsque, dans le même temps,
les forces s'affaissent et la douleur diminue.

989. La première période du scorbut s'annonce
par la pâleur de la face, quelquefois accompagnée
de bouffissure; la peau est sèche, peu perspirable;
elle se couvre de taches d'abord verdâtres, jaunes,
rouges, ensuite bleues : ces taches occupent le plus
ordinairement les jambes et les cuisses; on les voit
quelquefois, chez les jeunes sujets, sur la face, le
cou, la poitrine et les bras. Elles sont de différentes
grandeurs; il y en a depuis la largeur d'une petite
lentille jusqu'à celle de la main, et même davantage. Les jambes et les cuisses sont quelquefois enflées, surtout le soir; alors la peau qui les recouvre est blanche et luisante. Dans la seconde période,
la peau devient comme verdâtre; elle passe ensuite
à une couleur livide foncée, quelquefois même
noire; les taches deviennent plus larges, plus profondes; la plus légère pression en fait naitre de
nouvelles; elles ressemblent assez bien aux ecchymoses et aux amas de sang coagulé que déterminent les violentes contusions. Lorsque les malades
guérissent, la couleur noire ou livide des taches
de la peau disparoit progressivement, et à-peu-près

de la même manière que les autres ecchymoses : elles commencent par devenir jaunes à leur circonférence; cette couleur s'étend peu à peu vers le centre; ensuite elle s'éclaircit, et la peau reprend sa première couleur.

990. La couleur rouge de la peau est l'effet de sa délicatesse et de sa transparence, réunies à l'afflux du sang vers cet organe : ces deux conditions sont nécessaires, car les personnes d'un tempérament sanguin peuvent être habituellement pâles, si la peau est d'un tissu dense et serré.

991. Lorsque, dans la jeunesse et dans l'âge adulte, la couleur de la peau, et surtout de celle du visage est rose ou rouge, les inflammations et les hémorrhagies sont ordinairement plus fréquentes. Dans la vieillesse, cette couleur de la peau annonce une prédisposition à l'apoplexie.

992. Dans les maladies aiguës, lorsque la rougeur de la peau est réunie à une grande tension avec gonflement et à une chaleur sèche, elle indique pour l'ordinaire des exanthèmes qui paraîtront bientôt.

993. Parmi les exanthèmes symptomatiques qui surviennent dans les maladies, il faut remarquer ici les pétéchies et les taches de pourpre. Les autres exanthèmes, tels que l'érysipèle, le zona, le pemphigus, la scarlatine, etc., forment des maladies dont la description appartient aux traités de pathologie.

994. On appelle *pétéchies* des taches semblables à des morsures de puces qui s'élèvent sur la peau dans les fièvres de mauvais caractère : elles diffè-

fent des autres éruptions non-seulement par la figure des taches, mais encore parce qu'elles paroissent sans aucune ardeur, sans démangeaison, sans
aucune élévation, sans aucune aspérité ni ulcération de la peau, et ordinairement sans apporter
aucun soulagement. Elles paroissent ordinairement
du quatrième au septième jour dans certaines fièvres adynamiques et ataxiques; elles sont d'un
rouge plus ou moins clair ou foncé, petites comme
des têtes d'épingles; il faut les regarder de près et
en rasant pour s'en apercevoir. Ces exanthèmes
sont ordinairement discrets; il arrive quelquefois
que plusieurs se réunissent; ils sortent en espèces
de plaques plus ou moins larges. Cette éruption
se fait quelquefois sur toute l'habitude du corps;
souvent elle n'a lieu qu'au dos, aux reins, aux fesses;
très-mobile, souvent elle diminue, augmente, disparoît et revient à plusieurs reprises durant le
cours de la maladie (1).

995. Les taches de pourpre n'excèdent pas le
niveau de la peau; elles sont ordinairement circulaires, grandes à-peu-près comme celles que produisent les morsures de puces : elles en diffèrent
néanmoins, comme tout le monde sait, en ce que
celles-ci ont leur centre marqué par un petit point
qu'on n'observe pas au centre des taches de pourpre : elles en diffèrent encore par la couleur, celle
des taches de pourpre étant ordinairement plus
foncée, quelquefois même vineuse, tirant sur le
violet. On peut soupçonner avec fondement qu'on

_____

(1) LEROY, du Pronostic.

a souvent confondu les taches pourprées avec les
pétéchiales, quoique ces deux sortes d'exanthèmes
diffèrent très-sensiblement l'un de l'autre, et au
point qu'à la fin de certaines fièvres pétéchiales
mortelles, on voit quelquefois sortir des taches
de pourpre qui, placées à côté des pétéchies, s'en
distinguent très-aisément au premier coup d'œil.
Lorsqu'une piqûre de puce est un peu ancienne,
son disque s'efface; il ne reste de coloré que le
point où l'insecte a piqué; mais lorsque cette piqûre
est fraîche, ce point est environné d'un disque couleur de rose et circulaire, presqu'aussi large qu'une
lentille. Les véritables pétéchies, lorsqu'elles sont
discrètes, ressemblent davantage aux piqûres de
puces un peu anciennes, les taches de pourpre
aux piqûres fraîches des mêmes insectes.

996. L'éruption des taches de pourpre est familière aux fièvres de mauvais caractère et aux petites
véroles confluentes; le visage excepté, ces taches
sortent sur toute l'habitude du corps. Lorsqu'elles
sont peu nombreuses, elles paroissent de préférence sur le cou et la partie antérieure de la poitrine. Cette éruption est d'un funeste augure: plus
elle est nombreuse, plus les taches de pourpre
sont grandes, plus leur couleur est foncée, et
plus la mort est à craindre.

997 Il survient quelquefois, dans le cours des
fièvres adynamiques et ataxiques, des taches d'a-
bord rouges, puis livides, violettes, d'une étendue
plus ou moins considérable, et dont le siège le
plus ordinaire est ou vers le *sacrum*, ou sur les
membres. Ces larges taches, lorsqu'elles ne sont

pas l'effet de la pression exercée par tout le poids du corps sur certaines parties de la peau, annoncent une mort prochaine.

998. Dans quelques cas fort rares, la peau prend une couleur bleue : on désigne sous le nom de *cyanose* cette coloration singulière. Elle dépend ordinairement d'une conformation vicieuse du cœur, qui permet au sang de passer, au moins en grande partie, des cavités droites dans les cavités gauches, sans traverser les poumons (1).

999. Le changement de la couleur naturelle de la peau en jaune plus ou moins foncé est ce qu'on appelle *jaunisse* ou *ictère*. La coloration en jaune n'est quelquefois sensible que dans les yeux et au visage. L'ouverture des corps a fait voir que les parties intérieures sont aussi, dans certains sujets, teintes de la même couleur; il y a même des cas où elle se trouve jusque dans les os. Toutes les humeurs du corps reçoivent aussi quelquefois la même couleur; la salive, la transpiration, la sueur, mais plus fréquemment les urines, sont extrêmement jaunes. Quelquefois la couleur jaune du visage devient si foncée qu'elle tire sur le vert, le livide et le noir : on a alors donné à la maladie les noms impropres d'*ictères vert* et *noir*. La couleur des yeux est même quelquefois si altérée que la vue en est affoiblie et dérangée. Les objets paroissent aux ictériques tout jaunes; de même qu'ils trouvent souvent, par le vice de la langue, tous les alimens amers.

---

(1) Bulletin de la Faculté, t. IV, p. 114.

1000. On a distingué la jaunisse en symptomatique et critique ; elle est générale, ou bornée à certaines parties telles que les yeux, la face. La couleur de la peau est d'un jaune plus ou moins foncé. La jaunisse est symptomatique lorsqu'elle survient les premiers jours d'une maladie : elle n'est accompagnée d'aucune diminution des autres symptômes.

1001. La jaunisse accompagne assez souvent les fièvres bilieuses intenses, le *causus*, la fièvre jaune, les inflammations aiguës et chroniques du foie : elle survient quelquefois dans la phthisie pulmonaire.

1002. Les enfans nouveau-nés sont sujets à éprouver diverses altérations dans la couleur de la peau. La couleur jaune, de feuille morte, ou verdâtre de la peau et de la conjonctive forme le signe pathognomonique de l'ictère des nouveau-nés : alors les urines et la matière de la transpiration ont la même couleur.

1003. La jaunisse symptomatique qui arrive dans les fièvres, avant le temps de la crise, est de mauvais augure : elle survient alors par un spasme, ou par un engorgement et une disposition inflammatoire du foie et des conduits biliaires. Le danger est très-grand lorsque la jaunisse est accompagée d'un pouls foible et irrégulier, et de syncopes fréquentes.

1004. Une couleur très-jaune, toujours la même, est meilleure que celle qui tire sur le bleuâtre, le verdâtre, et qui change brusquement. Les plus mauvaises jaunisses varient souvent de nuance.

1005. Les jaunisses qui paroissent lorsque les maladies se terminent le septième jour, le quatorzième, etc., sont appelées *critiques;* mais, dans ces circonstances, on doit plutôt les regarder comme un accident que comme une opération régulière de la crise. Les mouvemens critiques occasionnent des contractions du foie et de la vésicule du fiel, qui procurent l'écoulement de la bile dans les intestins. Si ces contractions sont trop violentes, elles suspendent la sécrétion de la bile, ou bien elles font refluer cette humeur dans la masse des liquides, où cependant elles ne causent point de désordre : ainsi, malgré cet accident, la maladie, arrivée à son terme critique, se termine heureusement, de façon que la jaunisse paroît être un effet favorable de la crise.

1006. On doit observer que, quoique l'on ne rejette pas entièrement la surabondance de la bile dans la masse des liquides chez les sujets attaqués d'ictère, souvent l'analyse chimique la plus exacte n'a pu la faire reconnoître (§ 577). On n'est même pas fondé à imputer toujours à la présence de la bile la couleur jaune des crachats, des yeux; du visage et de tout le corps; car ces apparences peuvent tenir à des causes bien différentes. La couleur de la peau subséquente aux ecchymoses, et celle des matières expectorées à la fin d'une péripneumonie; annoncent qu'une teinte jaunâtre peut tenir à un léger épanchement de sang. Peut-être doit-on attribuer à une cause de la même nature cette jaunisse passagère qui survient quelquefois après un accès de colère violente, et dont la formation est trop

prompte pour qu'on puisse l'attribuer à la présence
de la bile transportée par les absorbans jusqu'à la
peau. Telle est encore celle de la jaunisse qui accompagne quelquefois le scorbut, quoique rien
n'indique un vice du foie.

DES SIGNES TIRÉS DE LA TEMPÉRATURE DU CORPS.

1007. La génération de la chaleur animale, sa
conservation dans le corps en santé, ses variations
dans les maladies, ont été jusqu'ici un problème
que les médecins de tous les âges se sont successivement transmis, et dont la solution laisse encore
beaucoup à desirer, malgré les efforts des chimistes modernes pour l'établir sur des principes
hors de toute discussion. Ils rapportent les différens phénomènes de la chaleur animale à des
combinaisons nouvelles, qui se font non-seulement dans les poumons et dans le système circu-
latoire, mais encore dans plusieurs autres organes
où des substances fluides ou gazeuses se solidi-
fient, en abandonnant une partie de leur calorique.
Ainsi la digestion, et particulièrement celle de
certains alimens, est une source abondante de
chaleur; la peau, habituellement en contact avec
l'air atmosphérique, le décompose et lui enlève
également son calorique; enfin les molécules de
toutes les parties, agitées par un double mouvement, en vertu duquel elles se composent et dé-

composent sans cesse, en changeant d'état et de consistance, absorbent ou dégagent plus ou moins de chaleur.

1008. On sait que la chaleur qui est naturelle à l'homme s'étend depuis le 30e degré du thermomètre de Réaumur jusqu'au 34e ; mais on sait aussi qu'elle passe souvent ce terme, comme elle lui est quelquefois inférieure. Ces différences de la chaleur animale sont telles, que certains hommes sont toujours à un degré de chaleur plus élevé, tandis qu'elle est toujours plus foible chez d'autres. Ces états sont des points de comparaison dont on peut tirer des connoissances utiles quand on examine la chaleur animale dans les maladies. Il en est de la chaleur comme de la circulation, de la respiration et des autres fonctions; ce n'est qu'en les comparant dans la santé et dans les maladies, que l'on parvient à bien reconnoître leurs lésions, et à en tirer des signes diagnostiques et pronostiques. Il paroît que les nerfs sont pour beaucoup dans toutes les variations de la chaleur animale, c'est ce que l'observation fait voir journellement chez les personnes qui jouissent d'une très-grande sensibilité, chez les femmes hystériques et chez celles qui perdent leurs règles ; elles se plaignent de chaleur et de froid qui durent un temps illimité; au moindre vent, après un repas, elles éprouvent des chaleurs qui se répandent partout le corps, ou qui se fixent à la paume des mains, aux joues ou aux tempes. Cette chaleur est ordinairement accompagnée d'accélération dans le pouls, qui souvent bat plus fréquemment d'un côté que de l'autre, d'anxiété, de difficulté de respirer et de sueurs partielles.

1009. La chaleur peut être différente de ce qu'elle est ordinairement, sans que pour cela on puisse la regarder comme morbifique. Une personne, par exemple, peut éprouver une chaleur qui lui soit étrangère, pour avoir pris un exercice violent, des alimens épicés ou des boissons spiritueuses. Si cette augmentation de chaleur n'est pas suivie de douleur, de malaise, de foiblesse et autres phénomènes, elle ne tardera pas à disparoître.

1010. La chaleur fébrile se reconnoît par le toucher, par le sentiment du malade, par le thermomètre : elle ne monte pas au-delà de trente-six degrés. Quoique le thermomètre soit le moyen le plus sûr de reconnoître les différens degrés de la chaleur animale, on y a rarement recours dans la pratique ordinaire de la médecine : on s'en raporte le plus souvent au tact, ou bien au sentiment qu'éprouvent les malades.

1011. La chaleur animale s'éloigne de son état naturel principalement par l'augmentation et la diminution de son degré habituel. Pour que ces altérations soient réputées morbifiques, il faut qu'il y ait en même-temps lésion de quelques fonctions, ou au moins malaise, douleur, incommodité. La diminution de la chaleur est désignée ordinairement par le mot de *froid*.

1012. Le froid est une sensation pénible déterminée par la privation de la chaleur. Lorsqu'on peut l'attribuer à une cause naturelle, à un défaut d'exercice, à une diminution de la chaleur de l'atmosphère, elle ne mérite aucune considération, et ordinairement elle cesse bientôt; mais, si le froid est accompagné d'oppression, de foiblesse, de nausées, de vomissement, de douleurs de tête et de reins, de soif violente, de tremblement, il doit être regardé comme un état morbifique.

1013. On distingue différens degrés dans le froid qui survient dans les maladies. 1°. Le simple sentiment de froid, *algor* : le malade est saisi d'un froid violent sans aucune secousse ou agitation du corps. 2°. Le frissonnement, *horror, horripilatio* : un mouvement léger du corps accompagne le sentiment de froid. 3°. Le frisson, *rigor* : des secousses et des agitations inégales de tout le corps se joignent à un froid violent. Le froid morbifique varie aussi par les parties qu'il attaque; quelquefois il ne s'étend guère au-delà de la poitrine ou du bas-ventre; le plus souvent il s'étend à tout le corps. Tantôt il débute par un sentiment de froid, ou par un frissonnement entre les épaules, comme dans les affections gastriques, et tantôt il se fait d'abord sentir aux extrémités inférieures, et surtout à la plante des pieds.

1014. Il faut encore distinguer le froid réel du froid sensitif : le premier est appréciable par tous les assistans; c'est le plus commun. Le froid sensitif n'est ressenti que par le malade. Des observations nombreuses ont démontré que souvent, à la fin de la première période de la fièvre, la chaleur observée au thermomètre est non-seulement au même degré que dans l'état ordinaire, mais qu'elle passe ce degré et qu'elle monte au plus haut terme auquel elle puisse s'élever, lorsque le malade se plaint encore d'un froid glacial et qu'il ne peut supporter : c'est particulièrement dans quelques fièvres rémittentes et intermittentes ataxiques que l'on remarque des faits semblables.

1015. Le frisson fébrile est symptomatique ou critique. Le frisson symptomatique survient à l'invasion ou dans le cours des maladies ; il ne précède point leur jugement et n'amène aucun changement favorable. Le frisson critique se manifeste les jours de crise ; il est suivi de chaleur et de quelques excrétions qui soulagent les malades.

1016. L'invasion de la fièvre inflammatoire est subite, ou elle n'a que peu de signes avant-coureurs et de courte durée. Il y a au début un frisson vif et court qui ne revient plus : dans cette fièvre, il survient souvent des frissons qui précèdent les crises.

1017. Les frissonnemens irréguliers sont au nombre des signes de l'embarras gastrique. Dans les fièvres gastriques de divers types, on remarque beaucoup de différences dans la période de refroidissement ; quelquefois c'est un simple sentiment de froid, d'autres fois il y a un frissonnement ou un frisson. Galien (1) prétend que celui qui ne peut connoître au premier accès si une fièvre intermittente sera tierce, quarte ou

_____

(1) Des Crises, liv. II, ch. IV.

quotidienne, ne mérite pas le nom de médecin. Voici comment il s'explique : La fièvre tierce commence d'abord par un frisson, *rigor*, qui diffère du frisson de la quarte, parce que dans la tierce le corps paroît comme piqué et percé par le sentiment d'un froid rigoureux; tandis que dans la fièvre quarte on n'aperçoit qu'un refroidissement semblable au froid qu'on ressent pendant la gelée de l'hiver. La fièvre quarte n'arrive pas d'abord avec un frisson rigoureux; ce frisson augmente à la vérité à mesure que la fièvre prend de l'accroissement; mais les malades n'éprouvent jamais une sensation comme si on les piquoit; c'est plutôt comme si on les refroidissoit en froissant leurs chairs jusqu'aux os : de sorte qu'ils se plaignent d'une lassitude dans les os, et d'avoir en même temps les chairs contuses, pilées, froissées. Dans la quotidienne, il n'y a point de frisson, soit au commencement, soit dans l'augmentation; les malades ressentent seulement un simple refroidissement accompagné d'un frissonnement.

1018. En général, c'est un signe avantageux dans les fièvres intermittentes, lorsque les frissons, après avoir diminué d'intensité, cessent entièrement. Les fièvres intermittentes qui durent longtemps disparoissent ordinairement de cette manière.

1019. Les fièvres pituiteuses continues présentent à leur invasion des horripilations vagues. Ces frissonnemens précèdent assez souvent, pendant quelques jours, les redoublemens qui reviennent constamment chaque soir dans ces maladies. On remarque quelquefois de semblables horripilations ou un froid presque continuel parmi les signes qui précèdent l'adynamie dans les fièvres et les phlegmasies.

1020. La fièvre ataxique continue présente à son invasion des frissonnemens ou des frissons irréguliers suivis d'un léger sentiment de chaleur. Dans le cours de la maladie, on trouve une distribution très-inégale de chaleur et de froid; quelquefois la tête est brûlante et les pieds sont froids; il y a des sueurs fugaces et froides. La distribution de la chaleur est même quelquefois si inégale, qu'un côté de la face est froid, tandis que l'autre côté est le siége d'une vive chaleur. Ces anomalies de la chaleur concourent avec les autres signes à faire connoître le danger où sont les malades.

1021. Dans la peste (fièvre adéno-nerveuse), quelquefois il n'y a point de frisson à l'invasion, d'autres fois il en survient un léger; la chaleur de la surface du corps est presque naturelle, et il y a une ardeur brûlante à l'intérieur. Bertrand rapporte que, dans la peste de Marseille, la maladie prenoit la forme de fièvre intermittente, qu'elle débutoit par un petit frisson des extrémités qui duroit quatre ou cinq heures, et qui se renouveloit tous les jours à une époque fixe. Il ajoute que ce frisson étoit suivi d'une chaleur très-vive.

1022. Le froid qui dure très-long-temps et qui est accompagné des signes de forces épuisées, est dangereux : il fait craindre que les fièvres intermittentes et rémittentes ne deviennent ataxiques. Si même il arrive, dans une fièvre rémittente de

Ce caractère, et dont les accès ont toujours marché en augmentant, qu'un nouvel accès débute par un refroidissement excessif dès extrémités ; si ce refroidissement dure deux ou trois heures ou même beaucoup au-delà, de tels signes donnent tout lieu de craindre que le malade ne succombe dans le redoublement dont ils sont le prélude.

1023. Le refroidissement excessif des extrémités qui est produit par des douleurs de ventre est un mauvais signe.

1024. Le froid des extrémités, des sueurs visqueuses, grasses, froides ; le pouls auparavant très-petit, actuellement nul, après que la connoissance est revenue, tous ces signes, qui surviennent assez ordinairement dans les fièvres adynamiques, annoncent la mort.

1025. Les phlegmasies commencent ordinairement par un frisson violent et de peu de durée. Si la phlegmasie passe à la suppuration, il y a des frissonnemens irréguliers et qui ont particulièrement leur siége dans l'organe enflammé. Les frissons précèdent souvent les excrétions critiques qui surviennent dans les fièvres et dans les phlegmasies. Dehaën a même prétendu que les sueurs critiques étoient toujours précédées de frisson. Pour tirer un pronostic d'un frisson qui se manifeste dans le cours d'une fièvre ou d'une phlegmasie, il faut examiner les phénomènes qui ont précédé et qui accompagnent ce frisson. Si, dans une maladie aiguë, il survient un frisson un jour décrétoire, et lorsque le malade conserve encore toutes ses forces, on peut espérer une crise. Mais si le frisson est accompagné d'une grande foiblesse; s'il ne vient qu'après des évacuations qui aient beaucoup diminué les forces, on n'en peut porter qu'un pronostic défavorable.

1026. Dans les fièvres éruptives, et particulièrement dans la petite-vérole, c'est un signe du plus grand danger quand, après l'éruption parfaite, ou pendant la suppuration des boutons, on remarque des frissons violens et réitérés, surtout quand il y a en même temps des spasmes ou des convulsions.

1027. Dans les hémorrhagies passives, il y a peu de changement dans la température du corps, seulement lorsqu'elles sont très-violentes, elles sont accompagnées de froid et d'une grande foiblesse. Avant les hémorrhagies actives, il se manifeste une concentration des forces à l'intérieur, ce qu'indiquent les frissons ou frissonnemens, ou au moins le sentiment de froid et de constriction qui attaque particulièrement les membres supérieurs et inférieurs.

1028. Le sentiment de froid dans la colonne vertébrale a été regardé, dès les temps les plus reculés, comme un signe précurseur des spasmes et des convulsions. Avant le tétanos, les malades éprouvent souvent un sentiment de froid de la colonne vertébrale. Lorsque cette maladie est déclarée, fréquemment le visage est pâle et couvert d'une sueur froide; les extrémités sont également froides, et une sueur du même genre se répand par tout le corps. Néanmoins, lorsque les spasmes sont fréquens et violens, le pouls devient quelquefois plus grand et plus fréquent que dans l'état naturel ; le visage est rouge et tout le corps est couvert d'une sueur chaude.

1029. Nous avons vu que l'on devoit distinguer le froid réel du froid sensitif ; il en est de même de l'augmentation de la chaleur. Il ne faut pas toujours juger de son degré d'après le sentiment des malades ; quelquefois ils éprouvent la sensation d'une chaleur violente, sans que leur température appréciable par le thermomètre et par les sens du médecin, soit augmentée : il arrive même qu'ils ressentent une ardeur brûlante dans une partie dont la chaleur est réellement et considérablement diminuée, comme dans certaines gangrènes sèches. Dans ces différens cas, la chaleur est vivement ressentie, à raison de l'extrême sensibilité dont jouissent les organes dans lesquels toutes les propriétés vitales sont exaltées.

1030. L'augmentation de la chaleur animale peut être générale ou bornée à certaines parties : c'est ainsi que chez les phthisiques il y a une chaleur vive et sèche à la paume des mains et à la plante des pieds, et que l'on observe une chaleur brûlante à la poitrine dans les catarrhes et les péripneumonies. Dans les fièvres et dans presque toutes les maladies aiguës, la chaleur est à-peu-près également répandue sur tout le corps.

1031. L'augmentation de la chaleur animale présente encore plusieurs autres différences dans les maladies. 1°. La chaleur est douce, halitueuse; la peau est quelquefois sèche, mais sans âcreté; le plus souvent elle est halitueuse. Cette chaleur est généralement et uniformément répandue sur toute

la surface du corps; elle est accompagnée d'un
pouls fréquent, grand, fort, d'une soif violente et
d'une douleur plus ou moins sourde à différens endroits, particulièrement à la tête, et toujours
d'une accélération de la respiration. On trouve la
chaleur douce ou halitueuse dans les maladies inflammatoires et dans la plupart des fièvres essentielles. 2°. La chaleur est âcre et mordicante; lorsqu'on
touche la peau, on sent une certaine cuisson. Cette
chaleur âcre n'est point apparente au premier instant, mais bien quelque temps après qu'on a les
doigts appliqués au pouls; elle paroît en quelque
sorte venir des parties profondes. Le malade éprouve
aussi quelquefois le sentiment d'une chaleur mordicante; on l'observe dans les fièvres ardentes, dans
la plupart des fièvres adynamiques et ataxiques,
et particulièrement lorsque les malades sont encore
jeunes. 3°. La chaleur hectique est âcre et mordicante; mais elle ne dure point tout le jour comme
celle des fièvres continues; elle ne porte point non
plus si promptement atteinte à la vie; elle revient
par intervalles et se fait sentir plus vivement à la
paume des mains et à la plante des pieds: elle survient dans les fièvres qui accompagnent la suppuration des organes. 4°. La chaleur nerveuse vient
subitement comme par éclats ou bouffées; elle est
momentanée, peu inquiétante et toujours sans
fièvre; elle se manifeste chez les femmes à l'âge critique, et chez les personnes bilieuses et nerveuses,
avec une intensité que le tact seul fait connoître, et
qu'on n'observe point dans les autres constitutions.

1032. Dans la péripneumonie, il y a des frissons

lors de l'invasion; il se développe ensuite une chaleur plus ou moins intense, et dont le caractère est relatif à la fièvre essentielle qui complique la phlegmasie du poumon. Durant cette affection, le malade éprouve souvent à la poitrine le sentiment d'une chaleur brûlante; l'air expiré lui imprime au gosier et à la bouche le sentiment d'une vive chaleur. Si, avant le quatorzième jour, ou au plus tard à cette époque, la résolution et ses signes n'ont pas paru, et s'il arrive des horripilations vagues, souvent répétées, sans cause manifeste, ces frissonnemens indiquent que la suppuration s'établit. Les horripilations sont plus marquées à la poitrine; lorsqu'elles ont cessé, il se manifeste de la chaleur et de petites sueurs, particulièrement au thorax.

1033. Lorsque l'inflammation du foie passe à la suppuration, il s'établit des horripilations qui sont plus prononcées vers l'organe affecté, et qui se terminent également par de la chaleur et par des sueurs plus abondantes dans la même région.

1034. Il n'est pas rare que, pendant les premiers jours qui suivent la terminaison des maladies aiguës, la chaleur continue à être plus vive qu'il n'est habituel : ainsi Dehaën a expérimenté qu'après les fièvres, de quelque espèce qu'elles soient, la chaleur se soutient pendant sept ou huit jours consécutifs un peu au-dessus de la température ordinaire.

1035. A l'époque de la première éruption des règles, il survient souvent des chaleurs irrégulières quant à leur apparition et quant aux parties qui en sont le siége : ces chaleurs affectent plus particulièrement le visage.

24

1036. Lors de la cessation des règles, il y a presque toujours de grandes variations dans l'état de la chaleur animale. Les femmes sont alors sujettes à éprouver des frissonnemens irréguliers; souvent aussi elles ressentent des bouffées de chaleur qui surviennent tout-à-coup, surtout à la face : c'est ce qu'on désigne ordinairement par le mot de *feux*.

1037. Les paroxysmes violens de passion hystérique sont accompagnés quelquefois d'une chaleur brûlante que les malades ressentent dans différentes parties du corps, et principalement dans le ventre et dans la poitrine, et cela sans fièvre générale; mais ce symptôme n'indique aucun accident particulier; il ne doit pas faire craindre l'inflammation des viscères.

1038. En général, il est fâcheux d'entendre le malade se plaindre d'une chaleur brûlante dont le tact ne donne aucune connoissance. C'est ainsi que se manifestent quelquefois les gangrènes spontanées qui frappent tout un membre. Quelquefois aussi c'est un symptôme uniquement nerveux, dont la gravité est en rapport avec celle de l'affection principale; le plus souvent il se trouve lié à d'autres caractères de l'hystérie.

1039. C'est un signe favorable, dans les affections morbifiques, lorsque le malade ne sent ni plus chaud ni plus froid que dans l'état naturel : cela indique qu'il n'existe ni effort violent, ni oppression, ni épuisement des forces.

1040. Il y a cependant des fièvres fort dangereuses dans lesquelles la température du corps ne change point. Le pronostic fondé sur les autres signes n'en est pas moins fâcheux; il doit même être plus alarmant : cette anomalie indique qu'il ne se manifeste pas d'efforts conservateurs.

1041. La sécheresse, la rudesse, l'âcreté, la chaleur de la peau, doivent être mises au nombre des signes défavorables; tant qu'elles persistent, on ne doit pas croire que la maladie soit prête à se terminer. Mais si, de rude et sèche qu'elle étoit, la peau devient souple et humectée comme dans l'état de santé, ce changement est d'un très-bon augure ; il donne lieu d'espérer que la maladie se terminera bientôt et heureusement.

1042. Dans les maladies aiguës, le sentiment de froid des parties externes, joint au sentiment d'une chaleur brûlante dans les parties internes annonce du danger. S'il arrive, dans ces maladies, qu'après les symptômes les plus fâcheux et avec un mauvais pouls, beaucoup de foiblesse, peu de chaleur à l'habitude du corps et refroidissement des extrémités, le malade sente un feu dévorant dans l'intérieur du corps, on doit croire que sa mort est prochaine.

1043. Il vaut mieux que l'augmentation de la chaleur ait lieu par tout le corps, que si elle étoit bornée à quelques parties. Des efforts qui se partagent entre tous les organes amènent plus facilement des résultats plus heureux, que lorsqu'ils ne se font que dans quelques portions de l'organisme.

DES SIGNES TIRÉS DES ODEURS.

1044. Tous ceux qui se sont occupés de l'art de
guérir ont observé les différentes odeurs que notre
corps exhale tant en santé qu'en maladie. L'auteur du traité *de Arte* a placé les odeurs dans la
classe des signes. Si on jette un coup-d'œil sur les
écrits des médecins cliniques de chaque siècle, par-
tout on voit l'odorat éclairer leurs observations ;
on trouve même parmi le peuple cette opinion
généralement établie et répandue. Les habitans des
campagnes et les gardes-malades les observent scrupuleusement ; elles déterminent une grande partie
de leurs jugemens sur les maladies. On les entend
chaque jour avertir le médecin sur les changemens
qui les frappent dans l'odeur des sueurs, des selles,
des urines, des crachats, des humeurs que rendent
les ulcères ou les exutoires des personnes qu'ils
approchent : ils saisissent le moindre changement
d'odeur que ces objets leur présentent. Leurs réflexions paroissent d'autant plus fondées, que, toutes
nos excrétions étant le résultat de l'exercice des
fonctions, et particulièrement de l'animalisation,
leur changement doit nécessairement annoncer celui de la santé ou de la maladie(1).

1045. Il y a une odeur propre à chaque sexe en
santé ; il y en a aussi une particulière à chaque âge.
Le climat que l'homme habite, les saisons qu'il y

---

(1) Mémoire sur les Odeurs, par M. Brieude. Hist. de la
Société royale de Médecine, année 1789.

éprouve, les alimens dont il se nourrit, les passions
auxquelles il se livre, le genre de travail qui l'occupe, les arts qu'il exerce, l'air enfin qu'il respire,
modifient différemment les humeurs qu'il assimile,
ainsi que celles qu'il exhale; d'où résultent nécessairement des odeurs différentes.

1046. Il n'est personne qui ne se rappelle aisément l'odeur aigre que répandent les enfans. On la
retrouve dans toutes leurs humeurs pendant le temps
de la lactation; à peine, à cette époque, les matières
fécales sont-elles fétides; tout, jusqu'à leurs croûtes lactées, exhale un aigre développé. C'est un des
caractères de la santé de cet âge, que les nourrices
connoissent très-bien; car si cet aigre devient trop
piquant dans leur respiration ou leur transpiration,
si leurs urines prennent une odeur trop aigre ou
trop alcaline, elles soupçonnent aussitôt que leurs
enfans sont malades. La nuance de ces deux aigres
des enfans, l'un signe de leur santé, l'autre de leur
état maladif, ne peut point être rendue par des
mots, l'expérience seule peut la faire connoître.

1047. L'odeur aigre disparoît ordinairement
dans le mâle à l'époque de sa puberté; une odeur
forte que chacun connoît sans pouvoir l'exprimer,
qui le distingue de la femme, sera désormais un
caractère de sa santé jusqu'à la vieillesse. Avant la
puberté, la transpiration est la même dans les deux
sexes, et ne peut leur servir de signe distinctif. A l'é-
poque de la puberté, l'odeur particulière à l'homme
commence à devenir si forte et si marquée, lorsqu'il
est sain et vigoureux, qu'elle seule le feroit reconnoître sans le secours des autres sens. Il la conserve

jusque dans l'âge le plus avancé lorsqu'il est fortement constitué ; elle augmente ou diminue cependant, suivant le nombre de ses années, et selon
que sa constitution est plus au moins bilieuse. La
révolution de la puberté n'opère point le même effet chez les femmes : elle est nulle à l'odorat ; leur
fibre lâche et peu exercée émousse seulement pour
lors l'aigre de leur enfance, et donne à leur transpiration une odeur fade et douceâtre qui ne change
plus, même dans leur vieillesse, à moins qu'elles
ne soient d'une constitution fortement bilieuse.
On appelle *viragines* celles qui ont cette constitution qui est la même que celle du mâle : elle se
fait sentir en même temps que les signes de leur
puberté paroissent.

1048. De toutes les modifications qu'éprouvent
nos odeurs, celle qui leur vient des alimens est une
des plus sensibles. Le médecin doit y faire beaucoup d'attention, s'il veut parvenir à la connoissance des constitutions. On peut supposer, avec
une grande probabilité, que nos forces digestives
n'assimilent jamais si parfaitement nos alimens,
qu'il ne reste quelques-unes de leurs parties qui ne
l'aient été qu'imparfaitement ; il y a d'ailleurs des
gaz, des sels, des esprits recteurs qui éludent l'action de ces forces, et qui sortent intacts par la voie
des émonctoires. C'est principalement sur les urines
que porte l'odeur particulière des alimens et des
boissons. La transpiration n'en est pas exempte ; elle
se ressent d'une manière sensible de l'odeur de
la truffe chez ceux qui en ont mangé copieusement,
ainsi que de celle de l'ail.

1049. La différence du climat, réunie peut-être à celle des alimens, produit un des plus grands changemens que l'on remarque dans l'odeur qui s'exhale du corps de l'homme. Sous la zône torride, la sueur des nègres a toujours une odeur si infecte qu'on peut à peine s'arrêter quelques momens auprès d'eux. Les *Fimois* et les *Eskimaux* qui habitent près des poles répandent autour d'eux une puanteur insoutenable.

1050. Les passions n'influent pas moins sur nos odeurs; celles qui diminuent nos mouvemens organiques les anéantissent, soit en interceptant les sécrétions, soit en diminuant le développement de leurs parties volatiles. Les personnes qu'une tristesse profonde mine insensiblement, perdent l'odeur qui caractérisoit leur santé. Les passions qui nous frappent par accès et par secousses produisent un effet contraire; la colère et la terreur augmentent presque subitement la fétidité de la transpiration, surtout de celle des aisselles. La respiration des personnes en fureur a une odeur très-forte. Les vents et les selles qui sont l'effet de la frayeur sont d'une puanteur insupportable.

1051. Pour mesurer exactement la santé d'un individu par l'odorat, il ne suffit point d'avoir bien distingué chaque espèce d'odeur qui est le résultat de toutes les modifications que nous venons de parcourir, il faut encore s'être fait une habitude de toutes celles qui sont locales chez lui. La transpiration axillaire, celle des pieds et des cheveux, doivent répandre dans l'âge moyen une certaine fétidité que chacun connoît; le sexe n'en a point ordinairement ; l'enfance et la vieillesse en sont exemptes. L'expérience nous apprend à juger du degré où ces odeurs sont excessives : lorsqu'elles sont infectes au point qu'Horace exprimoit par ces mots *hircum olet*, c'est pour lors une incommodité que la médecine a peine à corriger sans danger. L'infection des roux et des rousses n'en est pas moins un caractère de leur santé.

1052. Il est difficile de se former une idée claire et distincte de chaque odeur. Il est en même-temps presque impossible de pouvoir transmettre aux autres les connoissances que l'on acquiert, vu la disette de mots propres à les désigner ; il faut s'exercer soi-même auprès des malades pour se bien graver dans la mémoire un tableau exact de toutes les odeurs.

1053. La chaîne des odeurs, soit de la santé, soit des maladies, est à la vérité très-difficile à former dans notre entendement, à cause de leurs subdivisions et de leurs combinaisons innombrables, de leurs nuances infinies, de leurs différences presque insensibles, mais très-réelles. Il est cependant facile d'en sentir les deux extrêmes qui sont fixes et invariables : c'est l'odeur aigre et l'infection putride. Il n'est point d'humeur en nous qui ne tourne à l'aigre ou à la pourriture : dès lors tous les états intermédiaires des odeurs ne sont plus que des nuances plus ou moins fortes d'acides ou d'alcalis, ou des combinaisons de toutes les deux jointes à quelques autres principes moins remarquables. Si l'on suit l'odeur des humeurs pendant la santé, dans tous les âges de la vie, on observe qu'elle commence par être très-aigre au moment de la naissance, que cet aigre s'adoucit jusqu'à l'époque de la puberté, qu'il devient pour lors, dans le mâle, de plus en plus fétide jusqu'à la vieillesse, où l'odeur alcaline fait place à une autre espèce d'aigre qui ressemble à celui de l'enfance. Dans les maladies, au contraire, l'odeur acide paroît rarement développée : je ne connois que les excrétions laiteuses et les suppurations écrouelleuses dans lesquelles elle soit évidemment marquée. La fermentation putride porte toujours plus ou moins rapidement les humeurs vers le dernier degré de l'alcalescence, qui se manifeste, je crois, dans l'odeur cadavéreuse des déjections, dans les dysenteries malignes, dans les dernières périodes du scorbut, et surtout dans les suppurations cancéreuses.

1054. La fétidité de l'haleine est un des signes de l'embarras gastrique. Dans le scorbut qui attaque les gencives, il s'échappe de la bouche une odeur infecte, et bien facile à reconnoître lorsqu'elle a déjà été sentie. La dégénérescence spontanée des alimens dans l'estomac dans certains cas d'hypochondrie et d'hystérie, la salivation mercurielle, les dents cariées, l'ozène des différens sinus que tapisse la membrane pituitaire, quelquefois même le pus des vomiques, donnent à l'haleine une telle fétidité, que l'odorat seul suffit pour faire reconnoître beaucoup de maladies, par la seule infection de la respiration des malades.

1055. L'odeur des selles influe beaucoup sur le

pronostic à porter des fièvres gastro-adynamiques et gastro-ataxiques. Quelquefois le malade, parvenu à une époque critique et accablé par les symptômes les plus fâcheux, surtout par un assoupissement léthargique, est tout-à-coup inondé dans son lit par une selle épaisse, jaune ou noirâtre, dont l'odeur infecte l'appartement et jette l'alarme parmi ceux qui l'entourent. Cette même infection rassure au contraire le médecin : elle annonce une crise heureuse que la diminution des symptômes confirme bientôt après. Une autre fois il voit une selle huileuse et rougeâtre, d'une odeur cadavéreuse différente de la précédente, qui n'a que la puanteur de la rancidité bilieuse ; et le pronostic fâcheux qu'il en porte est ordinairement suivi de la mort du malade.

1056. Durant les fièvres gastro-adynamiques et ataxiques, il s'échappe du corps des malades une odeur particulière que l'on a comparée à celle de souris ; quelquefois même elle est alors terreuse et cadavéreuse. Les sueurs symptomatiques qui surviennent au commencement de ces maladies sont presque inodores. A une époque plus avancée, les sueurs et les matières des autres excrétions prennent une odeur plus forte. Les sueurs critiques et abondantes qui terminent les fièvres inflammatoires, les phlegmasies de la poitrine et diverses autres maladies, sont un peu aigres, douceâtres, presque inodores. Les sueurs des fièvres intermittentes donnent une odeur qui ressemble à celle du pain grossier frais ; celles qui se manifestent dans les fièvres rémittentes muqueuses sont d'une odeur également fade et acide.

1057. L'extrême fétidité des matières des différentes excrétions est un mauvais signe dans les fièvres gastro-adynamiques et ataxiques ; le pronostic doit être très-fâcheux lorsqu'il s'exhale de tout le corps une odeur fétide, terreuse, cadavéreuse.

1058. Avant et pendant l'éruption de la petite-vérole, les malades répandent, surtout par la bouche, une odeur qui approche de celle de l'oignon : à l'époque de la suppuration cette odeur est plus fétide. Dans certaines petites-véroles de mauvais caractère, on a trouvé cette odeur assez semblable à celle de la saumure de hareng. Dans la rougeole, l'odeur est un peu acide : aussi son apparition concourt, avec un picotement et une démangeaison de tout le corps, à faire présager la sortie prochaine de l'éruption. Les malades attaqués d'éruption miliaire bénigne exhalent une odeur acide ; lorsqu'il survient une complication de fièvre adynamique ou ataxique, l'odeur devient infecte. C'est autant par l'odeur de l'éruption que par les autres caractères des boutons et de la fièvre essentielle, que l'on peut suivre la marche de la miliaire laiteuse.

1059. C'est un mauvais signe lorsque, chez les convalescens, la transpiration insensible, les sueurs, les sécrétions sébacées et les autres excrétions ne reprennent point leur odeur primitive, et telle qu'elle étoit avant la maladie.

1060. Le plus grand nombre des maniaques,

des mélancoliques et des épileptiques exhale une
odeur fétide ; chez quelques-uns cependant elle
est seulement douceâtre, aigre. Lorsque des flux
de ventre critiques ou symptomatiques surviennent dans ces maladies, les matières sont ordinairement très-infectes.

1061. Dans les maladies cutanées chroniques,
l'odeur qui s'échappe du corps est fort remarquable
et presque toujours fétide, quoiqu'on puisse y
reconnoître des différences. Chez les galeux, on
observe une odeur qui ressemble au moisi. L'o-
deur des dartres rongeantes ou vives est âcre, em-
pyreumatique. Dans l'éléphantiasis, l'haleine est
fétide. La teigne faveuse exhale une odeur particulière, et que l'on a comparée tantôt à l'urine de
chat, et tantôt à l'odeur que l'on remarque dans
les appartemens infectés par une grande quantité
de souris. Les autres espèces de teigne donnent une
odeur analogue à celle du beurre rance, et d'autres
fois à celle du lait qui commence à aigrir ou à se
putréfier.

1062. C'est particulièrement dans les maladies
de poitrine que l'on observe des changemens dans
l'odeur des excrétions. Durant la troisième période
de la phthisie, les crachats, jusqu'alors inodores ou
aigres, deviennent le plus souvent infects. Les
sueurs de la seconde période de cette maladie sont
ordinairement aigres ; elles acquièrent de la fétidité à une époque plus avancée. Durant la troisième période de la phthisie, il survient souvent
des selles qui ont une odeur cadavéreuse. Cette
odeur paroît quelquefois par intervalles dans le

second degré; il est même à remarquer que les crachats conservent leur odeur aigre, en même temps que cette odeur cadavéreuse se manifeste déjà dans les selles.

1063. Les ulcères scrophuleux, de même que les croûtes dont ils se recouvrent quelquefois, exhalent une odeur aigre que l'on reconnoît distinctement si on s'en approche. Les croûtes lactées des enfans, certaines teignes bénignes, ainsi que quelques abcès, conservent un caractère d'aigre dans l'odeur qu'ils répandent : toutes les suppurations muqueuses et lymphatiques donnent, en général, cette même odeur.

1064. De toutes ies odeurs que le corps humain peut exhaler, il n'en est point de plus infecte que celle des cancers; il y en a de plusieurs espèces, toutes également insupportables. Cette infection diminue quelquefois avec l'âge. On a vu des femmes pousser leur carrière jusqu'à quatre-vingts ans avec un cancer ouvert depuis un grand nombre d'années : il n'avoit presque plus d'odeur sur la fin de leurs jours, quoiqu'il eût été très-infect.

1065. L'on connoît l'odeur aigre des sucs lymphatiques ou laiteux qui s'écoulent par le vagin et la matrice dans le catarrhe utérin (les flueurs blanches). La matière de ce flux acquiert souvent une odeur plus ou moins fétide par des erreurs de régime, etc. Si cette odeur est très-infecte, cadavéreuse et la couleur sanieuse, avec des douleurs insupportables, on assure alors qu'il y a un ulcère cancéreux dont l'existence est autant prouvée par l'espèce de puanteur que par les autres signes.

1066. L'on observe chaque jour, dans le pansement des plaies, et même de toutes les suppurations cutanées, que, si un malade s'est livré à des passions violentes, s'il a fait des exercices trop forts où qui aient duré trop long-temps, s'il observe un mauvais régime, s'il abuse surtout des liqueurs fortes, s'il vit d'alimens âcres, salés, s'il habite un air infect et marécageux, la matière de la suppuration change dans ses qualités, et que c'est surtout à l'odeur du pus que ce changement se fait remarquer.

1067. Lorsque les suppurations internes rendent du véritable pus, il commence toujours par exhaler une odeur aigre, à moins qu'il n'ait séjourné dans quelque sac avant d'être expulsé. A mesure que la fièvre lente qui accompagne ces suppurations augmente, le pus devient fétide.

1068. Les eaux des hydropiques que l'on retire par le moyen de la ponction présentent différentes couleurs, en même temps qu'elles exhalent des odeurs plus ou moins fétides. Nous parvenons souvent par l'habitude de l'odorat à avoir un signe de plus, et qui concourt à nous faire juger si la maladie est incurable, ou si elle est susceptible d'un traitement radical.

1069. La fétidité des lochies s'observe particulièrement chez les femmes d'une mauvaise constitution; on l'a quelquefois regardée d'une manière générale comme un signe de l'âcreté et de la corruption des humeurs : il ne faut cependant s'en alarmer que jusqu'à un certain point. Le séjour du sang caillé dans le vagin ou dans la matrice est souvent la principale cause de cette corruption, que l'on fait cesser en nettoyant ces parties au moyen d'injections.

DES SIGNES TIRÉS DE LA TRANSPIRATION ET DE LA SUEUR.

1070. Une vapeur abondante s'exhale sans cesse de toute la surface du corps, et porte le nom de *transpiration insensible* lorsque, réduite en gaz par l'air qui la dissout, elle échappe à notre vue : on l'appelle *sueur* quand, plus abondante, elle coule sous forme liquide. Il suffit, pour produire la sueur, que l'air ne puisse vaporiser la transpiration insensible, soit que la peau en sécrète plus que de coutume, soit que l'atmosphère trop humide soit trop peu dissolvante.

1071. La matière de la transpiration insensible et de la sueur est en grande partie aqueuse, assez analogue à l'urine; elle tient en dissolution plusieurs sels, les débris volatilisés de la substance animale, quelquefois même des acides, comme dans les cas où M. Berthollet y a reconnu l'acide phosphorique, et dans quelques autres maladies où le corps exhale une odeur manifestement acide : enfin elle peut contenir de l'ammoniaque. L'odorat, dans certaines circonstances, indique la présence de cet alcali dans les sueurs ou dans la transpiration. Ces diverses substances doivent être évacuées, et produisent des accidens, lorsqu'elles sont retenues. Il ne faut cependant pas rapporter toutes

les maladies à l'interruption de la transpiration
ou des sueurs. Cette interruption est plus souvent
effet que cause du trouble de la santé.

1072. La transpiration insensible et la sueur
suppléent souvent à d'autres excrétions, et pré-
viennent les accidens que leur cessation produi-
roit. La quantité de l'urine et de la sueur est ordinairement en rapport inverse. Il est rare que la
sueur accompagne d'autres évacuations abondantes. Quand les malades attaqués de suppurations internes ont des sueurs copieuses, ils sont
moins tourmentés de la diarrhée.

1073. La peau, lorsqu'elle est perpétuellement
humide, chez des personnes d'ailleurs saines,
indique une laxité de cet organe, et en général
de la foiblesse. Ces personnes sont très-sujettes
aux maladies qui proviennent de transpiration
arrêtée.

1074. C'est dans les maladies produites par des
interruptions de transpiration que l'on observe le
plus grand nombre de sueurs salutaires. Leurs
effets avantageux se remarquent particulièrement
dans les fièvres inflammatoires, les catarrhes, les
rhumatismes, les éruptions, quelquefois aussi
dans les affections gastriques et dans les fièvres intermittentes. Les sueurs qui surviennent avant la
petite-vérole et la rougeole ont coutume d'en
accélérer l'éruption. Ce n'est guère que dans les
hydropisies déterminées par des sueurs ou des
transpirations interrompues et sans affections organiques, que les sueurs sont favorables et amènent
la guérison. Si, dans les maladies qui ordinaire-

ment se terminent par des sueurs, il n'en survient point, et qu'aucune autre évacuation ne les remplace, cela est mauvais.

1075. Une peau molle, également humide, est un bon signe dans les maladies. La sécheresse et la rudesse de la peau doivent être mises au nombre des signes défavorables : tant qu'elles persistent, on ne doit pas croire que la maladie soit prête à se terminer. Mais si, de rude et sèche qu'elle étoit, la peau devient souple et humectée, comme dans l'état de santé, ce changement est d'un très-bon augure : c'est un signe qui donne lieu de croire à une prompte et heureuse terminaison.

1076. Les sueurs qui surviennent dans les maladies présentent des différences. Il faut considérer, 1°. les sueurs critiques et celles qui sont symptomatiques ; 2°. les sueurs générales et les sueurs partielles ; 3°. la quantité ou l'abondance des sueurs ; 4°. leurs diverses qualités.

1077. La sueur critique est générale ; le malade se trouve soulagé pendant qu'elle coule ; bientôt après les symptômes fébriles diminuent progressivement ; enfin ils cessent entièrement. La sueur symptomatique ne diminue en rien la violence de la maladie ; les douleurs, la chaleur, l'insomnie, la fréquence, la dureté, l'irrégularité du pouls, les spasmes, etc., persistent au même degré. La sueur critique survient plus souvent aux sujets d'une constitution molle et humide, et à ceux qui ont des sueurs habituelles, ou chez qui d'autres maladies se sont déjà terminées par des sueurs. Lorsque la maladie a été produite par une sup-

25

pression de transpiration, la sueur la juge plus promptement et plus sûrement que toutes les autres évacuations.

1078. Les signes qui annoncent la sueur critique sont la constipation, la suppression des urines sans cause manifeste, le pouls ondulant, caractérisé par la mollesse de l'artère, son développement et la grandeur progressive des pulsations, la rougeur et la chaleur de la peau avec un relâchement et une détente sensible de cet organe; une vapeur chaude et humide qui s'en élève, et qui commence ordinairement vers les flancs ou les lombes; enfin un frisson plus ou moins violent.

1079. La crise prompte et complète par la sueur est souvent immédiatement précédée d'un frisson. Dehaën, qui a écrit une Dissertation sur les sueurs critiques dans les maladies aiguës, assure qu'un frisson les précède toujours; mais l'observation fait voir que des sueurs critiques surviennent sans qu'aucun refroidissement se soit manifesté avant leur apparition.

1080. Les sueurs critiques ont coutume de venir après minuit et vers le matin : celles qui se manifestent le soir sont presque toujours symptomatiques.

1081. Les sueurs bienfaisantes et critiques amènent du soulagement; le malade s'endort tranquillement après; la température du corps se rapproche de l'état naturel; le pouls devient moins fréquent, plus égal et plus mou; enfin elles ne sont pas trop abondantes.

1082. La sueur peut être avantageuse et même critique, dès le premier jour, dans une fièvre éphémère, dans une fièvre de rhume; mais on ne doit pas s'attendre qu'elle ait rien de critique au commencement d'une fièvre qui a débuté avec les symptômes d'une maladie grave.

1083. Les sueurs sont favorables quand elles surviennent vers la fin des maladies aiguës après d'autres crises; elles achèvent et rendent complète la terminaison : c'est ce qu'on remarque particulièrement dans les fièvres inflammatoires, les catarrhes, les rhumatismes, les exanthèmes, et même dans les fièvres gastriques et dans toutes les fièvres intermittentes.

1084. Lorsque le malade a pendant la sueur une plus grande anxiété, de la chaleur, des frissons irréguliers, des douleurs et des crampes plus fortes; lorsqu'il reste dans une insomnie très-pénible avec un pouls plus fréquent, plus vîte, plus inégal qu'auparavant; lorsqu'enfin, cette sueur se prolongeant, il se sent épuisé, elle est symptomatique et fâcheuse. Après cette sueur, le malade sent encore plus de chaleur, de froid ou de frisson, d'anxiété, de douleurs ou de crampes; son pouls est plus fréquent et plus dur; sa peau est sèche; ses sensations sont émoussées ou perverties.

1085. Les sueurs symptomatiques viennent ordinairement au commencement des maladies aiguës; elles affoiblissent beaucoup et enlèvent la partie la plus fluide des humeurs; elles diminuent les autres excrétions; elles troublent la coction et retardent ou empêchent les crises. Lorsque les sueurs symptomatiques n'amènent pas une mauvaise terminaison, les maladies se jugent tard par d'autres évacuations critiques ou par une sueur abondante.

1086. La sueur n'est point salutaire dans les maladies aiguës déjà parvenues à leur période d'accroissement; car, dans l'état d'irritation qui existe alors, aucune évacuation ne peut être critique. Cependant, lorsque les maladies ont été produites par des transpirations arrêtées, les sueurs qui surviennent promptement sont ordinairement favorables.

1087. Dans la deuxième période des maladies, les sueurs sont salutaires lorsqu'il doit survenir une éruption; elles ont coutume d'accélérer la sortie de la petite-vérole et de la rougeole. Dans les autres cas, les sueurs qui se manifestent dans le plus haut degré des maladies en augmentent encore la violence, et contribuent souvent à produire les effets les plus fâcheux.

1088. Les parties qui sont le siège de la sueur peuvent être plus ou moins étendues : de là naît la division importante des sueurs en générales et en partielles ou locales. Les premières occupent toute l'habitude du corps; les autres sont bornées à certaines parties, ordinairement à la tête, au cou, à la poitrine.

1089. Quelques personnes, jouissant d'ailleurs d'une bonne santé, ont habituellement des sueurs des mains ou des pieds. L'interruption de ces sueurs détermine constamment des maladies gra-

ves, aiguës ou chroniques. Si les maladies aiguës
ne sont pas suivies de la mort, les sueurs reviennent le plus souvent dans la convalescence. Les
maladies chroniques causées par des sueurs arrêtées ne se guérissent que lorsque les sueurs reparoissent.

1090. Des sueurs particlles ont quelquefois ga-
ranti d'autres maladies. Bertrand assure que, durant la peste qui régna à Marseille en 1720, il fut
préservé de cette maladie par des sueurs qui lui
survinrent sous les aisselles, et qui continuèrent
jusqu'à ce que la contagion eût cessé.

1091. La sueur qui se borne au front, au visage, au cou, le reste du corps étant dans un état
de sécheresse, est symptomatique; elle annonce,
dans les maladies aiguës, le danger dont le degré
doit être déterminé par la considération des autres
signes que présente la maladie. Les phlegmasies
qui passent à la suppuration déterminent souvent
de petites sueurs qui d'abord ne s'étendent guère
au-delà de la région de l'organe affecté.

1092. La sueur, quoiqu'abondante et universelle, n'en annonce pas moins quelquefois une
mort prochaine; et dans ce cas elle est accompagnée d'une excessive foiblesse, de la face hippocratique, de l'anxiété, en un mot, des signes les
plus funestes.

1093. Après les maladies, il n'est pas rare qu'il
reste quelques sueurs partielles : elles sont communément utiles pour la terminaison complète
des affections auxquelles elles succèdent.

1094. Les sueurs diffèrent beaucoup pour la

quantité : lorsqu'elles sont peu abondantes, on les désigne ordinairement sous le nom de *moiteurs* Des sueurs très-abondantes se manifestent quelquefois dans les fièvres intermittentes.

1095 Une sueur abondante, au commencement des maladies aiguës, est toujours dangereuse, surtout chez les personnes foibles, dont elle diminue encore les forces. Dans le cours de la maladie, une sueur abondante, et qui n'est pas critique, annonce un grand danger, particulièrement si elle est accompagnée d'autres mauvais signes.

1096. Des sueurs abondantes sont rangées parmi les principaux signes d'une suppuration déjà faite dans la poitrine; et l'on observe, dans ce cas, que les sueurs commencent par la poitrine, et qu'elles en coulent toujours en plus grande quantité.

1097. La qualité des sueurs varie principalement par rapport à l'odeur, à la couleur, à la consistance, à la chaleur et au goût. Les signes qu'on pourroit tirer de cette dernière qualité ne sont pas fort connus, parce que les médecins ne s'avisent pas de goûter la sueur de leurs malades et d'en examiner la saveur. Il n'est pas douteux qu'on pourroit tirer de cette qualité des remarques utiles; mais, outre que le moyen n'en est pas agréable, il n'est pas certain qu'il seroit sans danger.

1098 Une bonne sueur doit être chaude, si elle perd trop tôt sa température et qu'elle paroisse sortir froide à travers la peau, c'est un signe fâcheux, et qui est le plus souvent accompagné d'autres signes également à craindre. Dans les inflammations internes, les sueurs foides annoncent le passage à la gangrène et la mort. Mais, chez les hystériques et les hypochondriaques, les sueurs froides sont des signes de peu de valeur.

1099. Les sueurs froides, soit générales, soit partielles, précédées et accompagnées des symptômes les plus fàcheux, annoncent une mort prochaine. Mais on ne doit pas ignorer que les parties suantes et découvertes se refroidissent par l'action de l'air extérieur. On doit savoir que les sueurs froides mortelles sont toujours précédées et accompagnées des signes les plus funestes. Faute de pareille attention, l'on pourroit tomber dans les erreurs de pronostic les plus absurdes.

1100. Vers le plus haut degré de violence des fièvres tierces, et quand la soif commence à s'éteindre par la boisson, il s'élève de la peau des malades beaucoup de vapeurs chaudes qui annoncent la sueur prochaine. La sueur qui s'écoule ensuite est chaude et vaporeuse comme celle qui est occasionnée par le bain chaud; tout le corps sue également, et le pouls est alors grand, souple et souvent ondulant.

1101. Une sueur partielle chaude fait souvent connoître la souffrance de la partie sur laquelle elle se trouve; elle se remarque dans quelques inflammations latentes de poitrine : c'est un mauvais signe.

1102. Dans les maladies, l'odeur de la transpiration et de la sueur éprouve souvent des changemens que nous avons déjà exposés en traitant des signes tirés des odeurs : il suffira de rappeler que l'odeur des sueurs, ordinairement douce, fade ou un peu aigre, quelquefois même fétide dans l'état de santé, devient, durant les maladies, plus acide, plus alcaline, quelquefois extrêmement fétide.

1103. La suppression d'une autre évacuation donne ordinairement une odeur particulière à la sueur : dans les rétentions d'urine, elle prend une odeur urineuse; elle devient fade et aigre après l'accouchement, surtout lorsqu'il survient des accidens causés par une mauvaise sécrétion du lait.

1104. La transpiration est généralement très-fétide dans l'aliénation mentale, et son odeur a un caractère particulier qui se fait remarquer, quelque soin de propreté que les aliénés aient, et qui s'imprègne aux meubles et aux appartemens d'une manière durable. Elle est abondante chez les maniaques; il est des momens où ils ont la peau brûlante et très-sèche. Chez les mélancoliques paisibles, elle est supprimée : la peau est aride; mais les extrémités des membres sont froides et constamment baignées d'une sueur froide.

1105. Les sueurs diffèrent par leur consistance, qui ordinairement est ténue, liquide, douce au toucher, et qui d'autres fois est épaisse, visqueuse et comme poisseuse. Des sueurs modérément claires et fluides sont toujours plus avantageuses que des sueurs collantes et tenaces; qui ne prennent ces caractères que par l'exsudation d'une plus grande quantité de matière animale dissoute dans le liquide.

1106. La sueur, qui est claire et presque ino-dore dans l'état de santé, devient, sur le visage des mourans, épaisse, visqueuse, et d'une odeur acide ou même fétide.

1107. On donne le nom de *sueur colliquative* à celle qui est abondante, continuelle, visqueuse, gluante, fétide, et jointe à un grand épuisement des forces. Dans toutes les maladies, soit aiguës, soit chroniques, les sueurs colliquatives sont très-mauvaises.

1108. On observe, vers la fin des grandes hé-morrhagies, une sueur épaisse, visqueuse et comme gluante : elle est un des signes les plus certains de leur terminaison.

1109. Les sueurs prennent diverses couleurs dans les maladies : elles teignent le linge en jaune dans certaines fièvres bilieuses; elles lui donnent une couleur rouge quand le sang sort mêlé avec la sueur. M. Fourcroy a observé une sueur qui donnoit au linge une belle couleur bleu de Prusse. Borellus a vu des sueurs noires, Fabrice de Hilden de safranées. Olaüs Borrichius dit qu'un phthi-sique eut des sueurs noires.

1110. Toute sueur qui est colorée est mauvaise, si cette couleur n'est pas l'effet de quelques sub-stances colorées qui ont été prises : ainsi la rhu-barbe donne une teinte jaune aux sueurs. La sueur de sang est moins à craindre quand elle rem-place une autre évacuation du même liquide, par exemple, la menstruation.

DES SIGNES TIRÉS DES HÉMORRHAGIES.

1111. Lorsque les hémorrhagies sont primitives, elles appartiennent à une classe de maladies comprise dans la nosographie. Nous ne considérerons ici que les hémorrhagies symptomatiques et critiques.

1112. Les hémorrhagies symptomatiques se montrent dès le commencement ou le progrès de la maladie : elles sont trop abondantes ou trop modiques ; de mauvais signes les accompagnent assez souvent ; elles n'apportent aucun soulagement ; elles sont produites par quelques lésions des propriétés vitales des vaisseaux et l'altération des qualités du sang.

1113. Les hémorrhagies critiques ne viennent que dans certaines maladies et ordinairement à certaines époques : elles ne sont pas trop violentes, et le malade en éprouve du soulagement. Le plus souvent les écoulemens de sang critiques viennent du nez, de l'utérus et du fondement.

1114. L'âge du sujet, sa disposition particulière à une hémorrhagie sont les circonstances principales qui, jointes aux signes critiques, donnent lieu de s'attendre que la maladie sera bientôt jugée par cette espèce de crise. La méthode perturbatrice que suivent quelques médecins dans le traitement des maladies aiguës paroît rendre les crises par hémorrhagie un peu moins fréquentes.

1115. L'hémorrhagie nasale critique est ordinairement précédée d'un sentiment de froid qui saisit tout le corps, et d'un gonflement léger, mais sans douleur, des hypochondres. Les autres signes critiques qui annoncent cette hémorrhagie sont la grandeur du pouls et son rebondissement, la douleur du cou, l'assoupissement, le battement violent des temporales, l'obscurcissement de la vue, le larmoiement, la rougeur vive de la face et des yeux, quelquefois le tintement d'oreille et le délire, très-souvent un prurit dans les narines, et, selon Galien, la perception des objets colorés en rouge. Si le visage est notablement plus rouge d'un côté que de l'autre, on est en droit de présumer que le sang viendra de la narine du même côté.

1116. Les signes particuliers qui annoncent les crises par l'utérus chez les femmes, et par le flux hémorrhoïdal chez les hommes, sont la pesanteur, la tension, la chaleur, la douleur des lombes et de l'hypogastre, et les inégalités dans le pouls.

1117. Si la période des menstrues tombe dans le cours d'une maladie aiguë, il est avantageux et de bon augure qu'elles paroissent au temps et à la quantité ordinaires (1).

1118. Les hémorrhagies critiques abondantes soulagent plus que les modiques plusieurs fois répétées. Une hémorrhagie dans laquelle le sang s'échappe goutte à goutte n'est presque jamais critique.

_____

(1) LEROY.

1119. Le siége des hémorrhagies symptomatiques et critiques varie dans les différens âges.
Dans la jeunesse, les hémorrhagies se font par la
tête; depuis la puberté jusqu'à trente-cinq ou
quarante ans, ce sont des hémoptysies, des vomissemens de sang; dans un âge plus avancé, ce
sont des fluxions hémorrhoïdales chez les hommes,
et chez les femmes, des fluxions sanguines par la
matrice. Le plus ordinairement ces hémorrhagies
se font par exhalation, d'autres fois par érosion;
comme dans l'hémoptysie symptomatique de la
phthisie pulmonaire ulcérée. Le printemps et l'été
sont les saisons où les hémorrhagies paroissent le
plus communément : on les observe plus souvent
chez les sujets d'un tempérament sanguin et chez
les femmes.

1120. Le sang qui s'échappe dans les hémorrhagies offre quelques différences à remarquer. Dans
les maladies inflammatoires, il est épais, consis-
tant; il forme un caillot volumineux et plus dense.
D'après une analyse faite par MM. Déyeux et Par-
mentier du sang pris chez des pleurétiques, on
peut conclure que le caractère inflammatoire du
sang consiste dans une fonte, une liquéfaction de
la partie fibreuse et de la matière albumineuse,
au lieu de l'épaississement et de la coagulation
qu'on y avoit admis. Il faut convenir que cette
analyse du sang s'accorde peu avec les propriétés
physiques qu'on y remarque. Dans la chlorose ou
les pâles couleurs, et chez quelques scorbutiques,
il est très-liquide, d'un rose pâle, presque blanc;
il s'étend beaucoup sur le linge qui le reçoit, et ne

forme presque point de caillots : il semble que les
artères et les veines sont remplies d'une liqueur à
peine sanguine.

1121. C'est particulièremènt dans la fièvre inflammatoire qu'une hémorrhagie nasale abondante termine quelquefois subitement la maladie ;
d'autres fois elle est jugée par de petites pertes
de sang répétées, et toujours par la même voie.
Chez les femmes, l'éruption abondante des menstrues est souvent la crise d'une maladie inflammatoire.

1122. Les hémorrhagies critiques ne sont pas
les seules que l'on observe dans la fièvre inflammatoire ; il s'y manifeste des hémorrhagies symptomatiques qui, sans juger la maladie, modèrent souvent avec avantage la violence de la
réaction.

1123. Depuis que l'on distingue les fièvres adynamique et ataxique simples ; il ne paroît pas que
l'on ait observé d'hémorrhagies critiques dans ces
affections. Les hémorrhagies sont cependant utiles
au commencement de ces maladies, lorsqu'il y a
complication d'une fièvre inflammatoire ou d'une
congestion vers quelque viscère. Si les hémorrhagies arrivent à une époque avancée des fièvres
adynamiques et ataxiques ; si elles sont abondantes, si elles se réitèrent souvent, elles donnent
lieu de craindre une terminaison fâcheuse. Quelquefois même elles sont si considérables qu'elles
font promptement périr les malades (1).

_____

(1) WEPFERUS, de Cicutá aquaticá, cap. V.

1124. Le délire ou les convulsions à la suite des hémorrhagies sont de très-mauvais signes. Dans les grandes hémorrhagies, les foiblesses fréquentes, les tintemens d'oreille, les éblouissemens, un froid excessif, indiquent un grand danger.

1125. Tout petit écoulement de sang est un mauvais signe dans les maladies aiguës, à moins qu'il n'annonce une abondante hémorrhagie pour le jour de la crise : c'est ce qu'on reconnoît au nuage ou à l'énéorème qui se forme dans les urines le jour que le petit écoulement a lieu.

1126. Les crachemens de sang qui surviennent dans le cours des maladies aiguës annoncent le plus grand danger, quoique les autres symptômes n'indiquent point une inflammation de poitrine. Je citerai entre plusieurs autres faits celui d'un jeune homme qui, attaqué d'une fièvre gastro-ataxique, eut, vers le douzième jour, une petite toux avec crachement de sang; la respiration étoit libre; il n'y avoit point de douleur de poitrine. Le sang disparut bientôt; il resta seulement un peu de toux. Le malade mourut le quarante-cinquième jour de la maladie. A l'ouverture du corps, à laquelle assista M. Philib.-Jos.-Roux, on trouva un épanchement séreux dans un des ventricules latéraux du cerveau, et de plus un lobe d'un poumon en sidération. Il paroît que, dans ces cas, il existe une inflammation de poitrine latente : il est utile alors de chercher à s'en assurer par la percussion du thorax.

1127. Les hémorrhagies sont des phénomènes

assez fréquens dans les phlegmasies, et surtout
dans celles du thorax. Chez les jeunes sujets, ces
maladies se terminent assez souvent par des hémorrhagies nasales ou par des règles critiques.
Galien assure que le sang qui sort des narines juge
les inflammations du foie et de la rate, lorsque
ces viscères, dans les fièvres aiguës, sont le siége
de quelque inflammation ; mais il faut que le sang
coule en ligne directe, savoir, de la narine droite
lorsque le foie est malade, et de la gauche quand
c'est la rate.

1128. La sortie du sang par les voies urinaires
est quelquefois critique dans des maladies déterminées par une suppression de règles ou d'hémorrhoïdes ; mais ordinairement elle est symptomatique et du nombre des mauvais signes (1).

1129. Des malades attaqués de calculs urinaires,
d'autres à qui on a appliqué des vésicatoires dont
les cantharides ont affecté les voies urinaires,
éprouvent un pissement de sang qui ne doit point
faire porter un pronostic aussi fâcheux.

1130. Selon *Sydenham* (2), le pissement de
sang, dans la petite-vérole, annonce une mort
certaine.

1131. Pendant tout le temps que dure le scorbut, mais surtout dans la seconde et la troisième
période, les malades sont sujets à des hémorrhagies copieuses de différentes parties, par
exemple du nez, des gencives, des poumons,

_____

(1) LEROY, du Pronostic.
(2) Section III, chap. II, § 63.

des intestins, de la vessie, etc. Leurs ulcères rendent ordinairement aussi beaucoup de sang. Les hémorrhagies scorbutiques viennent presque toutes des membranes muqueuses, et sont passives.

1132. Une hémoptysie violente qui survient dans la petite-vérole est toujours suivie d'une terminaison funeste (1).

1133. Les phthisiques, à la suite du scorbut, sont sujets à une expuition de sang qu'il ne faut pas confondre avec l'expectoration de sang, qui est chez eux bien plus rare. Le sang alors ne provient pas du poumon, mais de la luette, du voile du palais, des amygdales, des gencives, de la langue. On a vu des phthisiques dont le sang sortoit de ces parties comme d'une éponge dans laquelle il auroit croupi pendant long-temps, mais sans toux, sans aucun effort de la poitrine.

1134. Quant au crachement de sang, aucun médecin n'ignore que, s'il précède souvent la phthisie pulmonaire, long-temps avant qu'elle se manifeste par ses autres signes, il a lieu quelquefois en même-temps que les premiers symptômes de la maladie; que d'autres fois il ne survient que lorsque celle-ci est parvenue à un degré très-avancé; et enfin que diverses personnes ont péri de la phthisie sans avoir jamais craché de sang.

1135. La phthisie scrophuleuse est souvent précédée d'un crachement de sang. Les congestions qui se forment alors dans les poumons opposent

---

(1) SYDENHAM, sect. III, chap. II, § 63.

une résistance plus ou moins grande au sang, par la pression et par le rétrécissement des vaisseaux ; il reflue dans ceux qui sont plus libres, les dilate et s'épanche, par leurs anastomoses, dans les voies aériennes. Les hémorrhagies si fréquentes dans les phthisies par engorgement scrophuleux du poumon ne doivent pas être confondues avec celles qui sont l'effet de la seule pléthore ; celles-ci peuvent être très-considérables sans danger, souvent avec un grand soulagement du malade (1). Les hémorrhagies qui arrivent lorsque la phthisie est parvenue à un degré avancé sont d'autant plus dangereuses qu'elles sont souvent l'effet de l'érosion des vaisseaux sanguins, et que le malade peut mourir subitement d'hémorrhagie.

1136. Il est extrêmement rare de voir périr des femmes dans des pertes de sang causées par de faux germes, ou par des avortemens au-dessous de quatre à cinq mois, à moins que ces accouchemens ne soient compliqués de quelque autre maladie plus dangereuse, ou que la malade n'ait manqué de secours.

1137. Il n'en est pas de même des pertes utérines qui surviennent aux grossesses de sept, huit ou neuf mois : elles sont, pour l'ordinaire, moins grandes avant l'accouchement que celles des avortemens dont je viens de parler ; mais, quoique moins considérables, elles n'ont que trop appris aux gens de l'art les suites dangereuses qui y sont attachées, et le péril imminent dans lequel sont les

_____

(1) De la Phthisie pulmonaire, par M. PORTAL.

femmes qui, sans paroître donner de l'inquiétude
aux assistans, ne justifient que trop souvent par
leur mort, peu de temps après l'accouchement,
le fâcheux pronostic qu'on en avoit porté.

1138. Ces pertes de sang qui surviennent aux
femmes depuis le sixième ou septième mois de la
grossesse jusqu'au terme de l'accouchement sont
sujettes à récidive, quoique arrêtées par les saignées et par tous les autres moyens employés à
cet effet. Les pertes de sang qui arrivent à la fin
des grossesses sont presque toujours produites par
le décollement de quelques portions du *placenta*,
ou par sa séparation totale d'avec le fond de la
matrice.

1139. Les pertes de sang sont d'autant plus fâcheuses qu'elles sont plus abondantes, et qu'il y
a moins de caractères qui indiquent la disposition
à l'accouchement.

DES SIGNES TIRÉS DE LA TÊTE.

1140. La tête, examinée dans son ensemble,
présente au séméiologiste divers objets assez remarquables. Certaines maladies déterminent des
différences dans son attitude et dans son volume.

1141. On observe que la tête est inclinée latéralement dans certains engorgemens des glandes
cervicales, dans le torticolis, dans la luxation des
vertèbres, dans les convulsions et dans la paralysie des muscles d'un seul côté; elle est fléchie en
arrière dans le croup et dans quelques maladies
accompagnées de dyspnée.

1142. Le volume de la tête diminue avec celui de tout le corps, dans l'amaigrissement général; il augmente considérablement, dans l'érysipèle de cette partie et dans quelques fièvres éruptives.

1143. La partie de la tête qui correspond au crâne fournit quelques signes importans. Son volume est augmenté dans tous les points chez les enfans atteints d'hydrocéphale. L'écartement des sutures est un phénomène très-remarquable dans cette affection. Le crâne offre encore des tumeurs développées dans les os qui le forment (comme dans les affections syphilitiques invétérées), dans les tégumens qui le recouvrent, et dans les parties qu'il renferme. Ces tégumens sont le siége spécial de quelques éruptions, telles que les croûtes laiteuses et la teigne.

DES SIGNES TIRÉS DE LA FACE.

1144. Peu de parties, dans l'étude de l'extérieur de l'homme, méritent plus que la face de fixer l'attention (1). Renfermant les principaux organes des sens, pourvue de muscles nombreux et d'un système vasculaire très-développé, elle éprouve une foule de changemens et de modifications qui correspondent avec une grande partie des phéno-mènes de la santé et des maladies. Les révolutions

_____

(1) Dissert. de M. CABUCHET, sur l'Expression de la Face, *Paris*, an 10.

des âges, les diverses constitutions, les grandes différences qui distinguent les peuples, ont chacune à la face des traits qui les caractérisent : les différentes passions s'y peignent sous des formes aussi variées que les nuances qui les distinguent; elles ont leur principale expression à la face, qui a mérité d'être appelée le miroir de l'âme, parce que, prenant involontairement l'empreinte des diverses affections qu'elle éprouve, elle nous instruit des diverses passions qui l'agitent, et souvent en trahit le secret. C'est au trouble de la face d'Antiochus, bien plus qu'à l'agitation de son pouls, lorsque Stratonice paroissoit devant lui, qu'Erasistrate reconnut son amour pour cette princesse. Les effets extérieurs que le chagrin produit sur le visage sont frappans : les muscles s'affaissent, ils sont moins tendus; la peau se ride; on paroît maigri et décharné au bout de quelques heures; il survient un changement marqué dans les yeux; on pâlit, on jaunit, et, la transpiration se faisant mal, la peau s'altère singulièrement; elle devient sèche, rude, écailleuse.

1145. La face n'est pas moins expressive dans les maladies : une partie du corps souffre-t-elle, la face nous en instruit et exprime la douleur. Elle éprouve dans un grand nombre d'affections des changemens très-remarquables. Qui ne connoît la face du phthisique, celle du phrénétique, la chute des traits du visage dans la fièvre adynamique, la face égarée des fièvres ataxiques? Si on comparoit le portrait fidèle d'un malade, tracé dans le cours de l'une de ces maladies, avec celui qui

le représenteroit dans la convalescence, on obser-
veroit entre eux une sensible différence. Depuis
Hippocrate on connoît l'utilité de l'observation de
la face dans les maladies; et le tableau frappant
qu'il nous a tracé des signes tirés de la face qui
annoncent une mort prochaine nous sert encore
de modèle.

1146. Parmi les altérations que la face éprouve
dans les maladies, les unes ont lieu plus particulièrement dans ses systèmes cellulaire et capillaire, influent sur la nature et la quantité des
fluides qui la parcourent, et font varier son volume et sa coloration; les autres portent leur
impression sur les muscles, exaltent, affoiblissent
ou développent irrégulièrement leurs mouvemens.
On peut donc considérer les altérations de la face
relativement aux systèmes qui sont affectés, et
examiner successivement les changemens qui se
remarquent dans l'expression des traits, dans la
couleur et dans le volume. Je sais que cette distinction ne sauroit être précise et rigoureuse :
rarement les altérations se bornent à un système;
presque toujours plusieurs sont affectés : la nature est loin de s'astreindre à l'exactitude de nos
divisions, mais elles ont l'avantage, en classifiant
les faits, de les lier entre eux, et de faire mieux
sentir leurs rapports généraux et les résultats
qu'ils peuvent offrir. Je remarquerai cependant
que cette division des altérations de la face qui se
rapporte à différens systèmes affectés est la même
que l'observation seule a fait adopter à Duret, dans
ses Commentaires sur les Prénotions Coaques.

1147. Les muscles de la face sont très-irritables; après ceux des membres, ils sont de tous les muscles ceux qui entrent en convulsion et se paralysent le plus aisément, et ils donnent à la figure une expression très-variée dans la santé et dans les maladies. Les principaux changemens à remarquer dans l'expression des traits de la face, sont, 1º. l'exaltation ou l'augmentation des mouvemens musculaires; 2º. leur perversion ou leur dépravation; 3º. leur diminution; 4º. leur cessation ou leur interruption.

1148. Le système musculaire à mouvemens volontaires, dont celui de la face fait partie, est étroitement lié au cerveau, dont il reçoit, par l'entremise des nerfs, le principe de ses mouvemens : aussi l'activité plus ou moins grande de ce système peut-elle indiquer les divers degrés d'énergie de cet organe. La liaison paroît encore plus grande avec les muscles de la face. Les maladies sont marquées tantôt par l'exaltation de la contractilité animale, tantôt par sa diminution; l'une et l'autre peuvent se présenter sous divers états et à divers degrés, depuis le mouvement un peu plus vif jusqu'à la roideur tétanique; et tantôt depuis le simple affoiblissement de la contractilité animale, dans la débilité, jusqu'à sa cessation, dans la paralysie, dans les fièvres adynamiques. Dans les maladies où le cerveau est directement affecté, le désordre des mouvemens de la face suit le trouble des fonctions cérébrales. Les mouvemens sont irréguliers dans ces affections, comme la volonté

qui les dirige; elle suit alors les aberrations qu'é-
prouvent les facultés intellectuelles.

1149. Dans la fièvre inflammatoire et dans les
phlegmasies intenses, les traits de la face sont plus
animés : le délire fébrile est-il furieux, l'expression de la face est exaltée; elle prend l'air de la
menace et de la fureur.

1150. La contraction des muscles est permanente dans le tétanos : aussi la face présente-t-elle
une tension et une roideur remarquables dans
cette maladie. La couleur du visage, quelquefois
pâle, est le plus souvent rouge; les yeux sont larmoyans, fixes, renversés ou agités de mouvemens
convulsifs, tantôt saillans, tantôt renversés dans
l'orbite; les paupières contractées les recouvrent à
peine, ou sont étroitement fermées. La contraction
des muscles des lèvres est quelquefois si considérable, qu'elles sont fortement retirées et écartées :
les joues alors sont plissées et relevées, et toutes
les dents à découvert; ce qui change singulièrement
la figure, lui donne un aspect horrible, et la rend
souvent méconnoissable; les mâchoires sont serrées, les masséters violemment contractés, durs
et saillans (1).

1151. Les maladies précédentes sont marquées
par l'exaltation de la contractilité animale : il en
est d'autres où sa diminution s'observe; elle peut
se présenter dans divers degrés, depuis le simple
affoiblissement de cette propriété, dans la débilité,

_____

(1) TRNKA, *Commentarius de Tetano.*

le tremblement, jusqu'à son interruption dans la paralysie, dans les fièvres adynamiques.

1152. Une intermittence accidentelle de cette fonction et de celle des sens caractérise les fièvres soporeuses : c'est aussi ce qu'on observe dans l'idiotisme, la catalepsie et l'extase. La face présente, dans ces deux dernières maladies, une immobilité singulière; ses différentes parties conservent la situation qu'elles avoient au moment de l'accès et celle qu'on leur donne; les yeux sont ouverts ou fermés, abaissés ou élevés, selon qu'ils étoient lors de l'invasion; la bouche reste ouverte chez ceux qui parloient dans cet instant. Dans la paralysie de la face, les muscles paralysés ne pouvant contre-balancer l'action de leurs antagonistes, il y a une distorsion de la face du côté sain. La chute de la paupière supérieure est l'effet de la paralysie du muscle qui la relève. Le strabisme paroît dû à l'affection paralytique d'une partie des muscles qui meuvent l'œil.

1153. L'affoiblissement de la contractilité est très-marqué dans les maladies adynamiques qui paroissent porter sur la vie et sur la texture musculaire une influence délétère. L'affaissement des traits de la face et l'atonie des muscles, qui impriment à la physionomie un air d'abattement et de stupeur, sont au nombre des signes qui caractérisent les fièvres adynamiques.

1154. La perversion ou dépravation des mouvemens s'observe durant les maladies qui présentent des phénomènes d'une irrégularité et d'une variabilité remarquables : telles sont assez

généralement les maladies nerveuses et spécialement quelques-unes de ces affections; la face prend
alors une expression également irrégulière et variable, par la contraction simultanée ou successive
de ses muscles : c'est ce qu'on remarque dans les
fièvres ataxiques, dans les accès de manie, d'hystérie, d'épilepsie, dans les convulsions, dans la
danse de Saint-Guy. Quand l'épilepsie est violente,
les muscles de la face sont très-affectés, et produisent dans la physionomie différentes contorsions violentes ; ceux, surtout, qui forment les
joues, se meuvent de façon à produire les grimaces
les plus singulières. Quand les accès d'épilepsie
sont fréquens, ils grossissent les traits, changent la physionomie, et lui donnent un air de
stupidité.

1155. Les changemens que subit la couleur
de la face dans les maladies peuvent se rapporter,
1°. à un rouge vif; 2°. à un rouge foncé, livide,
plombé; 3°. à la pâleur, la décoloration; 4°. à
une teinte jaune, jaunâtre ou verdâtre. La blancheur de la peau des Européens la rend susceptible
de plus de variétés de couleur, ou nous permet du
moins de les apercevoir plus facilement : elles ne
peuvent être aussi sensibles sur celle des peuples
qui l'on habituellement colorée.

1156. Le sang qui pénètre et circule dans les
capillaires de la face lui communique ces teintes
rouges plus ou moins foncées qui la colorent habituellement. Plus il est rouge et abondant, plus
la couleur de la face est vive et animée. Ces circonstances suivent le développement des forces

vitales, et peuvent quelquefois en marquer les degrés. La vie est d'autant plus prononcée dans les organes, que le sang les pénètre en plus grande quantité. L'afflux du sang et l'activité de la circulation correspondent toujours, dans les inflammations, au développement de la sensibilité et de la chaleur. Dans l'état habituel, une couleur vive de toute la face annonce le bon état des forces et la plénitude de la santé; elle se rencontre ordinairement avec une poitrine large et le développement des organes pulmonaires. La jeunesse est l'âge de la vigueur : alors prédomine le sang artériel, et la face se pare des couleurs les plus brillantes.

1157. Les maladies qui sont marquées par un développement général des forces vitales colorent la face en rouge vif. Dans la fièvre inflammatoire, la face est rouge, gonflée et animée. On observe dans les paroxysmes des fièvres continues, dans la seconde période des accès des fièvres intermittentes, avec le développement du pouls, de la chaleur et des forces, une coloration plus vive de la face. Dans la fièvre ataxique, on observe des rougeurs circonscrites sur quelques parties de la face, et souvent de peu de durée : elles sont très-irrégulières quant à leur apparition et à leur siége.

1158. La phrénésie est celle des phlegmasies où la coloration de la face en rouge vif est le plus marquée. On peut rapprocher de cette maladie celles qui ont avec elle quelque analogie sous le rapport de la couleur de la face et de l'affection du cerveau. La rougeur presque subite des yeux, le regard étincelant, le coloris des joues, font souvent présager l'explosion prochaine d'un accès de manie. Dans l'hydrophobie, le visage devient rouge, les yeux étincelans, égarés, le regard farouche, avec impression de crainte et aversion de la lumière.

1159. Les éruptions, dont le siége est dans le système capillaire, sont d'autant plus fréquentes dans les organes, que ce système y est plus développé : aussi le système dermoïde de la face si remarquable par le développement de son système capillaire, l'est-il encore par la fréquence de ces affections, qui y est bien plus grande que dans toute autre partie de l'organe cutané. Le nombre des érysipèles de la face est beaucoup plus considérable que celui des érysipèles des autres parties. Dans les affections éruptives, la face est principalement affectée : c'est au visage que l'éruption commence; elle y est constamment plus abondante. L'on juge, par la quantité des boutons qui viennent sur la face, de la bénignité ou des dangers de la petite-vérole.

1160. La couleur rouge de la face annonce, en général, dans les fièvres continues, des céphalalgies violentes, lancinantes, gravatives : elle fait craindre le délire. Le visage haut en couleur et l'air hagard sont un très-mauvais signe, et dans ce cas la contraction du front annonce le délire (1). La rougeur de la face indique d'autres

_____

(1) Prorrh. Prénot. coaq.

fois une hémorrhagie du nez; elle est alors plus vive autour de cet organe, et si elle est plus marquée d'un des côtés de la face, c'est de ce côté que le sang s'écoulera.

1161. Les femmes qui se trouvent à l'âge critique sont ordinairement tourmentées de rougeurs et de chaleurs irrégulières de la face, qu'elles désignent sous le nom de *feux*. Ces signes n'indiquent rien de fâcheux, et disparoissent constamment un peu après que les règles ont cessé.

1162. La couleur rouge, foncée, livide, plombée de la face, accompagnée de l'affoiblissement des forces vitales, est presque toujours d'un funeste augure : c'est ainsi qu'en jugeoit Hippocrate : *Ubi livores in febre fiunt, propè affore mors significatur. Coac. Præn.* 66.

1163. Dans la péripneumonie, il y a toujours rougeur plus vive de la face. En général, si un seul côté du poumon est affecté, la pommette de ce côté est beaucoup plus rouge. Si les deux côtés du poumon sont attaqués, la rougeur des pommettes est égale. Dans les péripneumonies qui vont se terminer d'une manière fâcheuse, la figure devient d'un rouge plombé, livide, noirâtre; la physionomie est hébétée, soporeuse, demi-apoplectique (1).

1164. Dans les angines très-violentes, lorsque l'inflammation occupe les amygdales, le pharynx et toute la bouche, la langue proémine entre les dents et les lèvres, la salive s'écoule avec une mu-

_____

(1) STOLL, Aphor. 140.

cosité froide et épaisse, la face est rouge et tuméfiée, les yeux sont saillans, ouverts et très-rouges. A mesure que la maladie augmente, la couleur de la face s'obscurcit : elle devient livide lorsque la mort approche.

1165. On observe de même la stase du sang dans le système capillaire facial, la rougeur foncée, la tuméfaction du visage, la plénitude et la saillie des veines temporales, la proéminence et la fixité des yeux, dans quelques apoplexies. La perte du sentiment et du mouvement caractérise ces maladies, qui peuvent être avec excès ou défaut de forces. Lorsque la lividité de la face et la foiblesse du pouls s'y joignent, elles annoncent la chute des forces et une terminaison funeste.

1166. La face est injectée, les lèvres sont livides, les jugulaires gonflées, dans les anévrysmes du cœur, surtout de ses cavités. A ces phénomènes se joignent les palpitations de cet organe, la foiblesse, l'irrégularité du pouls, l'affoiblissement et des syncopes fréquentes.

1167. Dans l'hydro-thorax, la figure est pâle, amaigrie, fatiguée, mais sans bouffissure; les yeux sont ternes et languissans, les lèvres pâles et comme amincies. On a souvent placé parmi les signes de cette maladie la couleur livide des joues, des lèvres, un cercle plombé autour des yeux, des plaques plombées vers les commissures des lèvres et les ailes du nez; mais ces signes ne s'observent dans l'hydro-thorax que lorsqu'il est consécutif aux maladies du cœur.

1168. La face devient d'un rouge plus ou

moins foncé, souvent livide, dans les accès d'hystérie et d'épilepsie. Mais quelle que soit cette altération de la couleur et celle de l'expression des
traits, la face des hystériques est beaucoup moins
hideuse, moins effrayante que celle des épileptiques : ce signe est peut-être celui qui a le plus
de valeur pour faire distinguer certaines hystériques. Communément la stupeur persiste bien
plus long-temps chez les épileptiques que chez
les hystériques.

1169. Les goîtres, les scrophules, le rachitisme
impriment à la face un caractère particulier. Les
crétins portent des goîtres d'une prodigieuse
grandeur; ils ont la peau livide et un air de stupidité. Les enfans scrophuleux se distinguent par
la blancheur et l'incarnat de leur peau, un visage
plein, la grosseur des lèvres, le gonflement et la
gerçure de la lèvre supérieure, la rougeur du nez,
la chassie des yeux, les angles quarrés de la mâchoire inférieure.

1170. L'absence du sang et la présence des
fluides blancs sont pour la face une double cause
qui la décolore. Tantôt cette décoloration est le
prompt effet d'une impression subite, comme on
l'observe dans le saisissement, la syncope; ou elle
succède à l'épuisement qu'amène une maladie
longue : presque toujours une diminution des
forces vitales l'accompagne.

1171. Un teint blême est presque toujours l'indice d'une santé foible. La vie sédentaire, l'habi-
tation dans un lieu abrité et humide, ont la même
influence sur la face qu'ils décolorent, et sur les

forces qu'ils affoiblissent. Les excès d'étude, de veille, de fatigue, la crainte, la tristesse, etc., épuisent les forces et déterminent la pâleur de la face.

1172. La pâleur de la face et de tout le corps, le froid, le tremblement, la petitesse du pouls, et une diminution remarquable de l'énergie vitale, caractérisent la première période des accès de fièvres intermittentes. Dans les fièvres muqueuses, la face est ordinairement à peine colorée, et elle ne s'anime un peu que durant les redoublemens.

1173. Les grandes hémorrhagies causées par rupture ou section des vaisseaux produisent la pâleur de la face, la foiblesse du pouls, la chute des forces, les défaillances. Les pertes utérines, les flux hémorrhoïdal et menstruel excessifs produisent les mêmes phénomènes. Les hémorrhagies passives ont le plus souvent, dans la décoloration de la face et la débilité qui les accompagnent, un caractère bien tranché qui les distingue des hémorrhagies actives : telles sont celles qui surviennent dans un âge avancé, dans le scorbut, les fièvres adynamiques, à la fin des maladies organiques.

1174. La face se décolore dans l'épuisement que produisent toutes les évacuations augmentées contre nature, telles que celles de la bile, du lait, du sperme, etc., les catarrhes, surtout ceux qui ont lieu sur de larges surfaces, comme les pulmonaires, ceux des intestins, de la vessie urinaire.

1175. La pâleur de la face est presque toujours

l'indice de l'état languissant ou de la chute des forces; lorsqu'elle est extrême dans les maladies, elle annonce, en général, le plus haut degré et le danger de ces affections.

· 1176. Dans les fièvres gastriques et bilieuses, et même dans le simple embarras gastrique, souvent les lèvres, les ailes du nez, les paupières, sont jaunâtres ou même virescentes. Quelquefois il arrive, lorsque la fièvre n'est pas forte, que toute la face participe à cette couleur; au contraire, dans la fièvre ardente, le reste de la face est rouge.

1177. Chez les chlorotiques, la face est blàfarde, jaunâtre, couleur de cire, quelquefois verdâtre; mais la conjonctive conserve alors sa blancheur naturelle.

1178. Dans l'ictère, la face prend une couleur plus ou moins jaune : cette même couleur s'observe dans la jaunisse des nouveau-nés; mais elle reçoit alors une nuance particulière du rouge naturel à la peau de ces très-jeunes enfans. Une affection vive de l'ame colore quelquefois subitement la peau en jaune; des poisons, les champignons, la morsure d'un animal en colère, d'un chien enragé, de la vipère, etc., peuvent déterminer cette teinte de la peau. Il n'est pas rare que la face soit d'un jaune verdâtre dans l'ictère : on l'a vue d'un vert de poireau. Galien parle d'un esclave qui fut mordu par une vipère : la couleur de tout son corps devint verte ou porracée.

· 1179. Dans la première période des affections organiques des viscères, les traits et la couleur de

la face sont peu altérés; mais après un certain laps
de temps, il est rare que la face ne soit pas fort
changée : peu à peu les traits paroissent tirés, avec
maigreur ; la couleur est pâle, jaune, virescente,
terreuse : c'est ce qu'on remarque particulièrement dans le squirre et le cancer de la matrice.

1180. Le volume de la face éprouve, dans les
maladies, quelques changemens qui contribuent à
éclairer leur diagnostic et leur pronostic : quelquefois il est sensiblement augmenté ; d'autres
fois on y observe une diminution encore plus remarquable.

1181. La face est rouge et gonflée dans les
maladies inflammatoires. Cet état a été appelé par
quelques auteurs *face vultueuse.* Cette tuméfaction de la face est avec chaleur et rénitence; elle
est produite par l'affluence du sang dans le système
capillaire, et peut-être par un plus grand développement du tissu cellulaire.

1182. Le gonflement modéré de la face est un
signe salutaire lorsque, survenant vers le sixième
jour après l'éruption de la petite-vérole, il augmente pendant deux ou trois jours et diminue
ensuite. Nous avons déjà parlé du gonflement avec
rougeur ou lividité de la face qui survient dans
les attaques d'apoplexie, et dans les accès d'hystérie, d'épilepsie et d'hydrophobie.

1183. Un gonflement de la face d'une autre
nature se manifeste dans les hydropisies : la face
est pâle et bouffie; la peau est froide, elle reçoit
et conserve l'impression du doigt. La présence des
fluides blancs dans les vaisseaux lymphatiques et

27

dans le tissu cellulaire détermine ce gonflement.

1184. Avant que le scorbut ne se déclare, ordinairement le visage perd de sa couleur naturelle; il devient pâle et bouffi. Si on examine de près les lèvres et les caroncules lacrymales, où les vaisseaux sanguins sont très-exposés à la vue, elles paroissent d'une couleur verdâtre. Quoique le changement de la couleur du visage ne précède pas toujours les autres symptômes du scorbut, il les accompagne constamment dans la suite. La plupart des scorbutiques sont d'abord d'une couleur pâle ou jaunâtre; cette couleur devient ensuite plus obscure ou livide (1). Murray remarque aussi qu'ils ont un air triste et chagrin.

1185. On observe, au commencement de quelques maladies aiguës, que la face est comme grippée, et que ses diverses parties molles semblent être diminuées de volume, resserrées et contractées sur elles-mêmes. La face grippée, avec diminution de volume, paroît être un effet du spasme qui domine alors, et est, en général, un mauvais signe.

1186. La diminution du volume de la face survient dans les maladies longues, et toutes les fois que les différentes évacuations sont augmentées contre nature. L'action soutenue de ces causes influe sur la nutrition, et celle-ci s'affoiblit, les fluides n'étant plus apportés en suffisante quantité. L'amaigrissement peut aussi être produit par les efforts qui se font vers certains viscères.

_____

(1) LIND, Traité du Scorbut.

1187. Il est favorable que le visage du malade maigrisse en proportion de la violence et de la durée de la maladie; mais si, les six ou huit premiers jours d'une fièvre aiguë, son visage paroît se soutenir, et devenir même plus plein que dans l'état de santé, on doit savoir que ce symptôme appartient aux fièvres malignes (1).

1188. Dans les fièvres adynamiques et ataxiques violentes, les pommettes sont assez vivement colorées dans les paroxysmes; la face, dans les autres parties, est terreuse; les joues, les tempes, les ailes du nez maigrissent.

1189. Il est avantageux que la physionomie du malade soit à-peu-près naturelle, que son regard soit net et ferme, que son visage ne soit pas excessivement maigre et décharné, que son teint ne s'éloigne pas beaucoup de ce qu'il étoit en état de santé, que ses lèvres conservent leur incarnat, qu'elles soient rapprochées, même durant le sommeil, à moins qu'il n'ait le nez bouché, ou qu'il n'ait coutume, même en santé, de dormir la bouche ouverte (2).

1190. Quand la peau du front est tendue, sèche ou couverte d'une sueur froide; quand les paupières sont pâles et ne recouvrent pas les yeux pendant le sommeil, mais qu'on voit paroître le blanc à travers; lorsque la cornée est lisse, argentée, brillante; quand les yeux craignent la lumière, s'enfoncent dans leurs orbites, ou au con-

---

(1) HIPPOCRATE.
(2) HIPPOCRATE.

traire font saillie au dehors; lorsqu'ils pleurent et
paroissent sales, avec un regard tout-à-fait languissant; quand le nez s'amincit, que les tempes s'affaissent et que les pommettes deviennent saillantes; lorsque les oreilles sont sèches, froides et
retirées; quand les lèvres sont pâles et décolorées,
ou au contraire plombées, livides, pendantes,
cet état de la face annonce un grand danger, et
presque toujours une mort prochaine.

1191. Cette face, nommée *hippocratique*, est
beaucoup moins à craindre lorsqu'elle a été précédée et occasionnée par une diarrhée très-forte,
par un vomissement laborieux et opiniâtre, par
une hémorrhagie considérable, par une faim excessive, par le défaut de sommeil, par une
frayeur, par l'excès des plaisirs de Vénus, par des
accès d'hystérie ou de colique néphrétique, ou
enfin par des douleurs violentes de quelques autres
viscères. Dans ces cas, l'altération extrême de la
face a coutume de disparoître dans les vingt-
quatre heures, souvent plus tôt. Si elle se soutient
trois ou quatre jours, quoique produite par une
de ces causes, elle est un signe de mort, surtout
s'il s'y joint quelque autre mauvais signe, comme
une respiration fréquente et pénible, un pouls
foible, vite, fréquent, des tremblemens et contorsions de la lèvre inférieure, des sueurs froides, etc.

DES SIGNES TIRÉS DES YEUX.

1192. Parmi les signes les plus certains on doit compter ceux tirés des yeux (1). Dans l'état de santé, ils trahissent les secrets du cœur; dans les maladies, ils dévoilent ceux des parties malades. Il faut examiner les yeux pendant la veille et pendant le sommeil. Dans le repos des organes des sens et du mouvement volontaire, ils sont abandonnés à eux-mêmes et ne reçoivent plus l'influence de la volonté; les signes qu'ils fournissent ont plus de valeur.

1193. Les parties qui servent à protéger le globe de l'œil et à le maintenir dans les circonstances nécessaires à l'exercice de ses fonctions, telles que les sourcils, les paupières, les cils et les voies lacrymales, fournissent quelques signes dans les maladies.

1194. Les paupières éprouvent des altérations dans leurs mouvemens, leur couleur, leur volume. Les mouvemens des paupières deviennent difficiles dans les fièvres adynamiques. Les paupières, disent les malades, sont pesantes : ce sentiment est déterminé par la foiblesse du système musculaire essentiellement attaqué dans ces affections. Quelquefois, dans les fièvres ataxiques, les paupières sont trop serrées l'une contre l'autre, et laissent à peine paroître le globe de l'œil. D'autres fois elles se joignent imparfaitement, et ne recou-

---

(1) *Ut oculi valent, sic ipsa persona.* HIPP. *Epid. lib.* III.

vrent que le blanc des yeux. Ce dernier signe
n'indique rien de fâcheux quand il arrive à la suite
de grandes évacuations, et lorsque le malade a
l'habitude de dormir les paupières entr'ouvertes.
Quelques auteurs placent parmi les signes des
affections vermineuses, les paupières imparfaitement fermées durant le sommeil.

1195. Les changemens de couleur que subissent
les paupières dans les maladies sont à-peu-près
les mêmes que ceux du reste de la face : elles
passent à un rouge vif ou foncé dans la fièvre inflammatoire et les phlegmasies ; elles deviennent
pâles, décolorées et d'un blanc plus ou moins mat
dans la chlorose et les hydropisies ; elles prennent
une teinte jaunâtre ou verdâtre dans les affections
gastriques.

1196. Dans la face vultueuse, lorsque le sang
se porte en abondance vers la tête, les paupières
sont gonflées, tendues et douloureuses. Il arrive
très-souvent, dans les inflammations des paupières,
qu'elles se tuméfient et se ferment sur l'œil sans
pouvoir s'ouvrir. Le gonflement des paupières est
réuni avec la pâleur dans les hydropisies de poitrine et l'anasarque. Chez les nouveau-nés, l'enflure des paupières avec un écoulement continuel
de l'humeur des glandes de Méibomius est un signe
très-vraisemblable d'une disposition scrophuleuse.
Dans les affections chroniques où le malade tombe
dans le marasme, les paupières s'amaigrissent, se
dessèchent ; chaque fibre des muscles orbiculaires
semble faire saillie sous la peau.

1197. Vers la fin des maladies graves, les cils

semblent se recouvrir d'une matière pulvérulente attachée à leurs poils. Cette poussière qui se forme sur les cils est un signe fâcheux ; elle a même été mise par quelques auteurs parmi les symptômes de la face hippocratique. Souvent, dans les ophthalmies scrophuleuses, les cils se détachent par suite de l'inflammation des tarses. L'humeur lacrymale se sécrète en plus grande quantité dans certaines maladies. Dans le coryza, les yeux sont larmoyans ou seulement humides avec pesanteur et gonflement des paupières ; d'autres fois cette humeur manque et les yeux sont alors secs ; quelquefois elle est épaissie et semble être granulée ou bien par stries sur le globe de l'œil, qui paroît sale : alors on dit que les yeux sont *pulvérulens*. Ce phénomène se remarque particulièrement lorsque les maladies tendent vers une terminaison fâcheuse.

1198. La caroncule lacrymale éprouve aussi quelques changemens dans les maladies : elle devient plus rouge dans quelques affections inflammatoires ; elle pâlit et se gonfle dans la chlorose et les hydropisies. Cheynes a indiqué le gonflement de la caroncule lacrymale comme un caractère des maux de nerfs ; mais, en général, il faut faire attention que ce gonflement est assez fréquent chez les personnes foibles ; et quand il se trouve avec les maux de nerfs, on le voit ainsi parce qu'il y a du relâchement.

1199. Parmi les signes tirés des organes de la vue, ce sont particulièrement ceux que fournit le globe de l'œil qu'il est important de considérer dans les maladies : il faut examiner son expression ou ses mouvemens, sa couleur, sa position, enfin l'état de la pupille.

1200. L'expression de l'œil, plus ou moins animée dans la santé, subit beaucoup de changement dans les maladies, et exige une attention particulière du médecin. Les mouvemens de l'œil sont accélérés et plus vifs dans la fièvre inflammatoire et les phlegmasies; les yeux deviennent brillans, effrontés, hagards, pleins d'audace, dans les délires violens et dans la phrénésie. Dans les fièvres muqueuses, l'expression des yeux participe à la langueur générale. Dans les fièvres adynamiques et une partie des fièvres ataxiques, la lenteur ou la cessation des mouvemens donne aux yeux un air de tristesse, d'abattement, de stupidité. Dans quelques fièvres ataxiques, les malades sont attaqués de strabisme borné à un seul œil ou commun aux deux yeux. Le strabisme est une distorsion des yeux qui fait regarder de travers soit en haut, soit en bas, soit sur les côtés, et qui paroît dépendre de la force inégale des muscles qui les meuvent. Dans les maladies, le strabisme est causé par le spasme de quelques-uns de ces muscles.

1201. Le strabisme est un très-mauvais signe dans les maladies aiguës; il n'est cependant pas toujours mortel (1). On le voit quelquefois dans le temps des crises laborieuses sans que la mort suive; il est alors à craindre que l'œil ne reste dans

---

(1) AUBRY, Oracle de Cos.

cet état : c'est ce que fait présumer une coction incomplète et une espèce d'équilibre entre les bons et les mauvais signes. Quand, au contraire, le strabisme paroît dans un état de crudité avec des signes pernicieux, il est toujours mortel.

1202. Le strabisme n'annonce rien de fâcheux dans l'hystérie et dans l'épilepsie.

1203. La fixité du globe de l'œil est un des signes qui annoncent le délire ; cet état des yeux se rencontre particulièrement dans la fièvre ataxique, dans la phrénésie et dans la manie. La position du globe de l'œil devient un peu différente dans quelques maladies. Dans la fièvre inflammatoire, dans quelques phlegmasies, dans certaines fièvres ataxiques, et particulièrement dans les fièvres cérébrales, dans les angines graves, dans l'asphyxie par strangulation, les yeux sont saillans, portés en avant. On remarque cette proéminence des yeux dans les violens accès d'hystérie et d'épilepsie, dans l'hydrocéphale.

1204. Dans quelques maladies aiguës, les yeux paroissent déprimés et plus enfoncés dans les orbites. Ce signe est très-dangereux ; il se remarque dans toutes les maladies chroniques qui jettent dans le marasme : il n'est alors qu'un des effets de l'amaigrissement général.

1205. On observe dans quelques fièvres ataxiques, et le plus souvent dans les cérébrales, que les yeux sont contournés (*distorti*) de manière à ne présenter que le blanc ; les paupières restent entr'ouvertes ; la cornée opaque remplit seule leur intervalle. Les yeux contournés, renversés, avec la sclérotique en avant, diffèrent du strabisme en ce que celui-ci n'a lieu que quand le malade regarde, tandis que les yeux contournés conservent cette position, même durant le sommeil. Ils annoncent une convulsion violente des muscles. Le clignotement des yeux et des paupières, lorsqu'il survient dans les maladies, est un mauvais signe. Quelquefois cependant il annonce une hémorrhagie nasale.

1206. Les mouvemens convulsifs dans les yeux sont mortels à la fin des maladies, soit aiguës, soit chroniques. Ce signe, quoique très-grave, n'est cependant pas si funeste au début d'une fièvre aiguë et de la petite-vérole.

1207. Quand, les paupières n'étant pas entièrement fermées, il paroît entre elles quelque chose de blanc, on doit en tirer un pronostic fâcheux. Ce signe est beaucoup moins dangereux chez ceux qui ont l'habitude de dormir ainsi, chez les enfans, et chez les malades qui ont un flux de ventre ou qui ont pris un fort purgatif.

1208. La couleur des diverses parties qui se remarquent dans l'œil de l'homme sain n'est pas la même chez tous les individus. La sclérotique ou le blanc de l'œil varie selon les âges : le blanc est plus clair dans la jeunesse, et plus opaque dans l'âge mûr et la vieillesse.

1209. Les yeux deviennent plus rouges et semblent injectés, dans les fièvres inflammatoires, dans les violentes phlegmasies de la poitrine, dans les fièvres adynamiques et ataxiques : ce symptôme est surtout remarquable sur la fin des fièvres cérébrales. La sclérotique est plus blanche dans les scrophules; elle acquiert un blanc perlé dans la phthisie pulmonaire; elle devient jaune dans l'ictère. Dans les affections gastriques, les yeux sont quelquefois d'un jaune très-délayé, ou même verdâtres, avec une petite teinte jaune.

1210. Lorsque l'un des yeux est plus petit que l'autre, lorsque le blanc de l'œil est rouge, et que l'on y aperçoit de petites veines livides ou noires; lorsqu'il se manifeste une espèce de crasse autour de la prunelle, ce sont autant de signes perni-cieux (1).

1211. La pupille, cette ouverture qui habituel-lement se dilate ou devient plus étroite selon que l'iris s'étend ou se resserre d'après l'impression des rayons lumineux sur la rétine, augmente ou diminue d'étendue dans quelques maladies.

1212. Dans les fièvres ataxiques cérébrales, la pupille se dilate beaucoup; souvent même alors l'œil perd sa sensibilité au point qu'en approchant une bougie allumée, l'iris ne se resserre en aucune manière : ce signe est très-mauvais. Cette dilata-tion avec insensibilité n'est pas aussi dangereuse dans les affections soporeuses qui suivent les accès d'épilepsie, et les convulsions au début d'une fièvre aiguë, et particulièrement de la petite-vé-role. Lorsqu'une vomique considérable se rompt dans la poitrine, les pupilles se dilatent : ce signe concourt à annoncer un danger imminent. Les pupilles sont habituellement plus dilatées dans les

_____

(1) Liv. des Prénot.

affections vermineusés, dans les engorgemens du bas-ventre, dans l'hydrocéphale. Chez les vieillards, l'élargissement des pupilles joint à la foiblesse de la vue précède l'amaurose.

1213. Les pupilles sont presque toujours immobiles dans l'amaurose, et quelquefois elles présentent, dans les deux yeux, une largeur inégale, soit parce qu'ils ne sont pas doués de la même force, soit à raison d'une compression exercée sur un des côtés du cerveau. La forme des pupilles devient irrégulière dans les maladies de l'iris.

1214. Les pupilles sont susceptibles de se rétrécir au point de fermer entièrement le passage des rayons lumineux : c'est ce qui arrive dans la nyctalopie. Une diminution de la pupille, moins considérable il est vrai, se rencontre dans beaucoup de maladies aiguës, où les yeux deviennent très-sensibles à l'impression de la lumière.

1215. Lorsque, dans les fièvres ataxiques, les pupilles se contractent plus qu'il n'est ordinaire, et que les yeux fuient la lumière par un clignotement continuel, ou que les paupières restent continuellement fermées, c'est un signe très-dangereux.

DES SIGNES TIRÉS DU FRONT, DES TEMPES, DES JOUES, DU NEZ, DES LÈVRES.

1216. Le front, par ses mouvemens musculaires, contribue beaucoup à l'expression des passions; la joie, la tristesse, la crainte et l'espérance s'y peignent. Les longs travaux du cabinet

et les peines d'esprit y tracent des rides trans-
versales.

1217. La peau du front, contractée dans la douleur, est affaissée et pendante, dans la tristesse et
après les évacuations considérables.

1218. On regarde la chaleur du front chez les
enfans comme un des signes de la fièvre. Dans presque toutes les fièvres, il y a chaleur, démangeaison
ou douleur au front. Dans les affections gastriques,
le front est constamment le siége d'une violente
douleur.

1219. Le front ridé est un signe d'autant plus
dangereux, que la couleur est en même temps
plus pâle, que les tempes sont plus retirées et
que le front est plus froid. Dans la face hippocratique, la peau du front est dure, tendue et desséchée, ou bien elle est couverte d'une sueur
froide.

1220. Des boutons sur le front et sur les tempes
surviennent assez souvent aux jeunes gens d'un
tempérament sanguin, particulièrement lorsqu'ils
vivent dans la continence. Les boutons du front
accompagnent aussi la difficulté de la circulation dans les viscères abdominaux, les hémorrhoïdes, les engorgemens du bas-ventre, et même
l'embarras gastrique intestinal.

1221. Dans les maladies syphilitiques anciennes,
il survient assez souvent des boutons ou des pustules qui avoisinent les cheveux, et sont plus nombreux vers les tempes. Cette éruption, qui a souvent été appelée *couronne* ou *chapelet de Vénus*,
alterne fréquemment avec des douleurs ostéocopes,

qui se font particulièrement ressentir dans le coronal quand l'éruption disparoît.

1222. Les fortes céphalalgies, les violens accès de migraine sont fréquemment accompagnés d'un sentiment de resserrement ou de constriction des tempes. Celse place le resserrement, l'astriction des tempes parmi les signes qui caractérisent l'imminence des maladies : *protinùs timeri debet (adversa valetudo futura),.... si tempora astricta sunt*, etc.

1223. L'affaissement, l'excavation et les rides des tempes sont déterminés par les fièvres adynamiques et ataxiques qui se prolongent beaucoup, par les phthisies pulmonaires, par toutes les maladies qui jettent dans le marasme, et même par toutes les causes débilitantes, telles que les veilles, les évacuations considérables, les fatigues excessives.

1224. Un sentiment de pesanteur dans les tempes est au nombre des signes qui annoncent des hémorrhagies nasales. Le battement des artères temporales précède souvent les hémorrhagies nasales, le délire, les convulsions.

1225. C'est un signe dangereux quand les artères des tempes et du cou ont des battemens violens, tandis que le pouls est petit et foible.

1226. Dans la fièvre inflammatoire et dans les phlegmasies, la rougeur de la face est plus vive aux pommettes et aux joues. Les mêmes parties sont très-souvent le siége des rougeurs irrégulières qui surviennent dans la fièvre ataxique, et qui occupent tantôt un côté de la face, et tantôt la pommette et la joue d'un seul côté; d'autres fois elles paroissent sur le menton ou sur le nez.

1227. Dans les inflammations de poitrine, les pommettes et les joues sont très-rouges; il en est de même dans la rougeole avec toux violente. Lorsqu'une péripneumonie ou une pleurésie est bornée à un des côtés du thorax, souvent la rougeur est plus vive de ce côté. La couleur plus vive des joues qui subsiste après le quatorzième jour d'une péripneumonie, est un des signes qui annoncent la suppuration. Quand la péripneumonie passe à la gangrène, la face, et particulièrement les joues et les pommettes, deviennent livides.

1228. Parmi les rougeurs et les chaleurs irrégulières qui tourmentent les femmes à l'âge critique, celles des pommettes et des joues sont les plus fréquentes.

1229. La couleur rosée des pommettes est un des signes de la disposition à la phthisie. Dans les paroxysmes de la fièvre hectique qui accompagne les dernières périodes de cette maladie, les joues se colorent d'un rouge vif et circonscrit. Lorsque la phthisie est très-avancée, la face est pâle ou livide; elle paroît décharnée : les yeux sont caves et brillans, les pommettes rouges et saillantes; les joues collées au dents donnent à la figure l'apparence du rire et l'aspect d'un cadavre.

1230. La couleur plus rouge des pommettes que l'on observe chez les phthisiques, dans les paroxysmes, semble être un effet sympathique analogue à celui qui, dans les mêmes circonstances, développe un sentiment de chaleur dans la paume des mains. En effet, il y a des phthisiques chez qui on ne voit ces rougeurs que dans certains redoublemens, quelquefois d'un seul côté, et même du côté opposé à l'ulcère du poumon. La rougeur des pommettes qui survient dans les péripneumonies, les catarrhes, la rougeole, etc., paroît être l'effet de la difficulté du passage du sang dans les poumons.

1231. Parmi les signes que fournit le nez dans les affections aiguës, chez les malades très-affoiblis, il faut regarder comme un des plus graves les contorsions de cet organe, soit à droite, soit à gauche. Cette déviation du nez indique des convulsions prochaines ou même la mort. Cette contorsion n'auroit cependant aucune valeur si elle étoit le résultat d'une attaque d'apoplexie ou de paralysie. Il faut d'ailleurs se rappeler que quelques individus ont naturellement le nez légèrement contourné.

1232. Le mouvement fréquent, rapide et comme convulsif des ailes du nez, annonce une respiration très-laborieuse, et, par conséquent, une violente inflammation du poumon, un état spasmodique grave, ou l'extinction des forces. C'est un mauvais signe que les ailes du nez ne fassent aucun mouvement dans la respiration, et qu'elles se trouvent dans un état de paralysie absolue.

1233. Les ailes du nez sont rapprochées et comprimées par suite de la paralysie des muscles dilatateurs des narines. Cet état des narines précède quelquefois les paralysies des muscles de la face et les apoplexies.

1234. Un prurit ou une douleur légère du nez est le signe de l'invasion prochaine d'un érysipèle à la face, d'une hémorrhagie nasale, enfin de la présence de vers dans le conduit alimentaire. C'est un mauvais signe, dans les maladies aiguës, que ce prurit continuel des narines, qui fait que les malades portent sans cesse les doigts dans le nez pour le frotter ou pour le nettoyer sans raison ni motif : on doit craindre alors le délire, surtout chez les adultes.

1235. Le nez augmente de volume dans les scrophules et dans l'érysipèle à la face; il maigrit et devient effilé dans quelques affections spasmodiques, dans la phthisie pulmonaire confirmée, et dans toutes les maladies qui causent un dépérissement général. Il est d'un mauvais présage que le nez soit allongé, effilé, aigu, et que les cartilages soient affaissés, pressés, livides ou pâles. De tous les signes de la face hippocratique, le plus mauvais est la constriction des narines, à laquelle se joint souvent l'enfoncement des joues, de manière qu'il en résulte un creux au-dessous du bord inférieur de l'orbite, et au-dessus de l'arcade alvéolaire.

1236. Chez les malades très-foibles, le froid du nez est un très-mauvais signe. Dans la fièvre ataxique, le nez devient souvent, et d'une manière très-irrégulière, plus rouge, plus chaud ou plus froid que les autres parties de la face.

1237. Dans la respiration très-laborieuse, les ailes du nez se meuvent avec bien plus de force, elles s'éloignent et se rapprochent d'une manière surprenante à chaque respiration.

1238. La rougeur du nez et des environs, la chaleur et le prurit de cet organe, quelquefois le gonflement des veines nasales, sont au nombre des signes précurseurs des hémorrhagies par le nez.

1239. Une teinte jaunâtre, verdâtre, se manifeste souvent sur les ailes du nez dans les affections gastriques. Dans le frisson fébrile, le nez devient pâle et froid; plusieurs fois, je l'ai vu être livide et même noir dans des accès de fièvres intermittentes qui, ensuite, ont été guéries par l'usage du quinquina. Dans les dysenteries compliquées de fièvres adynamiques et ataxiques, assez souvent il se forme des escarres gangréneuses qui paroissent d'abord au nez.

1240. Les narines, comme les lèvres, se recouvrent intérieurement et sur leurs bords d'éruptions critiques salutaires dans les fièvres intermittentes.

1241. La fétidité de l'air qui sort des narines est un mauvais signe dans les fièvres adynamiques et ataxiques. Cette fétidité des narines est souvent le résultat de la stagnation du mucus corrompu, le symptôme d'un ozène vénérien ou autre, de la carie de l'un des os unguis, d'un ulcère, d'un polype, etc.

1242. Le nez, ou plutôt la membrane pituitaire des fosses nasales, est le siége d'une sécrétion de sérosité plus abondante dans le coryza. La matière sécrétée est d'abord claire et limpide, ensuite plus épaisse, opaque et blanche ou jaunâtre.

1243. Dans les fièvres adynamiques, la mucosité des fosses nasales est tellement épaissie et desséchée, qu'elle empêche le passage de l'air, ce qui force les malades de tenir la bouche ouverte pour respirer. Il est important de ne pas attribuer à toute autre raison cette cause de gêne de la respiration.

1244. Si le nez, ayant été bouché dans le cours d'une maladie, vient à s'humecter de manière que le malade mouche des matières épaisses, qu'il se débarrasse en mouchant de quelques tampons, qu'il recouvre la faculté de respirer par le nez, ce signe concourt pour annoncer la prochaine et heureuse terminaison de la maladie (1).

1245. Les lèvres font beaucoup à la physionomie : les lèvres et les yeux d'un malade peignent son moral et surtout son état morbifique ; ces organes font connoître si le malade est craintif, s'il est découragé et accablé par la maladie. Les principales altérations qu'éprouvent les lèvres se trouvent dans leur expression, leur volume, leur couleur, leur température, leur sécheresse ou leur humidité.

1246. L'expression et les mouvemens des lèvres changent dans quelques maladies : elles sont serrées, contractées, ce qui contribue beaucoup à former la *figure grippée;* ou, au contraire, elles sont pendantes, écartées, abandonnées à elles-mêmes. On remarque cette foiblesse des lèvres dans les fièvres adynamiques et chez les mou-

(1) LEROY.

rans. Dans les embarras gastriques intenses et
aux approches des vomissemens critiques, il y a
souvent abaissement et tremblement de la lèvre
inférieure. Durant de violens accès d'asthme et
chez les personnes qui ont pris trop d'opium, on
voit la lèvre supérieure retirée et l'inférieure pendante. Dans l'apoplexie forte, les lèvres sont pendantes, ou au contraire constamment resserrées ;
elles s'écartent à la manière des fumeurs de tabac,
par l'action de l'air expiré, pour se refermer aussitôt ; ce qui forme cet état que l'on a désigné par
l'expression un peu triviale de *fumer la pipe.*
Dans les paralysies, il y a souvent distorsion de la
bouche, par la contraction des muscles d'une seule
joue.

1247. Lorsqu'avec de mauvais signes, la lèvre
supérieure est retirée, et que l'inférieure est pendante et tremblante, la mort n'est pas loin. Quand
les malades attaqués d'apoplexie forte ont la lèvre
inférieure pendante sans être disposés au vomissement, quand ils fument la pipe, il est rare
qu'ils guérissent. Dans la même maladie, de l'é-
cume sur les lèvres est un signe dangereux, mais
pas toujours mortel.

1248. Le mouvement des muscles est perverti
lorsque les commissures des lèvres sont portées
en haut et en dehors par des convulsions. On dit
qu'il y a *spasme cynique,* lorsqu'une seule des
lèvres est rétractée : on nomme *rire sardonique* la
rétraction des deux commissures. Le rire sardonique et le spasme cynique sont de très-mauvais
signes dans les maladies aiguës ; ils n'indiquent

rien de fâcheux dans l'hystérie et dans l'épilepsie;
ils sont beaucoup moins à craindre chez les enfans
que chez les adultes.

1249. Au commencement des accès de tétanos,
il n'est pas rare que les lèvres éprouvent de légères contractions qui donnent à la bouche l'air
du sourire. Le rire sardonique est, selon quelques
auteurs, un des signes des blessures du diaphragme.
« Chez un blessé, dont une portion du centre ten-
» dineux du diaphragme et le nerf diaphragma-
» tique étoient probablement lésés (Voyez *Mé-*
» *moires de Chirurgie, tome III, page* 489*, par*
» *M. Larrey*), les traits de la face étoient forte-
» ment rétractés, surtout les paupières et les lèvres;
» les dents étoient à découvert, ce qui caractérise
» le *rire sardonique*.—Il n'y eut ni délire, ni
» perte de la raison... le malade guérit... Le rire
» sardonique n'est point seulement un rire de la
» bouche ou des lèvres, puisque les lèvres n'étoient
» point les seules parties rétractées de la face,
» ainsi que cela s'observe dans le rire ordinaire;
» les sourcils étoient également rétractés vers le
» milieu du front, les paupières considérablement
» écartées, et donnant à l'œil un aspect effrayant. »

1250. Les lèvres augmentent quelquefois de
volume dans les premières périodes des maladies
aiguës. Les boutons qui y surviennent, particulièrement dans les fièvres intermittentes, sont en
général d'un heureux présage : ils annoncent assez
ordinairement une prochaine guérison. Dans les
affections scrophuleuses, les lèvres, et surtout la
supérieure, sont gonflées.

1251. Souvent les lèvres sont d'un rouge vif et comme injectées, dans les maladies inflammatoires; elles deviennent livides dans les affections organiques du cœur; on les voit jaunâtres ou verdâtres, dans l'embarras gastrique. Des lèvres pâles, décolorées, blanchâtres, s'observent dans le frisson fébrile, dans la chlorose, dans les hydropisies, enfin dans les maladies qui ont produit le marasme.

1252. La chaleur des lèvres est augmentée dans la plupart des maladies aiguës. On l'a trouvé diminuée chez quelques malades très-foibles. Les lèvres livides, renv ées, froides, annoncent la mort.

1253. Les lèvres ordinairement humides présentent quelques changemens qui aident à faire connoître l'état des sécrétions dans les maladies. Dans les fièvres inflammatoires, bilieuses et ataxiques, dans les phlegmasies, elles sont sèches et lisses, ou sèches et gercées. Dans les fièvres gastro-adynamiques, elles sont sèches et couvertes d'un enduit brunâtre ou noir. Cet état, qu'on a appelé *fuliginosité* des lèvres, cesse à proportion que les sécrétions se rétablissent.

DES SIGNES TIRÉS DU MENTON.

1254. La forme du menton change avec l'âge; il devient plus saillant par l'effet de la vieillesse, et surtout par l'usure ou la perte des dents. Le menton pointu, avec extrême amaigrissement de la face, est un des signes de la face hippocratique.

1255. Le menton se recouvre quelquefois d'é-
ruptions ou d'efflorescences croûteuses à la suite
des maladies ; elles sont d'un bon présage, de
même que les écailles furfuracées qui se manifestent sur le menton à la fin de quelques maladies.
Ces éruptions ne doivent pas être confondues avec
la mentagre ou dartre du menton.

1256. Il est rare que, dans les maladies aiguës,
on remarque la chute de la barbe. La barbe tombe
quelquefois dans l'éléphantiasis qui dure depuis
long-temps. Les premiers observateurs qui ont
traité de la syphilis parlent de la dépilation du
menton produite par cette maladie.

DES SIGNES TIRÉS DES CHEVEUX ET DES OREILLES.

1257. Les cheveux, qui, dans l'état de santé,
offrent beaucoup de différences pour leur nombre
sur la même surface, pour leur couleur, pour
leur accroissement, éprouvent quelques altérations dans les maladies; certaines affections ont
même leur siége dans les cheveux et dans le cuir
chevelu.

1258. Les cheveux changent quelquefois subitement de couleur par les affections morales tristes :
un prisonnier ayant appris qu'on le mettroit à
mort le lendemain, ses cheveux blanchirent pendant la nuit. Il est vraisemblable que la décoloration a lieu par la résorption d'une partie du

fluide contenu dans les petits vaisseaux. Les cheveux prennent une couleur verte chez les personnes exposées aux exhalaisons cuivreuses. Quelques médecins prétendent que la couleur rouge
des cheveux se trouve réunie à une prédisposition à des maladies plus graves. Le rédacteur de
la Bibliothèque germanique dit avoir remarqué
que, dans une fièvre d'hôpital (adynamique-
ataxique) qui régnoit à l'hôpital militaire de
Bruxelles en 1793 et 1794, la maladie étoit plus
violente et plus grave chez les blonds que chez
les bruns.

1259. On dit que la frayeur fait dresser les
cheveux, les peintres l'expriment même par cet
attribut extérieur. Plusieurs fois j'ai vu les cheveux habituellement hérissés chez des maniaques
très-agités et d'une forte constitution.

1260. Les poils, en général, et plus particulièrement les cheveux, remplissent des fonctions importantes, et, dans plusieurs circonstances, leur
coupé ou leur conservation peut exercer une
grande influence. On parle, dans l'Encyclopédie,
d'un capucin qui ne fut délivré d'une maladie
longue et cruelle que par le sacrifice de sa
barbe. Grimaud rapporte que plusieurs migraines
opiniâtres ont cessé par la précaution de rendre la
pousse des cheveux très-active en les coupant à
des époques très-rapprochées. Morgagni cite un
ami de Valsalva qui guérit un maniaque en lui
rasant la tête.

1261. La chute des cheveux arrive fréquemment à la suite des maladies aiguës. Les fièvres ady-

hamiques et ataxiques sont les affections qui dé=
terminent le plus souvent la chute ou une altération
de la couleur des cheveux. La chute des cheveux
a cependant lieu presque toutes les fois que, dans
le cours d'une maladie, il y a eu de violentes douleurs de tête. La dissection a montré que, dans
ces cas, les racines des cheveux restent dans leur
intégrité : en effet, les cheveux ne tardent guère
à repousser après les maladies. Chez les vieil=
lards qui deviennent chauves, le sac qui revêt
l'origine des cheveux s'affaisse et disparoît entiè=
rement.

1262. Il n'est pas sans danger de couper les
cheveux aussitôt après les maladies aiguës (1); ce
danger existe surtout lorsqu'il y a de la vermine
dans les cheveux. Plusieurs malades paroissent
avoir éprouvé des rechutes et avoir même péri,
parce qu'on leur avoit coupé les cheveux trop tôt.

1263. Dans la plique, les cheveux se mêlent,
s'entortillent, s'agglutinent, se séparent en fais-
ceaux; on les voit s'arranger en petites cordes
tournées en spirales, s'allonger comme des queues
traînantes, ou enfin se hérisser comme les poils
d'une bête fauve (2).

1264. Hippocrate a remarqué que les cheveux
tombent dans les phthisies, et que c'est un très-
mauvais signe. L'alopécie ou chute des cheveux

---

(1) *Voyez,* dans le Recueil périodique de la Société de
Médecine, un mémoire de M. LANOIX.

(2) Description des Maladies de la peau, observées à l'hôpital Saint-Louis, par M. ALIBERT. *Paris,* 1806.

survient dans diverses maladies, telles que les dartres, les affections syphilitiques, etc. Ce symptôme, très-fréquent autrefois dans les maladies syphilitiques, ne se voit presque plus; il n'arrive que lorsque la syphilis a fait beaucoup de progrès. Il paroît qu'il n'étoit si commun autrefois que par la négligence des malades à se faire traiter. Les cheveux ne repoussent point quand ils sont tombés dans la syphilis confirmée.

1265. Les oreilles sont exposées à éprouver, durant les maladies, des changemens dans leur volume, leur couleur, leur température et leur forme. Dans les fièvres inflammatoires et les phlegmasies, il y a rougeur, chaleur et souvent tuméfaction des oreilles. Avant et quelquefois pendant les accès de manie, les oreilles sont plus rouges et plus chaudes. On remarque des anomalies de rougeur et de chaleur des oreilles dans quelques fièvres ataxiques.

1266. Des oreilles froides, pâles ou livides, molles, ou au contraire ridées et contractées, indiquent un grand épuisement des forces et du danger. Les oreilles deviennent froides ou par un spasme violent et une distribution inégale de la chaleur, ou par la diminution de celle-ci qui commence d'abord à se faire sentir dans les parties les plus éloignées du cœur, et où la circulation est moins active. La suspension de la sécrétion habituelle de l'humeur onctueuse des oreilles ne se remarque guère que dans les maladies les plus graves: elle annonce une extrême irritation ou une grande foiblesse.

1267. Au commencement des maladies aiguës, les oreilles très-rouges, accompagnées de douleurs de tête violentes, indiquent qu'il surviendra du délire, des convulsions ou des abcès derrière les oreilles.

1268. Après des douleurs violentes de tête et d'oreilles, où après certaines maladies qui ne sont pas jugées convenablement, il survient quelquefois un écoulement puriforme par les oreilles, et le malade est soulagé ; mais on a souvent à craindre la surdité ou d'autres suites fâcheuses, particulièrement quand l'écoulement s'arrête subitement.

DES SIGNES TIRÉS DES PAROTIDES.

1269. Les glandes parotides (1), qui ont leur siége aux parties latérales inférieures de la tête, vers la région postérieure des joues, se gonflent quelquefois ainsi que les glandes lymphatiques et le tissu cellulaire des environs, dans les fièvres adynamiques et ataxiques, et dans la peste. Ces engorgemens sont symptomatiques ou critiques.

1270. Les parotides symptomatiques surviennent au commencement des maladies, sans qu'il y ait de la diminution dans les autres symptômes. L'engorgement, d'abord peu sensible, devient

(1) La Glande parotide considérée sous ses rapports anatomique, physiologique et pathologique, par M. MURAT. Paris, 1803.

bientôt plus considérable, s'étend, gonfle tout le col, et passe quelquefois jusqu'à la partie opposée; le visage acquiert souvent un volume énorme. Dans cet état, le malade peut à peine ouvrir la bouche, et la déglutition est très-gênée. La difficulté de la respiration, un assoupissement plus ou moins profond, la surdité, etc., accompagnent ordinairement ce gonflement.

1271. Les parotides symptomatiques sont des signes fâcheux dans les fièvres adynamiques et ataxiques, surtout quand elles affectent l'un et l'autre côté; elles sont fréquemment suivies d'une terminaison funeste, soit qu'elles suppurent ou non : le pronostic à en porter doit cependant être modifié par l'état du sujet, les caractères de la maladie, l'influence des localités, de la saison, de la constitution régnante.

1272. La gangrène qui affecte les parotides est d'un mauvais présage, selon Hippocrate (Coac, Prænot.). Cette sentence du père de la médecine ne peut trouver une application exacte que dans les mortifications rapidement funestes qui affectent les parotides à l'invasion ou vers le déclin des fièvres adynamiques, ataxiques, pestilentielles, etc. Dans les autres cas de parotides, la gangrène est une terminaison ordinairement plus effrayante que dangereuse.

DES SIGNES TIRÉS DU COU.

1273. Le cou, par le grand nombre de vais-seaux qui communiquent de la poitrine à la tête, nous fournit des signes sur l'état de la circulation dans ces deux cavités. Il subit aussi quelques alté-rations qui nous éclairent dans les maladies.

1274. Le cou est le plus souvent long et mince chez les personnes qui ont la poitrine plate et les épaules saillantes. Alors les mouvemens du pou-mon et le passage du sang par ce viscère ne se font pas avec toute la facilité et la liberté nécessaires. Elles sont plus sujettes aux maladies aiguës et chroniques de la poitrine, et surtout à l'hémoptysie et à la phthisie pulmonaire.

1275. En général, le cou très-court et gras, avec une grosse tête, est accompagné d'une forte di-rection du sang vers la tête. Les vieillards qui ont le cou gros et court sont plus menacés d'apo-plexie.

1276. Le volume du cou augmente dans quel-ques angines, dans le goître, dans l'emphysème produit par des efforts de voix. Le gonflement qui survient dans l'angine commençante annonce seu-lement la violence de l'inflammation ; lorsqu'il se manifeste à une époque plus avancée, il est avan-tageux, et indique que l'inflammation se porte du dedans au dehors.

1277. C'est un mauvais signe que la disparition subite et sans cause, la maladie n'étant pas jugée, de la rougeur et du gonflement qui surviennent dans l'angine ; on doit craindre quelque métastase fâcheuse. La métastase aura lieu sur la poitrine, si la respiration devient gênée et s'il se manifeste de l'oppression ; elle se fera sur le cerveau, s'il se déclare un état comateux ou le délire (1).

1278. Le volume augmenté des veines jugulaires externes fournit un signe de la difficulté de la circulation du sang dans les poumons. Dans l'état naturel, ces veines doivent s'affaisser durant l'inspiration, parce qu'alors le sang passe facilement de la veine cave descendante dans l'oreillette droite du cœur et dans les poumons. Quand, au contraire, le passage du sang par les poumons est empêché, la veine cave et les autres veines ne se vident point convenablement, et souvent l'on voit les veines jugulaires externes former des raies bleues au milieu des muscles larges du cou. Ce signe se remarque dans plusieurs maladies aiguës de la poitrine, dans les anévrysmes du cœur et des gros vaisseaux, quelquefois aussi dans la phthisie commençante.

1279. Un battement violent et visible des artères du cou se remarque dans quelques maladies aiguës et dans beaucoup de manies avec délire furieux. Dans les maladies aiguës, il est très-dangereux, quand, dans le même temps, la langue tremble, quand les yeux sont hagards et injectés, et que le malade témoigne une extrême sensibilité aux impressions de la lumière. Il donne lieu

_____

(1) Pézold, de Progn, in Febr. acut. § 56.

de craindre qu'il ne se forme une congestion mortelle.

1280. Les douleurs spasmodiques du cou, les pesanteurs et la tension douloureuse de cette partie, arrivent quelquefois au commencement des fièvres de mauvais caractère. On les observe aussi à l'invasion de certains accès de fièvre intermittente.

1281. Le cou acquiert une rigidité douloureuse dans le tétanos.

DES SIGNES TIRÉS DE LA POITRINE ET DE LA PERCUSSION.

1282. L'examen de la poitrine exige la plus grande attention de la part du médecin : elle est le siége de plusieurs organes essentiels à l'entretien de la vie et de la santé. Nous avons examiné ailleurs les lésions de la respiration et de la circulation; il reste à considérer les signes tirés de l'extérieur de la poitrine.

1283. Une poitrine large, bien voûtée, donne, généralement parlant, lieu de conclure que la circulation du sang se fait avec liberté dans le poumon. Plus, au contraire, la poitrine est étroite et plate, et plus on doit craindre la disposition à des maladies de poitrine, parce qu'alors le jeu des organes ne peut se faire avec la facilité convenable.

1284. Il n'est pas rare de trouver la poitrine mal conformée chez les rachitiques; souvent il y a une déviation de la colonne vertébrale, et les côtes forment des saillies et des enfoncemens. Divers accidens, tels que des coups, des chutes, changent quelquefois la conformation de la poitrine ; certains états contribuent même à la vicier : ainsi chez les cordonniers le sternum est presque toujours plus enfoncé. Une mauvaise conformation de la poitrine rend les maladies de cette partie plus graves, et exige des considérations dans le traitement.

1285. Dans l'état de santé, la poitrine est garnie de parties molles, plus épaisses chez les boulangers et chez quelques autres ouvriers qui exercent beaucoup les membres thoraciques. Dans les hydropisies des cavités de la poitrine primitives, ou consécutives aux maladies du cœur, la poitrine est assez souvent œdématiée. Dans les empyèmes, les parties extérieures qui répondent aux collections purulentes sont quelquefois tuméfiées ; on a même vu de ces épanchemens former une saillie entre les côtes qui s'étoient écartées.

1286. L'extérieur de la poitrine participe aux changemens de température qui surviennent dans ses cavités, lorsqu'elles sont le siége de quelques maladies. Dans les inflammations de poitrine, elle est sensiblement plus chaude que les autres parties du corps : il en est de même dans quelques lésions organiques du cœur et des gros vaisseaux : elle est plus froide dans la lipothymie.

1287. C'est sur la poitrine que le zona forme le plus souvent une portion de cercle. Diverses

autres éruptions aiguës et chroniques se manifestent plus particulièrement sur la poitrine, surtout entre les épaules.

1288. Dans la pleurodynie ou fausse pleurésie, l'extérieur de la poitrine est le siége d'une
douleur qui augmente par la pression et lorsqu'on
fait mouvoir le bras du côté malade. Dans la pleurésie et dans la péripneumonie, en comprimant le
lieu affecté, la douleur ne devient pas plus vive;
cependant, lorsque la pleurésie attaque la plèvre
costale, une forte pression peut déterminer de la
douleur.

1289. Le thorax rend un son manifeste par la
percussion (1), mais qui varie selon la partie
frappée; la conformation du sujet, son embonpoint ou sa maigreur. Des adhérences contractées
entre les plèvres costales et pulmonaires altèrent
encore plus le son que détermine la percussion
et le rendent semblable à celui que l'on trouve dans
les maladies. Il faut faire une grande attention à
cette cause de son contre nature, qui se rencontre
très-souvent, surtout quand l'individu a éprouvé
des inflammations de poitrine, afin de ne pas se
laisser induire en erreur. Il faut aussi avertir que
si la percussion fournit des signes utiles, elle fatigue souvent beaucoup les malades, surtout dans
les maladies aiguës, et qu'elle ne doit être em-
ployée qu'avec une grande prudence, et lorsque

---

(1) Nouvelle Méthode pour reconnoître les maladies
internes de la poitrine, par AVENBRUGGER, traduite par
M. CORVISART.

les autres signes ne suffisent pas pour établir le diagnostic et le traitement de la maladie.

1290. Le son produit par la percussion du thorax sain est celui que rendent les tambours quand ils sont couverts d'un drap ou d'un autre tissu fait de laine grossière. Ce son s'observe sur toute la cavité thoracique de la manière suivante :

1291. Le côté droit du thorax percuté rend du son dans sa partie antérieure, en commençant depuis la clavicule jusqu'à la sixième vraie côte (1); dans sa partie latérale, en commençant sous l'épaule, jusqu'à la septième vraie côte; et dans sa partie postérieure, depuis les omoplates jusqu'à la seconde ou troisième fausse côte.

1292. Le côté gauche du thorax percuté rend du son dans sa partie antérieure, en commençant depuis la clavicule jusqu'à la quatrième vraie côte: mais dans ce lieu, où le cœur est en partie situé, le son rendu offre une certaine plénitude, qui indique manifestement que le cœur émousse la vivacité du résonnement. Dans la partie latérale gauche et postérieure du thorax, la perception du son est à-peu-près la même qu'il a été dit pour le côté droit.

1293. Il faut cependant remarquer que le son produit lorsqu'on frappe la partie occupée par le cœur est extrêmement variable. Il est certains individus très-maigres qui ont le pouls petit et foible, dont le cœur est naturellement d'un petit volume, chez lesquels la présence de cet organe semble

---

(1) *Voyez*, dans l'Ouvrage cité, quelques exceptions.

n'apporter aucun changement dans le son qu'on
obtient en percutant la partie qu'il occupe : il en
est d'autres, au contraire, d'un tempérament disposé à l'empâtement, dont la poitrine est toute
recouverte d'une espèce d'embonpoint très-considérable, ou qui ont le cœur environné de graisse ,
d'autres enfin qui ont cet organe volumineux ; les
sanguins, par exemple, chez lesquels la percussion dans cet endroit ne produit presque aucun
son. Certaines maladies, soit qu'elles appartiennent
à la poitrine, soit qu'elles lui soient étrangères,
modifient aussi et très-notablement le son obtenu
dans la région où le cœur est placé. Chez les
phthisiques et chez tous ceux qui sont atteints de
fièvres lentes essentielles, ou d'autres affections
qui amènent le marasme, la percussion donne
lieu à un son presqu'aussi clair que si le cœur n'y
existoit pas.

1294. Le côté gauche résonne plus en bas que
le côté droit. La différence de volume des viscères
contenus dans les hypochondres, le diaphragme
plus refoulé dans le côté droit de la poitrine, et
qui diminue conséquemment sa capacité, rendent,
dans l'état de santé, et toutes choses égales d'ailleurs, la partie latérale gauche du thorax plus
étendue. On doit donc y percevoir, et on y perçoit,
en effet, du son plus bas que dans le côté droit.
Mais ici il ne faut pas prendre pour du son venant de la poitrine, celui que rend quelquefois
l'estomac ou le colon dilaté par l'air, sous les
parois plus ou moins amincies de l'hypochondre
gauche.

1295. Tout le sternum percuté résonne aussi clairement que les côtés du thorax, à l'exception de l'endroit derrière lequel une partie du cœur est située. On perçoit là, en effet, un son un peu plus obscur. Un embonpoint plus considérable, des graisses plus abondantes qui environnent le cœur, enfin cet organe plus volumineux, modifient encore le son que rend la partie du sternum à laquelle il répond.

1296. On obtient le même son sur tout le trajet de la colonne vertébrale où elle concourt à former la cavité du thorax. Il est cependant ordinairement moins fort, plus sourd, plus obtus, surtout dans sa partie inférieure, à compter depuis la quatrième vraie côte. La structure des parties, l'absence des poumons qui ne correspondent point là exactement, rendent facilement raison du son moindre excité dans cette région.

1297. Le son que donne le thorax percuté est plus clair dans les hommes maigres, plus obtus dans les charnus; et chez les individus très-gras, le son est presque étouffé à cause de la masse adipeuse. C'est surtout la partie antérieure du thorax qui est la plus sonore, depuis la clavicule jusqu'à la quatrième vraie côte. Mais là, les mamelles et les muscles pectoraux augmentant la masse de ces parties, il en résulte un son plus obscur; quelquefois un son plus obtus se perçoit dans la partie latérale, sous l'aisselle, parce que là, dans certains individus, le panicule graisseux sous-cutané est plus épais. Dans la partie postérieure du thorax, le son est moins perceptible à l'endroit des omoplates, parce que le son est intercepté par l'os même de l'épaule, et par les muscles qui vont de l'omoplate au dos. Enfin, on tire quelquefois du son de la troisième fausse côte du côté gauche, et même des autres fausses côtes de ce côté. Dans ces cas, le son est produit par le refoulement, sous cet hypochondre, du grand cul-de-sac de l'estomac ou du colon distendu par un gaz quelconque.

1298. Le thorax doit être percuté, ou pour mieux dire, frappé lentement et doucement avec l'extrémité des doigts rapprochés les uns des autres et allongés. Il convient aussi, après avoir frappé avec le bout des doigts, de frapper avec le plat de la main, et d'allier ainsi ces deux méthodes, pour acquérir une certitude plus grande sur l'objet qu'on veut connoître. Il faut convenir pourtant que la percussion à main ouverte ne peut avoir lieu indistinctement sur tous les points du thorax, comme celle qui s'exerce avec l'extrémité des doigts réunis. Ce n'est guère que sur les parties latérales et postérieures des deux côtés de la poitrine, le malade étant sur son séant, les bras tendus et le corps un peu incliné en avant, que la percussion avec le plat de la main peut être avantageusement pratiquée : c'est alors que le bruit obtenu est, dans certains cas, *tanquam percussi femoris*, comme si on frappoit une cuisse, ainsi que le dit Stoll.

1299. La force de percussion doit être variée selon les individus, et proportionnée à l'épaisseur et à la densité des chairs et des tégumens qui

recouvrent la poitrine ; et c'est dans cette juste
appréciation des causes qui peuvent altérer ou in-
tercepter plus ou moins l'éclat des vibrations sonores que consiste l'exacte percussion. Ainsi, avec
la même force qui suffira pour percuter une poitrine foible et décharnée, on ne tirera presqu'aucun
son du thorax d'un homme dont les muscles sont
très-charnus ou dont les tégumens sont épais et
graisseux. Ira-t-on penser que la poitrine de celui-
ci est pleine? On se tromperoit gravement ; et l'erreur seroit le résultat inévitable du degré de percussion disproportionné aux causes qui absorbent
une partie quelconque du son.

1300. Pour pratiquer la percussion , il faut
faire mettre le malade sur son séant. Lorsque
vous frapperez la partie antérieure de la poitrine,
faites tenir la tête droite, les épaules en arrière,
c'est-à-dire, qu'elles soient ramenées vers le dos,
par là, la poitrine fait saillie en avant ; les muscles,
les côtes et la peau sont tendus, et alors on obtient
par la percussion un son plus clair. Lorsque vous
frapperez sur les parties latérales, faites étendre
les bras sur la tête, chaque côté ainsi tendu ré-
sonnera mieux. Faites pencher en avant celui dont
vous percuterez le dos, qu'il ramène ses épaules
vers la poitrine, qu'il voûte son dos : par la même
raison rapportée plus haut, on aura un procédé
plus exact pour produire le son.

1301. Si le thorax, frappé dans un endroit ordinairement sonore, rend un son plus obscur, il y
a maladie dans l'endroit privé du son qui lui est
naturel. Si la percussion de ce même endroit rend

le son d'une chair frappée, une maladie est cachée dans toute l'étendue qui résonne ainsi.

1302. Si la poitrine, frappée dans un endroit ordinairement sonore, rend le son d'une chair frappée, ordonnez de faire une grande inspiration et de la retenir : si, l'air inspiré étant retenu, le lieu percuté conserve le son d'une chair frappée, jugez que la maladie s'étend profondément dans les poumons. Si la poitrine, frappée dans la partie antérieure, quoique l'air inspiré soit retenu, rend un son semblable à celui d'une chair frappée, percutez alors la partie postérieure diamétralement opposée à la première; si elle ne rend aussi dans ce lieu ordinairement sonore que le son d'une chair frappée, alors le mal pénètre toute l'épaisseur des poumons. Ces variétés dépendent de la cause qui peut diminuer ou enlever le volume ordinaire de l'air contenu dans la cavité des poumons. Une telle cause, soit qu'elle consiste dans une masse liquide ou dans une masse solide, produira ce que nous observons, par exemple, sur les tonneaux, qui, lorsqu'ils sont vides, résonnent sur tous les points ; mais qui, remplis, perdent d'autant plus du son qu'ils rendoient, que le volume d'air qu'ils contenoient a été plus diminué.

1303. Mais par quel moyen le médecin parviendra-t-il à connaître la nature de la cause qui diminue ou qui enlève le volume ordinaire de l'air contenu dans la cavité de la poitrine, je veux dire si cet obstacle est solide ou fluide? Lorsque je frappe une partie de la poitrine dans ses deux points parfaitement correspondans, je m'assure

seulement de l'étendue et de la hauteur qu'occupe
là une matière morbifique quelconque; mais la
nature de l'obstacle ne m'est point encore connue:
il faut donc procéder d'une autre manière pour
saisir cette distinction importante. Je fais placer
l'individu horizontalement, et je le percute dans
toute l'étendue de la poitrine que j'avais trouvée
privée de son jusqu'à une certaine hauteur lorsque le malade étoit sur son séant. Si l'obstacle est
fluide, alors, par la loi du niveau, il occupera nécessairement, selon sa quantité, la cavité dans sa
partie déclive. Je tirerai alors du son de la partie
devenue supérieure, le corps étant horizontalement sur le dos, et qui n'en donnait point jusqu'au
niveau de l'obstacle liquide. Ainsi, en percutant
toute l'étendue de cette cavité dans cette position
déterminée, j'aurai par-tout du son, mais plus
sourd, plus obscur que dans l'état naturel, selon
qu'il y a plus ou moins de liquide sur lequel flotte
le poumon. Mais si l'obstacle est solide et qu'il occupe, par exemple, la moitié d'une cavité inférieu-
rement, je n'apercevrai aucune différence de son,
relativement à la position horizontale ou verticale
du malade; le son restera toujours clair au-dessus
de l'obstacle; il sera plus ou moins obscurci ou suffoqué, dans l'endroit malade. Ce rapport de la percussion, qui sera constamment le même, quelque
position que je fasse prendre à l'individu, me démontre invinciblement qu'il n'y a pas d'épanchement, mais un corps solide qui obstrue une partie
plus ou moins grande de cette cavité.

1304. Le son contre nature se rencontre et dans

les maladies aiguës et dans les maladies chroniques de la poitrine. La pleurésie rend le son du thorax plus ou moins obscur; mais c'est dans la péripneumonie que l'on peut reconnoitre les différences marquées dans le son à chaque période et à chaque degré de la maladie, souvent même s'éclairer beaucoup sur la marche astucieuse et cachée de l'affection du poumon. Je vais continuer à faire connoître les remarques faites à ce sujet par l'habile observateur qui a donné la traduction d'Avenbrugger.

1305. La pleurésie simple, celle qui se borne strictement à la plèvre costale, offre rarement, dans les premiers jours, un son contre nature très-sensible. Il existe cependant, et on peut le reconnoître vers le quatrième jour : à cette époque, la plèvre affectée est notablement injectée et épaissie; or cette augmentation d'épaisseur dans la substance même de cette membrane doit rendre, dans cet endroit, le son plus obscur et plus sourd.

1306. Dans la péripneumonie, c'est vers le second, le troisième ou quatrième jour au plus tard que se maniteste le son contre nature du thorax lorsque l'inflammation est aiguë. Plus la maladie est violente, plus le son s'obscurcit et se perd rapidement. On sait combien cette affection est quelquefois promptement funeste, puisqu'elle tue au cinquième au sixième jour, même plus tôt. Le son revient par degré, si une copieuse et convenable expectoration amène un jugement complet, ou si une heureuse solution insensible s'opère. Mais, dans cette inflammation, lorsqu'elle n'est pas

franche, lorsqu'elle est défigurée par diverses complications, lorsque les excrétions critiques ne sont
ni abondantes ni bien marquées, la percussion
éclaire beaucoup le médecin qui sait user de ce
moyen précieux. Dans la cardite et la péricardite,
le son présente à-peu-près les mêmes altérations
que dans la péripneumonie.

- 1307. Il est une autre affection inflammatoire
de la poitrine appelée *pleurodynie, pleurésie
fausse* ou *rhumatisante,* dont le siége est dans les
muscles intercostaux et dans ceux qui recouvrent
la poitrine, et où l'on n'observe point le son contre
nature lorsqu'elle est dans sa simplicité, et que
l'inflammation ne se propage point à la plèvre.
Cette affection n'appartient pas strictement à la
poitrine, et ne peut être légitimement classée au
nombre de ses affections aiguës.

1308. Dans les maladies éruptives, telles que
la rougeole, les miliaires, les scarlatines, etc., la
percussion rapporte un son moins clair avant l'é-
ruption. L'intégrité du son se rétablit à mesure
que l'éruption se complète. On observe souvent un
son contre-nature plus ou moins apparent, dans
toute l'étendue de la poitrine, chez des personnes
qui depuis peu ont été très-promptement guéries
de gale ou de dartres par le moyen des frictions
externes, sans traitement interne, et qui sont atteintes de fièvres d'accès, ou d'autres maladies en
apparence étrangères à la poitrine.

1309. Dans les maladies aiguës, plus le son
dans un lieu quelconque du thorax est suffoqué,
plus il approche de celui d'une chair frappée, plus

il y a à craindre. Plus l'espace du thorax rendant un son suffoqué est étendu, plus le danger de la maladie est certain. Le malade court plus de danger dans l'affection du côté gauche que dans celle du côté droit. Il est moins dangereux que la partie antérieure et supérieure du thorax (qui commence à la clavicule et se termine à la quatrième côte) manque de son que la partie inférieure. Il y a plus de danger que le son cesse à la partie postérieure du thorax qu'à sa partie antérieure et supérieure. Il est mortel que le lieu occupé par le cœur ne rende, dans une circonférence très-étendue, que le son d'une chair frappée.

131o. Le son contre nature accompagne toutes les maladies chroniques de la poitrine où il y a des empâtemens, des engorgemens, des squirres ou des tubercules. On l'observe aussi dans les anévrysmes du cœur et dans tous les épanchemens séreux, sanguins ou purulens dans une ou plusieurs des cavités de la poitrine. Quel que soit le genre ou l'espèce d'engorgement ou de collection de liquide, la percussion de la poitrine dans l'endroit occupé par la maladie est un moyen infaillible pour la reconnoître (1). Le son que rend la poitrine dans cette région est toujours plus ou moins obtus et quelquefois tout-à-fait nul. L'étendue de l'espace dans lequel le son est altéré fait juger des progrès de la maladie; on peut même aller plus loin dans quelques cas, et, par exemple, dé-

---

(1) Voyez cependant les causes qui empêchent la percussion de devenir un signe.

terminer assez juste, par la percussion, l'espèce de l'anévrysme, c'est-à-dire, si le volume du cœur tient à un excès d'épaississement de ses parois, ou s'il n'est qu'un effet de son amincissement, sans augmentation réelle dans sa substance. Ainsi la dilatation avec amincissement est presque toujours plus considérable que celle avec épaississement; d'où il résulte que la région du cœur résonne plus mal, dans une plus grande circonférence, dans le premier cas que dans le second. En suivant exactement les résultats différens de la percussion, il est encore possible de distinguer, dans certains cas, pour peu qu'on y joigne les principaux symptômes de la maladie et la connoissance du tempérament du sujet, etc., quelle cavité du cœur est le siége de l'anévrysme; car alors le son est plus obtus, plus suffoqué à droite, quand la cavité droite est seule distendue, et *vice versá*.

1311. Dans l'asthme nerveux ou convulsif la poitrine résonne très-bien, même dans les plus violens accès. De fréquens accès d'asthme amènent à leur suite ou des épanchemens séreux dans la poitrine, ou des amas de mucosités dans les ramifications des bronches, quelquefois même des maladies organiques du cœur et des poumons, par les secousses continuelles qu'ils leur impriment : dans tous ces cas, le son de la poitrine devient plus obscur.

1312. Il y a quelques autres maladies de la poitrine où la percussion ne fournit aucun indice sur l'état des organes malades, par exemple dans certaines phthisies pulmonaires essentiellement nerveuses très-rares, et même dans quelques phthisies pulmonaires assez fréquentes, avec diminution ou destruction de la substance du poumon, au lieu de son état tuberculeux ou passé à l'indura- tion. Mais il faut remarquer que leur marche n'est pas tout-à-fait la même que celle des autres phthisies; car les nerveuses essentielles sont sou- vent sans expectoration, ou, s'il en existe, elle est simplement muqueuse et résulte de l'irritation des bronches. En second lieu, on n'y éprouve point des douleurs fixes dans un point déterminé de la poitrine, mais plutôt des douleurs vagues et fu- gaces qui tiennent à l'état nerveux. Enfin la dégé- nérescence des poumons est plus lente, les phéno- mènes morbides sont moins aigus et conduisent moins promptement à une issue funeste.

DES SIGNES TIRÉS DU DOS ET DES ÉPAULES.

1313. Le dos et les épaules sont le siége de diverses éruptions. Il y a des personnes qui, dans l'état de santé, ont toujours le dos couvert de bou- tons qu'elles doivent éviter de répercuter. Le *pru- rigo* sénile attaque particulièrement le dos et les épaules. Quelquefois il se forme sur ces parties, dans les maladies aiguës et chroniques, des érup- tions qui sont généralement d'un bon présage.

1314. Les douleurs entre les épaules et sous le sternum, continues, accompagnées de toux, d'op- pression, de dyspnée, etc., font craindre une

phthisie commençante. Les affections rhumatismales ou goutteuses vagues, fixées sur le dos, y
déterminent des douleurs qui sont peu inquié-
tantes. On observe aussi de violentes douleurs au
dos chez les hystériques et les hypochondriaques.

DES SIGNES TIRÉS DU BAS-VENTRE.

1315. Le bas-ventre, dans l'état naturel, est mou,
souple, et en général d'un volume relatif à l'embonpoint du reste du corps. Pendant les maladies,
il subit un grand nombre d'altérations, quelquefois dans toute son étendue, d'autres fois seulement dans un ou plusieurs des organes qu'il contient. Il fournit des signes dans les maladies qui y
ont particulièrement leur siége, et aussi dans
beaucoup d'autres affections qui y déterminent
souvent des changemens sensibles.

1316. Pour explorer exactement le bas-ventre,
il est nécessaire de faire prendre au malade la
position où les muscles de l'abdomen se trouvent
dans le plus grand relâchement. Ainsi, le malade
étant couché sur un plan horizontal, la tête un
peu élevée, les cuisses seront fléchies sur le bassin,
et les jambes sur les cuisses; les talons se touche-
ront et les genoux seront un peu éloignés. Quand
il faudra porter ses recherches dans un des hypochondres ou des flancs, le corps sera légèrement
fléchi de ce côté. Lorsqu'on soupçonnera un épanchement avec fluctuation dans le bas-ventre, les

muscles étant mis dans le plus grand relâchement; on placera les doigts sur un côté; et frappant doucement sur le côté opposé avec l'autre main, on distinguera si une colonne de liquide vient heurter contre les doigts. Quelques auteurs assurent cependant que, pour ce genre d'exploration de l'abdomen, il ne faut pas que les parois abdominales soient dans un trop grand état de relâchement, et qu'au contraire un certain degré de tension rend la fluctuation plus sensible : ainsi, pour mieux reconnoître l'existence d'un fluide dans la capacité de l'abdomen et la quantité de ce fluide, ils font tenir le malade debout, ou bien ils cherchent à donner à tout le corps une situation à-peu-près horizontale.

1317. Le bas-ventre présente beaucoup de différence dans sa tension ou sa mollesse, son volume, sa sensibilité. Il est tendu et rénitent lorsque, les muscles étant mis dans le relâchement, on sent de la résistance ; il est mou, souple, lorsqu'il cède facilement sous la main. On observe un peu de tension du bas-ventre dans la première période de presque toutes les maladies aiguës. Il devient plus souple à proportion que l'irritation diminue et qu'une bonne terminaison se prépare. La diminution de la tension du bas-ventre est un des signes les plus certains de ce qu'on a appelé *état de coction*.

1318. Dans les maladies aiguës, lorsque le bas-ventre est tendu, et en même-temps un peu augmenté de volume, c'est le premier degré du *ballonnement* ou *météorisme*. Ce phénomène est

produit par un dégagement d'air ou de gaz ordinairement contenu dans les intestins. Le météorisme offre divers degrés d'intensité. Si l'accumulation des gaz est très-considérable, et que le
ventre en soit distendu, c'est le *ballonnement*. On
le remarque particulièrement dans les fièvres
gastro-adynamiques et dans les phlegmasies des
viscères abdominaux.

1319. Il y a un météorisme qui n'est pas rare
dans les maladies aiguës, et qui n'appartient pas
aux signes dangereux, quoiqu'il ne soit cependant
pas un signe critique : il provient d'une grande
quantité de matières renfermées dans la cavité
de l'abdomen, qui, commençant à se mettre en
mouvement et à se préparer une issue, laissent
échapper une plus grande quantité de gaz sur lesquels les intestins, d'ailleurs sains, ne réagissent
pas assez. On reconnoît ce météorisme à l'absence
des douleurs, aux borborygmes, à un penchant
à aller à la selle, aux pesanteurs ou douleurs des
reins, enfin à l'absence des signes de l'épuisement
des forces et de l'inflammation des entrailles.

1320. On distingue un autre météorisme qu'on
peut nommer *inflammatoire*, et qui ne survient
guère que dans les maladies très-aiguës : il est
joint à une extrême sensibilité, à une vive chaleur
du bas-ventre, et à une suppression d'urine. On
l'observe particulièrement dans la dysenterie, la
péritonite et les autres phlegmasies du bas-ventre :
il indique un grand danger.

1321. Mais le plus fâcheux de tous, c'est le météorisme que l'on peut nommer *insensible*. On le

distingue par la mollesse et l'insensibilité du bas-
ventre, par la foiblesse de tous les organes, par
des selles liquides très-fétides, et quelquefois noirâtres, souvent même par des éructations également fétides.

1322. Le volume du bas - ventre augmente
quelquefois par des épanchemens de sérosité qui
se forment dans le cours des maladies aiguës, et
qui sont ordinairement les effets des inflammations des viscères abdominaux. Quelquefois ces
inflammations sont à peine sensibles durant les
maladies, et ce n'est que par un examen attentif
qu'on peut les reconnoître avant que l'épanchement ne se manifeste. Ces ascites symptomatiques
ne sont pas toujours mortelles. Dans quelques cas,
l'augmentation du ventre dépend à la fois de l'é-
panchement de sérosité et de l'accumulation des
gaz. Dans ce cas, on distingue la fluctuation à la
partie la plus déclive, où le son est mat, tandis
que, dans la région sus-ombilicale, la résonnance
est plus claire que dans l'état de santé. L'augmentation du volume du ventre dépend aussi quelquefois d'un épanchement de sang dans cette cavité ; la coagulation de ce liquide fait qu'il n'y a
pas de fluctuation ; si le sang s'est amassé sous les
intestins, le ventre conserve sa résonnance ; il la
perd si ce liquide est placé au-devant d'eux.

1323. Un état spasmodique fixé sur un ou plusieurs des viscères de la région abdominale, l'engorgement de ces organes, la formation d'abcès
dans l'épaisseur des muscles abdominaux, ou entre
les muscles et le péritoine, sont autant de causes

30

qui peuvent déterminer un gonflement plus où moins considérable du bas-ventre.

1324. Une grande et subite diminution du volume du bas-ventre se remarque à la fin des maladies très-violentes, et particulièrement des dysenteries. Ce signe annonce constamment une mort prochaine lorsqu'il est accompagné d'autres mauvais signes.

1325. Une dépression du bas-ventre est un effet des plus violens spasmes et un des signes caractéristiques de la colique des peintres. L'ombilic est si retiré en arrière, qu'il paroît appliqué sur es vertèbres.

1326. L'augmentation de la sensibilité du bas-ventre présente bien des différences dans les maladies; il peut être le siége d'une douleur constante, ou devenir seulement douloureux par la pression. La douleur peut être générale ou bornée à une partie du bas-ventre. La douleur est fixe dans les inflammations; dans les coliques venteuses elle change souvent de siége. Il arrive encore dans les coliques de plomb qu'elle est fixe, mais intermittente. Le bas-ventre est tendu et douloureux dans le plus grand nombre des cas; quelquefois cependant il est souple, quoique la douleur soit vive; celle-ci varie encore dans son mode. Tantôt le bas-ventre ne peut supporter la plus légère pression, comme dans la péritonite; d'autres fois la pression diminue la douleur, comme dans la colique de plomb. Quelquefois la douleur inflammatoire est si violente, que le malade ne peut supporter le contact du moindre linge, et qu'elle épuise promptement les forces.

1327. Chez les enfans, chez les malades qui sont dans le délire, ou qui ne savent pas rendre compte des douleurs qu'ils ressentent, on juge de celles qu'ils éprouvent dans le bas-ventre par les grimaces et les mouvemens qu'ils font lorsqu'on le touche. Cette sensibilité, que l'on excite en palpant le bas-ventre, sert encore quelquefois à faire reconnoître des hernies (1).

1328. Les douleurs qui, dans les maladies aiguës, peuvent survenir dans telle ou telle partie du bas-ventre, ces douleurs, dis-je, sont d'un pronostic très-différent, suivant qu'elles augmentent ou n'augmentent point par la pression. En général, celles que la pression ne rend pas plus vives sont occasionnées par des matières bilieuses, par des vents ou des vers qui irritent les intestins : de telles douleurs ne sont pas dangereuses (2).

1329. Si, dans le cours d'une fièvre aiguë, le malade se plaint de douleurs, de piqûres vagues soit dans le ventre, soit dans la poitrine, on a lieu de présumer qu'il a et qu'il rendra des vers. S'il se plaint de sentir de temps en temps quelque chose qui lui monte de l'estomac au gosier et qui semble menacer de l'étouffer, un tel symptôme est un signe presque assuré de vers qui irritent l'orifice supérieur de l'estomac et qui montent dans l'œ-

---

(1) De la Hernie intestinale incomplète avec gangrène, par M. ALAIN. *Paris*, 1802.

(2) LEROY.

sophage. Le caractère connu d'une maladie épi-
démique confirme le soupçon que l'on peut avoir
sur les vers et le change presque en certitude (1).

1330. Si, dans le cours d'une maladie aiguë, il
se forme une tumeur rénitente et douloureuse
dans quelque partie du bas-ventre, si la douleur
devient sensiblement plus vive par une douce
pression, si une compression un peu forte la rend
insupportable, un tel symptôme indique l'inflammation de la partie où il a son siége ; il annonce
le plus grand danger ; il est ordinairement accompagné de symptômes également funestes ; il peut
se reconnoître même dans les affections soporeuses
par la grimace que fait faire au malade la pression
des parties où il a son siége. Quoiqu'il soit ordinairement mortel, il ne l'est cependant pas toujours. Quelquefois, quoique bien rarement, ces
sortes de tumeurs dégénèrent en abcès, surtout
lorsqu'elles ont leur siége dans le foie (2).

1331. On a lieu de présumer que cette terminaison surviendra si, le symptôme persistant, on
n'en observe pas d'autres qui concourent à annoncer une mort prochaine. Lorsqu'il se forme un tel
abcès, il est à desirer qu'il se porte en peu de
temps à l'extérieur, et qu'il s'y manifeste par cette
tumeur pâteuse des tégumens qui, dans les abcès
profonds, annonce que ceux-ci se portent au dehors, et que la fluctuation sera bientôt sensible
de manière à permettre de donner issue à la matière (3).

---

(1) LARREY.　　(2) HIPPOCRATE.　　(3) Id.

1332. La température extérieure de l'abdomen fournit quelques signes dans les maladies. Il est bon que les diverses parties du bas-ventre offrent une température douce avec une sorte de moiteur. Une chaleur considérable avec sécheresse indique, surtout si elle est âcre et mordicante au tact, l'existence d'une inflammation violente ou d'une fièvre bilieuse grave. Si cette extrême chaleur cesse brusquement et sans cause manifeste, on peut annoncer ou la formation d'un épanchement, ou la gangrène, surtout si ce changement arrive dans une péritonite puerpérale, ou après la phlegmasie d'un des viscères du bas-ventre.

1333. On sait que l'on divise ordinairement la surface extérieure ou la circonférence du bas-ventre en régions. Antérieurement on en compte trois, savoir, la région épigastrique ou supérieure, la région ombilicale ou moyenne, et la région hypogastrique ou inférieure. Postérieurement on n'en compte qu'une sous le nom de *région lombaire*. La région épigastrique se subdivise en épigastre et en hypochondre : l'épigastre commence immédiatement sous la pointe de l'appendice xiphoïde et se termine un peu au-dessus de l'ombilic. Les hypochondres occupent les parties latérales, et sont couverts dans presque toute leur étendue par les fausses côtes. La région épigastrique est souvent désignée dans les auteurs sous le nom de *précordiale* (*præcordia*), et annoncée comme s'étendant dans toute la partie supérieure de l'abdomen. La seconde région se subdivise comme la première en trois parties, une moyenne appelée proprement *région ombilicale*, et deux latérales nommées communément les *flancs*. Ces parties latérales répondent à l'espace qui est entre le bas des fausses côtes et le haut des os des iles. La région hypogastrique ou l'hypogastre commence au-dessous de l'ombilic, à la hauteur d'une ligne qu'on tireroit depuis la crête de l'os des iles du côté droit jusqu'à la crête de l'os des iles du côté gauche : elle s'étend jusqu'au bas de l'abdomen. On la divise en trois parties, une moyenne appelée *pubis*, et deux latérales qu'on appelle les *aines*. La région lombaire comprend l'espace qui est depuis les dernières côtes de chaque côté, et la dernière vertèbre du dos jusqu'à l'os sacrum et les parties voisines de la crête de l'os des iles. Les parties latérales de cette région sont appelées *lombes ;* mais la partie moyenne qui les distingue n'a point de nom dans l'homme : dans les animaux on la nomme le *rable*.

1334. L'épigastre est habituellement mou, souple et égal. Lorsqu'il conserve ces qualités dans le cours des maladies, il fait connoître le bon état de l'estomac, de l'épiploon, du diaphragme, des petits lobes du foie et des muscles droits du bas-ventre.

1335. Quelquefois les gens de lettres, les hommes de cabinet, et même certains artisans dont les travaux exigent que le corps soit plus ou moins courbé en avant, éprouvent habituellement des douleurs dans l'épigastre. Ces douleurs s'exaspèrent par le travail de la digestion et durant les maladies.

1336. L'éruption de la petite-vérole est souvent précédée d'anxiétés et de douleurs au creux de l'estomac. On observe quelquefois des douleurs à l'épigastre chez les hystériques et les hypochondriaques ; et souvent c'est en éprouvant des douleurs assez vives à l'épigastre, que les malades croient qu'un globe s'élève de cette partie, et se porte au gosier, où il détermine un sentiment de strangulation. Les douleurs épigastriques qui surviennent chez les goutteux doivent faire craindre le transport de la goutte sur l'estomac.

1337. Souvent, dans les maladies, l'épigastre devient tendu, gonflé et douloureux. Cette tension se remarque particulièrement au commencement des maladies aiguës. Lorsque, dans le progrès d'une maladie, l'épigastre se tend tout-à-coup et sans qu'il se soit manifesté des signes de crises, et que, dans le même temps, l'urine est pâle et ténue ou presque supprimée, cet état est l'indice d'un changement prochain dans la maladie, et presque toujours du délire, des convulsions ou d'une inflammation de quelque viscère.

1338. Lorsque des signes critiques se sont déjà manifestés par le pouls, par la diminution de la fièvre, par des urines avec un nuage ou un énéorème, par une moiteur de la peau, et que ces signes continuent, la tension de l'épigastre annonce des crises qui sont au moment de se faire, et particulièrement des hémorrhagies nasales.

1339. Dans les maladies où il n'y a point de fièvre, la tension de l'épigastre est souvent causée

par des spasmes; elle a coutume de se manifester
dans l'hystérie, l'hypochondrie, la goutte et la
plupart des coliques. L'éruption des vents par en
haut diminue ou fait cesser cette tension de la
région épigastrique lorsqu'elle est avec gonflement. Quelquefois aussi, chez les hystériques et
les hypochondriaques, la région épigastrique est
le siége d'une dépression spasmodique.

1340. Chez les malades attaqués d'hydropisie
de poitrine, on observe une tumeur de l'abdomen, principalement aux environs de la région
épigastrique. L'eau amassée dans la poitrine comprimant par son poids le diaphragme et par conséquent l'abdomen, il paroît une tumeur rénitente, principalement à cette partie de la région
épigastrique qui est le plus opprimée par le poids
de l'eau quand l'hydro-thorax n'occupe qu'une
cavité, et à la région épigastrique toute entière
lorsque l'épanchement est complet. Ce symptôme
est un phénomène purement mécanique, résultant de la pression de l'eau sur l'estomac, et sur le
foie qui descend et que l'on croiroit alors fort
engorgé; mais ce n'est point une tumeur formée
dans quelque viscère de l'abdomen. On obtient
la preuve de cette vérité en faisant coucher le
malade horizontalement : alors la pression étant
moins forte sur l'hypochondre, il est moins tumé-
fié; il cède plus facilement sous l'effort de la
main qui palpe, parce que le liquide contenu
prend son niveau, et ne porte plus verticalement
sur le diaphragme, et par suite sur cet hypochondre.

1541. Une douleur plus ou moins vive de l'épigastre accompagne un grand nombre de maladies. Si une compression légère n'augmente pas sensiblement cette douleur, ou ne la rend pas très-vive, on a lieu de croire qu'elle dépend d'une simple irritation de l'estomac, de matière bilieuse ou de vers qui irritent ses membranes : on ne doit point s'en alarmer. Mais si la pression la plus légère augmente cette douleur et la rend insupportable, on doit la juger inflammatoire ; et dans ce cas elle est d'un fâcheux pronostic (1) ; mais elle est alors accompagnée d'autres symptômes qui annoncent également le danger. Une douleur très-vive qui survient dans les affections organiques anciennes de l'estomac ne doit point faire porter un pronostic aussi défavorable.

1342. Dans la plupart des inflammations de poitrine, il se manifeste une douleur ou un sentiment de pression dans la partie de l'épigastre que l'on a quelquefois désignée sous le nom de *scrobicule du cœur* (2). On trouve dans l'ouvrage d'Avenbrugger, parmi les signes des hydropisies de poitrine, une anxiété perpétuelle autour du scrobicule du cœur. M. Corvisart a observé que les malades n'éprouvent pas cette anxiété continuelle vers l'épigastre dans les cas où l'hydro-thorax est simple. Mais ce signe est très-fréquent dans les

---

(1) LEROY.

(2) On entend vulgairement par le mot *scrobicule* du cœur, l'enfoncement qui existe à l'appendice xiphoïde du sternum, et dans une certaine étendue environnante.

hydropisies de poitrine consécutives aux affections organiques du cœur.

1343. M. Alexandre Gérard (1) a fait connoître des observations qui constatent qu'une douleur subite étant peu étendue mais violente, atroce, qui survient dans la région épigastrique, et qui est accompagnée de tension des parois abdominales collées à la colonne vertébrale, de spasme général, d'un sentiment intime d'une lésion mortelle, que cette douleur, dis-je, annonce une rupture, une perforation spontanée de l'estomac, et la mort au bout de quatorze ou quinze heures.

1344. La meilleure disposition des hypochondres est qu'ils soient sans douleurs, mous et flexibles autant du côté droit que du côté gauche : on est sûr alors qu'aucune des parties qui y répondent n'est attaquée. Il faut se rappeler que quelquefois les hypochondres sont inégaux dans l'état de santé, que le droit, par exemple, est plus élevé que le gauche : dans ce cas, ce seroit un mauvais signe qu'ils fussent parfaitement égaux dans une maladie. Il est bon que les hypochondres conservent un certain embonpoint, car c'est un signe fâcheux qu'ils s'affaissent et diminuent de volume.

1345. Il y a toujours à craindre lorsque les hypochondres sont tendus, inégaux, tuméfiés et douloureux, à moins que ce ne soit à l'approche d'une crise, ce qui est annoncé dans ce cas par les signes de coction. Alors la tension de ces par-

_____

(1) Des Perforations de l'Estomac. *Paris*, 1803.

ties sans douleur, accompagnée de surdité ou de pesanteur de tête et de rougeur de la face, indique ordinairement une hémorrhagie nasale, ou un dépôt à la parotide.

1346. Dans les maladies aiguës, lorsque les hypochondres tendus et habituellement douloureux ne peuvent supporter une légère pression, c'est un signe dangereux. Leur pulsation accompagnée de trouble et d'un mouvement fréquent des yeux, annonce le délire. La tension douloureuse de l'hypochondre droit qui survient avant le septième jour fait craindre l'inflammation du foie. Dans une maladie aiguë, la tuméfaction douloureuse de l'hypochondre droit, accompagnée de hoquet, est un mauvais signe. Dans les maladies chroniques, la dureté avec sentiment de pesanteur dans cet hypochondre fait soupçonner l'engorgement du même viscère.

1347. Les hypochondres sont tuméfiés, tendus et douloureux dans l'inflammation du foie, de la vésicule du fiel, de la rate, de l'estomac, du colon. Chez les hypochondriaques, il n'est pas rare de voir l'un ou l'autre hypochondre, ou même les deux à-la-fois, devenir le siége constant des principales douleurs.

1348. Si, dans le cours d'une maladie aiguë, il survient une douleur dans l'un ou l'autre des hypochondres, ou dans quelques autres parties du bas-ventre, que la pression de la partie affectée n'augmente pas, on doit juger qu'elle a son siége dans quelques parties des intestins distendues par des vents, ou irritées par des matières bilieuses,

par des vers. Si un toucher exact y fait reconnoître la figure d'un intestin gonflé ; si on y sent
ou entend quelque gargouillement, il n'y a plus
à douter que cette tumeur ne soit produite par
des vents. Ces sortes de tumeurs ne sont ni dangereuses ni durables : des selles plus ou moins
copieuses, la sortie des vents par en bas, quelquefois de simples borborygmes, les font cesser.

1349. Souvent la tension, la douleur de l'un
des hypochondres est sympathique de l'affection
de l'autre hypochondre. Ainsi, lorsque l'hypochondre droit est affecté idiopathiquement, il arrive fréquemment que le gauche éprouve par sympathie de la douleur, de la tension et de la dureté.

1350. En général, les signes fournis par l'hypochondre droit sont plus fâcheux que ceux tirés de
l'hypochondre gauche.

1351. L'hypochondre droit est le principal siége
des nombreuses affections aiguës et chroniques
qui attaquent le foie, et que font reconnoître les
signes qui les caractérisent. La rate placée dans
l'hypochondre gauche est le siége de maladies
moins graves et beaucoup plus rares.

1352. Le lumbago, ou rhumatisme musculaire
ayant son siége dans la région lombaire, se caractérise par des douleurs déchirantes, fixes, et qui
augmentent par la contraction des muscles affectés
et par la pression extérieure. La néphrite cause
des douleurs plus ou moins vives dans les flancs
et jusque dans les hypochondres; elle est accompagnée de nausées, de vomissement, de lésion de
la sécrétion de l'urine. Les mouvemens de flexion

du corps en avant et la pression extérieure ne causent point une douleur aussi forte que dans le lumbago. La douleur du lumbago, quelque violente qu'elle soit, est très-rarement suivie de la suppuration ou d'une autre terminaison fâcheuse.

1353. La région ombilicale est le siége de quelques tumeurs graisseuses, et de hernies formées par l'ombilic et par la dilatation de la ligne blanche.

1354. En palpant avec attention le ventre des malades attaqués de fièvre aiguë, on y découvre quelquefois dans la région ombilicale, quoique rarement, une tumeur large, rénitente et solide, mais sans inflammation ni douleur. Ces sortes de tumeurs ne paroissent pas dangereuses; elles ont coutume de se dissiper par d'abondantes déjections, soit spontanées, soit excitées par le moyen des purgatifs (1).

1355. Quelquefois, lorsque la région ombilicale est considérablement tuméfiée, dans l'ascite et dans les hydropisies enkystées, il se fait une rupture avec écoulement abondant de la sérosité. Le pronostic à en tirer est relatif à l'état des forces des malades et à plusieurs autres circonstances.

1356. Dans l'inflammation de la matrice, les malades éprouvent un sentiment de tension à la région hypogastrique avec des douleurs pongitives dans le centre; un sentiment de pesanteur se fait sentir sur le rectum; l'utérus, touché par le vagin, offre une chaleur brûlante. Le catarrhe vésical

---

(1) LEROY, du Pronostic.

détermine, à la région du pubis et du périnée, des douleurs plus ou moins vives, quelquefois intolérables par intervalles; un sentiment de tension de toute la région hypogastrique, des urines fréquentes, limpides, excrétées en petite quantité et avec plus ou moins de difficulté, quelquefois même une ischurie complète. Durant la violence de ces deux maladies, on peut presque toujours reconnoître une tumeur dans la région du pubis.

1357. Pendant les maladies aiguës dans lesquelles le malade perd la connoissance, il faut examiner avec soin chaque jour la région hypogastrique; quelquefois, quoique le cours des urines ne soit pas entièrement interrompu, celles-ci ne sortent plus que par regorgement: c'est ce qu'on reconnoît par une tumeur ovale qui occupe la région du pubis et se porte vers l'ombilic. Ce symptôme aggrave les maladies, détermine le météorisme, ou même l'inflammation du bas-ventre et plusieurs autres accidens : il doit être combattu par les boissons diurétiques, et même par le cathétérisme si la tumeur devient considérable. Cette tumeur formée par les urines est un signe de la foiblesse et même quelquefois de la paralysie de la vessie : on ne l'observe guère que dans les fièvres adynamiques et ataxiques les plus dangereuses. Lorsqu'après les chutes sur la colonne vertébrale les urines ne sortent plus que par regorgement, et que les membres inférieurs restent paralysés, on peut annoncer une terminaison fâcheuse.

1358. Le pubis est quelquefois recouvert de dartres rebelles à tous les traitemens. On a observé, dans quelques cancers ulcérés de la matrice et du rectum, qu'il survenoit des éruptions chroniques et dartreuses sur le pubis et aux aines.

1359. Les bubons des aines surviennent dans la peste et dans les fièvres adynamiques et ataxiques : ils sont symptomatiques et critiques. Les bubons symptomatiques se manifestent à l'invasion ou durant l'accroissement des maladies : ils indiquent la gravité de la maladie. La rétrocession des bubons, dans les fièvres pestilentielles et malignes, est promptement suivie d'accidens fâcheux et de la mort.

1360. On remarque encore, dans la région des aines, les hernies inguinales et crurales, les bubons syphilitiques les plus fréquens, et quelques engorgemens produits par des affections scrophuleuses, par la croissance et par le développement de la puberté, par des ulcères aux jambes, aux cuisses et à la verge, etc. Il s'y forme aussi des tumeurs par le pus qui provient des dépôts par congestion situés le long de la colonne vertébrale.

1361. Les douleurs rhumatismales et arthritiques fixées vers la partie inférieure de l'épine, la néphrite, les calculs urinaires, surtout ceux des reins, des flatuosités contenues dans certaines parties des intestins, la blennorrhagie, les maladies du testicule et du cordon des vaisseaux spermatiques, le catarrhe utérin, les squirres et les cancers de la matrice, la menstruation, la grossesse avancée, les grands exercices du corps, une extension violente de la partie inférieure de la colonne vertébrale et des muscles des lombes par un effort prompt et subit, les coups et les chutes sur ces parties, donnent lieu à des douleurs lombaires dont le pronostic doit varier autant que les causes.

1362. La douleur et le frisson qui surviennent à l'invasion des accès de fièvre intermittente et rémittente bilieuse, commencent le plus souvent le long de la colonne épinière.

1363. Les menstrues, les pertes utérines, les hémorrhoïdes et les autres flux sanguinolens par l'anus, sont fréquemment précédés et accompagnés, durant une partie de leur cours, d'un sentiment d'ardeur et de chaleur poignante dans les lombes et près de l'épine.

1364. Une douleur fixe et lancinante vers l'épine, avec saillie des apophyses épineuses des vertèbres lombaires, pesanteur engourdissement ou paralysie incomplète des membres inférieurs, se manifeste dans la première période de la maladie connue sous le nom de *mal vertébral de Pott.* Frank et M. Double ont vu le mal vertébral de Pott servir de crise à la phthisie pulmonaire commençante.

1365. Les commotions de la colonne épinière sont suivies de douleurs dans les lombes, de la suppression des urines ou de leur sortie continuelle par regorgement, de déjections alvines involontaires, de paralysie des membres inférieurs.

1366. Les douleurs des lombes sont au nombre des signes qui surviennent dans le prélude des maladies et dans les embarras gastriques intestinaux. Les douleurs des lombes accompagnées de borborygmes ou même de coliques annoncent, dans les maladies, des déjections alvines critiques ou symptomatiques.

1367. Un sentiment douloureux de pesanteur dans la région des lombes suit ou même précède les météorismes considérables, ceux surtout que l'on observe dans les fièvres de mauvais caractère (1).

1368. Lorsque, dans les maladies aiguës, les douleurs des lombes cessent sans raison légitime, et qu'elles se portent au cou ou à la tête, on doit craindre le délire, la paralysie ou les convulsions, et même la mort (2).

1369. Quand les douleurs passent des lombes au creux de l'estomac, avec fièvre, frisson, vomissement de matières aqueuses, puis noires, pertes de connoissance et de la parole, la mort est proche (3).

DES SIGNES TIRÉS DES ORGANES GÉNITAUX.

1370. Les organes génitaux des deux sexes fournissent des signes dans les maladies; on en remarque cependant un plus grand nombre chez les hommes. Fort souvent un grand développement

---

(1) M. Double, Séméiologie générale; Sarcone, Epidémie de Naples.

(2) Prénotions Coaques.

(3) Prénotions Coaques.

du membre viril n'est pas une marque d'une constitution plus robuste, mais d'irritations plus fréquentes de cette partie et d'une plus grande affluence des liquides. Dans les statues antiques des athlètes, le développement des organes génitaux se trouve même être relativement moins considérable que celui des autres parties. Au contraire, leur volume est énorme chez ceux qui abusent des plaisirs de Vénus. Chez les enfans, un plus grand développement du membre viril donne lieu de soupçonner la masturbation, un calcul de la vessie, ou quelques engorgemens dans le bas-ventre.

1371. Une petitesse et une mollesse extraordinaires du membre viril, jointes à une grande laxité du scrotum, indiquent beaucoup de faiblesse des forces génératrices. De grands excès ont assez souvent coutume d'être suivis de cet affaiblissement, de cette flétrissure des organes génitaux. Une hernie scrotale très-douloureuse, une hydrocèle volumineuse, des spasmes, de violentes douleurs du bas-ventre sont fréquemment accompagnées d'une diminution du membre viril, qui paroît comme flétri et retiré dans le bas-ventre.

1372. L'érection de la verge accompagnée de l'appétit vénérien et de sensation agréable est un bon signe dans les convalescences. Il survient cependant quelquefois long-temps avant l'entier rétablissement des forces.

1373. On remarque, dans quelques maladies aiguës avec une extrême foiblesse, des érections continuelles du membre viril, qui ordinairement ne cessent qu'avec la vie. Cette tension des organes génitaux est presque toujours suivie des spasmes les plus violens et les plus dangereux.

1374. La blennorrhagie syphilitique cause des érections douloureuses ; il en survient de semblables dans quelques catarrhes de la vessie. Des érections violentes sont au nombre des symptômes de plusieurs maladies chroniques, telles que les calculs des reins et de la vessie, quelquefois la goutte et les hémorrhoïdes. Chez les épileptiques, les mélancoliques, les hypochondriaques, souvent elles déterminent de fréquentes émissions de semence qui deviennent fâcheuses en épuisant les forces.

1375. Le priapisme est, dans quelques circonstances, l'effet d'un excès de continence. Il paroît même qu'il a été quelquefois suivi de manie furieuse, d'apoplexie et de paralysie. Le priapisme précède les convulsions, le délire et la mort, dans les consomptions qui viennent à la suite de l'onanisme.

1376. La néphrite calculeuse est ordinairement accompagnée de rétraction du testicule. Lorsque la néphrite est violente et que l'inflammation s'étend à l'uretère et à la vessie, il y a douleur à l'aine et au testicule du même côté. La névralgie *ilio-scrotale*, que le professeur Chaussier a observée deux fois, cause une douleur très-vive qui s'étend de la crête de l'*ilium* aux diverses ramifications de la portion de la première paire des nerfs lombaires qui suit le trajet du cordon des vaisseaux testiculaires et qui se ramifie au scrotum.

Cette douleur est accompagnée de resserrement du scrotum, de rétraction du testicule; mais la sécrétion de l'urine, qui n'est point interceptée, la distingue de la néphrite. Les douleurs violentes que causent certains poisons déterminent la rétraction des testicules.

1377. Chez les femmes, les grandes lèvres sont quelquefois le siége des dépôts critiques qui surviennent durant les maladies aiguës. Quelques maladies se terminent aussi, chez les hommes, par des dépôts critiques dans le scrotum. La disparition des parotides est, dans certains cas, suivie d'un gonflement métastatique des testicules. On a observé des épidémies de fièvres durant lesquelles presque tous les malades étoient attaqués de gonflement des testicules.

1378. L'infiltration de toutes les parties génitales externes des deux sexes se remarque dans les hydropisies : cette infiltration est même un des signes qui font reconnoître l'hydro-thorax primitif ou consécutif.

1379. L'inflammation de la matrice, le squirre et le cancer de cet organe, les polypes utérins, quelquefois les affections nerveuses, déterminent des douleurs qui s'étendent depuis la région du pubis jusqu'aux aines et aux cuisses.

1380. Les maladies syphilitiques se manifestent le plus ordinairement sur les organes génitaux des deux sexes. On est même généralement accoutumé à regarder comme syphilitiques les affections des parties génitales qui arrivent après une cohabitation tant soit peu suspecte; cependant un grand nombre de ces symptômes locaux ne sont pas de nature vénérienne, et doivent leurs sources à d'autres causes. Un examen attentif des affections qui surviennent aux organes génitaux et de tout ce qui a précédé suffit ordinairement pour faire reconnoître et distinguer celles qui sont des signes de maladie syphilitique ou de quelque autre maladie.

DES SIGNES TIRÉS DES MEMBRES SUPÉRIEURS ET INFÉRIEURS.

1381. Il est bon, dans les maladies, que les mains et les pieds conservent leur état naturel, qu'ils ne soient ni trop chauds, ni trop froids, ni sans cesse agités ou portés hors du lit; ou que, s'ils deviennent rouges et enflammés, cela soit produit par un dépôt de la maladie qui se porte à l'extérieur.

1382. Dans les maladies aiguës, il y a beaucoup à craindre lorsque les mains et les pieds sont froids, et que le malade éprouve intérieurement une grande chaleur et une grande soif; lorsqu'ils sont pâles ou livides, plombés, noirs; lorsque le malade les agite continuellement et découvre les parties que la pudeur fait cacher; quand il retire sa main involontairement au médecin qui veut lui tâter le pouls; quand il porte ses mains au front ou au nez, comme s'il vouloit en ôter quelque chose; quand, enfin, il cherche à ramasser des flocons ou à éplucher ses couvertures.

1383. Dans les inflammations de poitrine, dans les lésions organiques du cœur et des gros vaisseaux, la couleur livide des extrémités et leur gonflement résultent de la difficulté qu'éprouve le sang veineux à retourner au cœur. Lorsque, dans ces maladies, les membres sont glacés et livides, ce signe présage une mort prochaine.

1384. Le refroidissement et la couleur livide des extrémités peuvent être l'effet d'un froid violent, ou accompagner et suivre un frisson fébrile; alors ce signe, qui ordinairement disparoît bientôt, n'indique rien de fâcheux. Si le froid et la lividité des membres persistent long-temps après le frisson, on doit craindre une fièvre de mauvais caractère.

1385. Des douleurs et des lassitudes spontanées des membres sont des symptômes fréquens dans le prélude et dans la première période des maladies aiguës. Il en survient aussi aux époques des crises, qu'elles annoncent de concert avec d'autres signes. Ces mêmes lassitudes sont d'un fâcheux pronostic, lorsqu'elles se trouvent jointes à des symptômes de mauvaise nature, et lorsqu'elles se déclarent à des époques non critiques.

1386. Durant les affections scorbutiques, on observe des lassitudes spontanées dans les membres, des douleurs et un grand affoiblissement de l'action musculaire des mêmes parties. Les douleurs de rhumatisme attaquent particulièrement les muscles des membres, celles de goutte se portent spécialement sur les petites articulations des mains et des pieds, et elles y déterminent un gonflement

parnel : les douleurs syphilitiques ont ordinairement pour siége le milieu des grands os des membres, et elles s'exaspèrent durant la nuit.

1387. Les membres sont immobiles et souples
dans la paralysie; leur immobilité est accompagnée
de roideur dans les affections rhumatismales, dans
les crampes et les convulsions : leurs mouvemens
sont désordonnés dans quelques névroses.

1388. On observe fréquemment de la sécheresse et de la chaleur dans l'intérieur des mains
et sous les pieds, dans les affections nerveuses et
dans les phthisies pulmonaires et autres.

1389. Un des membres devient quelquefois œdémateux et engourdi, lorsque la tumeur comprime
les vaisseaux et les nerfs qui s'y distribuent : une
tumeur placée dans le flanc produit ces changemens dans la cuisse correspondante : le bras les
offre souvent dans l'anévrysme de la crosse de
l'aorte.

1390. Un tremblement inaccoutumé des mains
annonce, dans les maladies aiguës, du délire, des
convulsions : quelquefois il précède seulement une
hémorrhagie nasale. Des mouvemens forts, rapides et involontaires des doigts font connoître
la violence et le danger de la maladie : ils présagent un délire prochain. Chez les enfans, ils
sont quelquefois causés par la présence des vers,
et le pronostic à en porter doit être moins fâcheux.

1391. Dans l'hydropisie de poitrine d'un seul
côté du thorax, la paupière, la main et le pied
du côté affecté éprouvent une petite enflure œdé-

mateuse. On l'observe particulièrement dans l'état fort avancé de la maladie : alors le *decubitus*, que les malades gardent, à cette époque, assez ordinairement sur le côté affecté, concourt à produire ce phénomène. La foiblesse, qui devient extrême dans les derniers temps de l'affection, favorise encore beaucoup cette espèce d'épanchement. En général, dans toutes les maladies chroniques de la poitrine ou de l'abdomen, ces enflures particulières présagent une fin plus ou moins prochaine.

1392. La colique métallique détermine quelquefois une paralysie qui affecte presque toujours, pour ne pas dire exclusivement, les membres supérieurs. Cette paralysie n'est jamais bien complète; les malades peuvent encore soulever leurs bras : quelquefois elle se borne aux doigts, où elle commence ordinairement. La perte du sentiment n'a presque jamais lieu; il survient même parfois des douleurs assez vives. Cette paralysie ne se guérit que fort difficilement; et, lorsqu'on en vient à bout, ce n'est qu'avec beaucoup de temps. Cette affection est toujours assez fâcheuse; les malades qui n'en guérissent pas sont menacés de périr dans des convulsions ou par une fièvre aiguë.

1393. Les membres diminuent de volume dans la paralysie. Cette diminution porte spécialement sur les membres impotens, sur les deux cuisses, dans la paraplégie, sur le bras et la cuisse d'un côté, dans l'hémiplégie.

1394. Dans presque toutes les inflammations violentes du bas-ventre, les membres inférieurs sont froids. C'est un signe très-fâcheux lorsqu'après de violentes douleurs du bas-ventre, qui ont diminué d'intensité, les mains, les jambes et les pieds restent froids et ne peuvent être réchauffés.

1395. La néphrite détermine souvent un engourdissement de la cuisse voisine, surtout quand le mal s'étend à l'uretère et à la vessie. Lorsqu'il existe une inflammation de la matrice, un squirre ou un cancer de cet organe, la douleur se propage, le plus ordinairement, depuis la région du pubis, jusqu'aux aines et aux cuisses. Le rhumatisme sciatique et la névralgie fémoro-poplitée ont particulièrement leur siége sur les cuisses, où elles exercent leur plus grande activité.

1396. On observe souvent chez les scorbutiques des tumeurs dures et extrêmement douloureuses dans plusieurs endroits des jambes. D'autres fois certaines parties de la jambe durcissent seulement et changent de couleur sans aucune enflure. Lorsque la maladie atteint sa dernière période, le tissu des muscles fléchisseurs des jambes devient mollasse et facile à déchirer en filamens, ou même est réduit par une sorte de décomposition en une espèce de liquide mêlé de sang. Les personnes qui ont été affectées d'un scorbut violent, sont pour l'ordinaire sujettes, dans le courant de leur vie, à des douleurs et à des roideurs dans les articulations. Quelquefois elles restent avec des contractures et des roideurs des muscles, et sont incapables de se transporter d'un lieu dans un autre.

1397. Presque tous les malades attaqués d'hydropisie ont les jambes enflées. L'infiltration se manifeste d'abord sur les malléoles vers le soir; le lendemain matin, il n'en reste presque aucun vestige. Après avoir demeuré dans cet état pendant un espace de temps plus ou moins long, elle gagne de proche en proche, et toute la jambe devient œdémateuse, si on ne parvient pas à arrêter les progrès de la maladie dont l'enflure des membres inférieurs n'est qu'un des symptômes. Dans la troisième période des hydropisies, l'enflure des jambes est quelquefois monstrueuse, et ces parties se couvrent d'une ou de plusieurs taches livides, semblables à des ecchymoses, et qui passent avec une grande facilité à la gangrène.

DES SIGNES TIRÉS DES ONGLES.

1398. Quoique les ongles ne jouissent qu'à un très-léger degré des propriétés vitales, ils éprouvent cependant des altérations et fournissent des signes dans les maladies. Quelquefois ils se ramollissent et s'amincissent beaucoup. Nieman a guéri par les martiaux, un ramollissement considérable des ongles chez une fille chlorotique. On les voit se détacher en entier des doigts après des contusions, et à la suite d'abcès, de dépôts psoriques, scrophuleux et autres, formés aux doigts et dans le voisinage des ongles.

1399. Un peu avant et durant le frisson fébrile, les ongles deviennent pâles et bleuâtres. Dans les

fièvres de mauvais caractère, dans les inflammations de poitrine, dans les phthisies, dans les hydropisies, dans les affections organiques du cœur
et des gros vaisseaux, lorsque les ongles sont bleus,
livides, noirs, et accompagnés d'autres mauvais
signes, ils annoncent une mort prochaine.

1400. Chez les phthisiques parvenus à la troisième période, les ongles se courbent. Dans la
plique, ils s'accroissent d'une manière prodigieuse,
tant en longueur qu'en épaisseur; ils changent
en même temps de forme et de couleur, deviennent
crochus, jaunâtres, livides et noirs. Dans l'éléphantiasis, les ongles sont soulevés par des vésicules, et
ensuite rongés par des ulcères qui détruisent la
peau et font même tomber les-doigts.

DE LA DURÉE DES MALADIES.

1401. Après avoir terminé l'exposition des signes tirés de l'habitude extérieure du corps et des fonctions, il est convenable d'examiner des questions qui éclairent beaucoup le séméiotique et la thérapeutique; je veux parler de la durée et des périodes des maladies, de la crudité, de la coction, des crises et des jours critiques.

1402. On entend par *durée des maladies*, l'intervalle qui s'étend depuis leur commencement jusqu'à leur terminaison. Il est quelquefois difficile de déterminer d'une manière précise et rigoureuse la durée d'une maladie, l'invasion étant, dans certains cas, précédée de symptômes qui se confondent avec ceux de la maladie.

1403. Il existe même quelques différences entre les médecins, dans la manière de compter le premier jour des maladies. Les uns veulent, avec Hippocrate (1), que le premier jour de la maladie, commencé au moment de l'invasion, se termine au coucher du soleil, et qu'il ne s'étende pas jusqu'à l'heure correspondante du lendemain. Quant aux jours suivans, ils se prennent d'un lever du

(1) Prosper Martian, *de Victús ratione in acutis morbis Commentaria.*

soleil à l'autre. Selon d'autres, le jour médical est de vingt-quatre heures, comme le jour naturel. La première heure de ce jour médical est la première heure de la maladie : celle-ci ne commençant pas toujours au commencement d'un jour naturel, elle peut n'être encore qu'à son second jour, lorsqu'on compte le troisième jour naturel depuis son invasion.

1404. Les maladies ont été divisées, d'après leur durée, en trois grandes classes, 1°. les *maladies éphémères*, qui sont subdivisées elles-mêmes en *éphémères proprement dites*, qui ne durent qu'un jour, et en *éphémères prolongées*, qui durent deux ou trois jours : elles se rapprochent des maladies très-aiguës. 2°. *Maladies aiguës* qui durent depuis un jusqu'à quarante jours : celles-ci sont encore subdivisées. 1°. en *maladies très-aiguës*, (*morbi acutissimi*), ou qui durent au plus trois ou quatre jours; 2°. en *maladies sub-très-aiguës*, (*morbi subacutissimi*, ou encore *morbi peracuti*), qui durent sept jours; 3°. en *aiguës proprement dites* (*acuti*), dont la durée est de quatorze jours; 4°. enfin en *sub-aiguës*, dont la durée est de vingt-un à quarante jours. 3°. *Maladies chroniques :* ce sont celles qui durent plus de quarante jours; elles se prolongent quelquefois pendant plusieurs mois, et même plusieurs années. Certains médecins ont distingué, sous le nom de *maladies lentes*, celles qui durent très-long-temps, et dont les symptômes sont fugaces et peu intenses.

1405. La durée des maladies varie selon leurs genres et leurs espèces; selon l'âge des malades, leur constitution, l'état de leurs forces; selon le climat, la saison de l'année, etc. Le choléra-morbus se termine souvent en quelques heures; il continue rarement plus de vingt-quatre heures: les fièvres inflammatoires et les fièvres bilieuses durent ordinairement de sept à quatorze jours; les fièvres adynamiques et les bilieuses-adynamiques et bileuses-ataxiques, de quatorze à vingt, et quelquefois elles se prolongent jusqu'à quarante ou soixante jours. La dessiccation des taches de rougeole finit le quatrième ou cinquième jour après l'éruption: la durée de la petite-vérole est de deux à trois semaines; la phrénésie tue quelquefois au quatrième, au cinquième ou au septième jour; elle passe rarement ce dernier: les inflammations du foie et du poumon, les hémorrhagies actives, se terminent assez fréquemment vers le septième ou neuvième jour; si elles se prolongent au-delà du quatorzième, on peut craindre qu'il ne s'établisse une suppuration.

1406. L'âge des malades fait varier la durée des maladies. J'ai souvent observé à l'hospice de la Salpêtrière, qui contenoit il y a quelques années des individus de tous les âges, et soumis à un régime uniforme, que, chez les enfans et les jeunes sujets, les mêmes maladies duroient moins que chez les adultes, et que les maladies de ces derniers étoient moins longues que celles des vieillards.

1407. La constitution influe beaucoup sur la durée de chaque maladie. Les bilieux et les sanguins sont exposés à des maladies plus violentes et moins longues que les pituiteux. Il y avoit l'année dernière dans les infirmeries de la Salpêtrière, une femme d'environ soixante ans, de constitution éminemment lymphatique, qui, quelques mois après une péripneumonie terminée seulement dans le courant du quatrième septénaire, a été attaquée d'une hépatite, dont les symptômes ont persisté avec intensité jusqu'au vingt-sixième jour. La malade s'est ensuite bien rétablie.

1408. La durée des maladies dépend beaucoup de l'état des forces des malades. Chez les sujets forts et vigoureux, les maladies se terminent promptement; chez les individus dont la constitution a toujours été foible, ou qui ont été épuisés par des maladies antérieures, par des saignées répétées, ou par des médicamens affoiblissans, il ne reste plus assez de vigueur dans les organes pour la terminaison régulière et heureuse des maladies : aussi, dans ces circonstances, les maladies sont fort longues, la plupart des crises sont incomplètes, les convalescences pénibles, et souvent même les malades ne se rétablissent pas parfaitement. J'ai vu, à l'hospice de la Salpêtrière, deux femmes attaquées de fièvres muqueuses durant plusieurs années au printemps et à l'automne, et chaque fois la fièvre a été d'une plus longue durée que la précédente. Ces femmes ne se rétablissoient pas entièrement et restoient, après leurs fièvres terminées, avec une constitution plus détériorée qui les prédisposoit à contracter de nouvelles maladies. J'ai dirigé le traitement d'une fièvre muqueuse continue chez une dame d'environ soixante ans, de constitution lymphatique et nerveuse, d'une santé fatiguée par de longues erreurs de régime : la fièvre ne cessa qu'au cinquante-quatrième jour, et la convalescence fut longue et pénible. L'année suivante, cette femme eut une autre fièvre du même caractère, qui continua soixante - quatre jours. L'année d'après, une semblable fièvre se compliqua de symptômes ataxiques, et la jeta, au bout de quelques mois, dans un marasme et une démence sénile qui furent suivis de la mort.

1409. On observe un rapport bien marqué entre la durée des maladies et les climats qu'habitent les malades. Sous l'équateur et dans les pays très-chauds, les maladies ont une marche bien plus rapide que dans les régions septentrionales. La saison de l'année et même la chaleur plus ou moins forte de l'atmosphère dans la même saison accélèrent ou retardent la durée des maladies. Les fièvres intermittentes vernales durent moins que celles d'automne. Il en est de même de presque toutes les maladies ; c'est en automne et en hiver que règnent les longues maladies du système muqueux, les fièvres pituiteuses, les différens catarrhes, les rhumatismes ; au contraire, les choléra - morbus, les fièvres les plus aiguës, se manifestent durant les plus violentes chaleurs de l'été.

1410. L'habitude d'un organe à être affecté d'une maladie influe beaucoup sur la durée de celle-ci. Ainsi, une première ophthalmie, une première blennorrhagie durent moins long - temps qu'une troisième ou quatrième affection de la même espèce.

1411. Le traitement a une grande influence sur la durée des maladies. Un traitement mal dirigé peut rendre une phlegmasie plus longue; il en est de même d'une fièvre intermittente et de presque toutes les autres maladies. Certaines maladies, telles que la syphilis, la gale, ne guérissent que lorsqu'elles sont traitées convenablement, et lorsqu'on a détruit la cause qui les entretenoit.

1412. Les complications exercent une influence sur la durée des maladies; elles retardent leur terminaison. Ainsi, les fièvres muqueuses sont d'un plus long cours lorsqu'elles sont compliquées d'affections vermineuses que l'on ne combat pas.

DES PÉRIODES DES MALADIES.

1413. Une maladie se partage en différentes périodes, que l'on peut distinguer les unes des autres par divers degrés d'intensité des symptômes, et par des symptômes particuliers à chacune d'elles. Dans presque toutes les maladies, il est facile de reconnoître trois périodes bien marquées, 1°. le progrès ou l'augment de la maladie (*incrementum*) : cette période commence avec la maladie, et finit lorsqu'elle ne fait plus de progrès. 2°. L'état ou la violence (*status*) : tous les symptômes ont alors acquis une grande intensité; ils continuent au même degré, et souvent il survient de nouveaux symptômes aussi violens que les premiers. 3°. La terminaison ou le déclin (*decrementum*) : la violence et le nombre des symptômes

32

diminuent graduellement, ou bien ils cessent
presque subitement. Ces trois périodes se rapportent à ce que beaucoup de médecins ont appelé *irritation* ou *crudité*, *coction* et *crise*. Quant
au commencement, à l'invasion (*principium*, *ini-
tium*), et à la terminaison, dont quelques médecins
ont fait deux autres périodes des maladies, elles
ont quelquefois si peu de durée, d'autres fois
elles sont si peu marquées, qu'il est souvent em-
barrassant d'en assigner l'époque, et que cette distinction ne sert qu'à multiplier inutilement les
divisions. Ces trois périodes des maladies ont ordinairement chacune une certaine durée et une
marche réglée et égale, plus ou moins facile à
reconnoître, et qui, cependant, varie un peu
selon les genres et les espèces des maladies, l'âge
et le tempérament des malades, le climat, la
saison de l'année, etc. Il est quelques fièvres adynamiques et ataxiques, et quelques autres maladies compliquées d'ataxie, où tout annonce un
trouble et un désordre si prononcés, que les périodes se confondent et deviennent méconnois-
sables. Les trois périodes des maladies peuvent
être distinguées dans les maladies chroniques
comme dans les maladies aiguës; mais elles sont
plus longues, plus distantes les unes des autres
dans les premières, et elles exigent une attention
plus soutenue de la part de l'observateur. La
marche la plus uniforme des périodes se remarque dans les maladies simples et bénignes,
et c'est particulièrement dans les fièvres inflammatoires et bilieuses, dans les phlegmasies et

dans les hémorrhagies que l'on retrouve toujours cette triple série de symptômes. On peut
donc, sans abuser de l'analyse, diviser chaque
maladie en trois parties qui auront chacune leurs
symptômes spéciaux, et assez constans pour être
reconnus. Prenons pour exemple un accès de
fièvre, que l'on peut regarder comme la plus courte
des maladies aiguës : il présente les trois périodes
de toutes les maladies régulières et non mortelles. La première période, le progrès, la crudité
ou l'irritation, existe tant que dure le frisson.
La deuxième période, l'état où la coction, est
marquée par l'intensité de la chaleur, de la soif,
de la fréquence, de la dureté du pouls, etc. ; les
urines changent de caractère, elles prennent une
couleur rouge-orangée, elles sont plus épaisses.
La troisième période, le déclin ou la crise, se reconnoît à la diminution de tous les symptômes,
aux sueurs, aux urines sédimenteuses et aux
autres évacuations qui surviennent. Les trois
temps des maladies sont bien remarquables dans
les affections aiguës; ils deviennent moins évidens
lorsque ces dernières se prolongent, et lorsque
leur cours a été dérangé par les remèdes.

1414. Il est inutile de remarquer que la mort,
plus ou moins instante à toutes les époques de la
maladie, dérange cet ordre de phénomènes :
ainsi, quand on parle de maladies qui parcourent
leurs périodes, il ne s'agit que de celles qui doivent
arriver à la guérison; car celles qui ont une issue
funeste, ou restent dans les premières périodes,

ou font périr les malades par une crise pernicieuse
au début de la troisième.

1415. Cette division des maladies en trois périodes est très-importante pour le pronostic et
pour le traitement. Comment, en effet, juger du
danger d'une maladie, et connoître le traitement
qui lui convient, lorsqu'on ignore si elle augmente encore d'intensité, ou si elle est parvenue
à son plus haut degré de violence. Nous ne pouvons pas savoir, dit *Prosper Martian*, si la maladie sera au-dessus des forces de la nature avant
d'avoir vu le temps de vigueur. Hippocrate avoit
déjà annoncé qu'il falloit voir si la maladie par-
viendroit à cette époque. Galien insiste beaucoup
sur l'histoire de ce temps; cette connoissance est
d'autant plus nécessaire, qu'alors la maladie est
dans sa plus grande violence, que la nature déploie toute son énergie pour la combattre, et que
la victoire s'y décide. La connoissance qu'une
maladie est arrivée à son plus haut degré d'intensité, qu'il ne se développera rien de plus fâcheux,
suffit souvent pour tranquilliser le médecin, qui
juge que les forces du malade sont suffisantes pour
résister à la maladie, et qui peut dès-lors annoncer
qu'il est très-probable que la terminaison sera favorable.

*De la première Période des Maladies, du Progrès
ou de l'Augment* (incrementum), *et de la Crudité ou de l'Irritation.*

1416. Quoiqu'on puisse faire remonter la première période au temps où se sont formés les pre-

miers élémens ou principes des maladies, elle ne
commence réellement qu'à l'instant de l'invasion.
C'est lorsqu'une maladie se marque par des
caractères sensibles qu'elle commence à exister
pour le médecin; avant qu'ils ne paroissent, il
n'y a aucune base sur laquelle il puisse établir son
jugement. Il est fort important de bien déterminer l'époque de l'invasion d'une maladie, afin
de compter exactement les jours. L'invasion est
plus ou moins marquée : souvent il y a un frisson
suivi de chaleur, c'est ce qu'on observe à l'invasion des phlegmasies, des hémorrhagies actives,
de la plupart des fièvres : d'autres fois l'invasion
est lente et presqu'insensible ; peu à peu les
symptômes prennent de l'intensité, et la maladie
se déclare : telle est la marche de la fièvre muqueuse, de la fièvre cérébrale des enfans, de la
plupart des maladies chroniques. Ordinairement
on appelle le médecin quand la maladie est déjà déclarée, et il est obligé de s'en tenir au rapport souvent inexact du malade et des assistans, pour juger du temps où elle a commencé. Cette circonstance augmente la difficulté de fixer l'époque de
l'invasion des maladies dans lesquelles l'exercice
des fonctions se dérange peu à peu. Il faut alors
faire remonter l'invasion de la maladie au temps
où l'on a remarqué que l'exercice des fonctions
étoit notablement troublé. Dans les maladies fébriles, on compte du moment où le frisson ou
bien la chaleur se sont manifestés. Ce n'est guère
que le jour de l'invasion qu'il est nécessaire de
bien déterminer, et il n'y auroit pas grand in-

convénient de se tromper d'une ou de plusieurs heures.

1417. Ordinairement l'invasion présente des différences selon les diverses maladies. Quelquefois cependant des maladies différentes offrent les mêmes symptômes à l'invasion, tandis que des maladies d'un même genre et d'une même espèce ont à leur invasion des symptômes qui ne se ressemblent point. L'intensité de l'invasion influe-t-elle sur celle de la maladie? ceci ne se remarque pas toujours : il est des maladies dont l'invasion est violente sans que leurs symptômes prennent ensuite beaucoup d'intensité; mais lorsque, dans une maladie, les symptômes de l'invasion offrent plus d'intensité qu'à l'ordinaire, ils sont communément suivis d'une affection grave.

1418. La durée de la première période varie selon les maladies. Dans les affections très-aiguës, telles que le *choléra-morbus*, les hémorrhagies, l'apoplexie, l'augment est quelquefois à peine marqué; il est assez court dans les inflammations essentielles qui attaquent les sujets jeunes et robustes; il s'étend ordinairement à quelques jours dans les fièvres inflammatoires, bilieuses et adynamiques. La première période des fièvres muqueuses et de la plupart des fièvres cérébrales est communément beaucoup plus longue. L'augment des maladies chroniques peut souvent être observé pendant plusieurs mois : il n'est même pas rare qu'on ne s'occupe d'une maladie chronique que lorsqu'elle a fait beaucoup de progrès. La première période comprend ordinairement la plus grande partie de

la durée des maladies aiguës dont la terminaison
est fâcheuse. Il en est de même de beaucoup de
maladies chroniques mortelles, quoique, dans ces
dernières, la durée relative de la deuxième période
ou de l'état soit fréquemment beaucoup plus
longue.

1419. Durant le progrès ou l'augment des maladies, les fonctions se dérangent de plus en
plus, les matières des sécrétions se dépravent et
acquièrent de nouvelles qualités, les symptômes
augmentent en nombre et en intensité.

1420. Le pouls devient fréquent, dur et fort,
dans la fièvre inflammatoire et dans les phlegmasies; il se déprime dans la fièvre adynamique; il
est souvent foible et variable dans l'ataxique.

1421. La respiration est fréquente, chaude et
halitueuse dans la fièvre inflammatoire et les
phlegmasies; elle est douloureuse et accompagnée
de toux sèche dans la pleurésie; difficile, profonde et avec expectoration de sang ou de mucosité sanguinolente dans la péripneumonie.

1422. La fonction digestive est presque toujours
troublée pendant l'augment des maladies. La soif
inquiète la plupart des malades; elle est très-vive
dans les phlegmasies intenses, dans les fièvres
inflammatoires et bilieuses, quelquefois nulle dans
les fièvres ataxiques.

1423. La langue passe à une couleur rouge ou
blanchâtre, avec plus ou moins de sécheresse, dans
la fièvre inflammatoire et dans les inflammations;
elle se couvre d'un enduit jaunâtre dans la fièvre
gastrique, blanchâtre dans la fièvre muqueuse;

elle devient sèche, fendillée, fuligineuse, trem-
blotante dans l'adynamique.

1424. Des vomissemens de bile jaune, huileuse, verdâtre, porracée, se manifestent souvent dans la fièvre gastrique. La matière des vomissemens est visqueuse et insipide dans la fièvre
pituiteuse.

1425. Les selles deviennent jaunâtres, verdâtres, quelquefois diarrhoïques, dans les fièvres
bilieuses. La diarrhée et plus souvent la constipation sont des symptômes des fièvres inflammatoires et des phlegmasies. Un écoulement involontaire de selles liquides et fétides, ou au contraire une constipation opiniâtre, accompagne
les fièvres adynamiques. L'expulsion de mucosités, quelquefois sanguinolentes, et les ténes-
mes, caractérisent le commencement des dysenteries.

1426. L'urine est rouge, ardente, dans la fièvre
inflammatoire et les phlegmasies; limpide, inco-
lore, abondante ou rare, et souvent excrétée, dans
la plupart des fièvres ataxiques et des névroses;
quelquefois enfin elle s'écoule involontairement
dans les fièvres adynamiques et ataxiques.

1427. On observe le même trouble dans les
fonctions intellectuelles et dans les organes des
sens. Il y a de l'abattement, de la stupeur, dans
la fièvre adynamique; du délire, une affection
soporeuse, des convulsions dans la fièvre ataxique. Une amertume remarquable dans la bouche
existe très-souvent dans la fièvre gastrique; les
saveurs sont à peine perçues dans les fièvres mu-

queuses ; le goût est perdu ou dépravé dans les
fièvres adynamiques. L'ouïe devient plus sensible
dans plusieurs fièvres , et notamment dans les
fièvres ataxiques : une diminution ou une abolition complète de ce sens survient dans les mêmes
fièvres et dans les adynamiques. Les mêmes
changemens se remarquent assez souvent dans
l'odorat.

1428. La face devient vultueuse, animée, dans
la fièvre inflammatoire et dans les phlegmasies ,
particulièrement dans celles qui sont au-dessus du
diaphragme. Elle est souvent jaunâtre dans les
fièvres bilieuses, et pâle dans les fièvres pituiteuses,
abattue dans les fièvres adynamiques, grippée ou
égarée dans les fièvres ataxiques.

1429. Les yeux sont saillans, rouges, larmoyans,
dans la fièvre inflammatoire et dans les phlegmasies; peu sensibles à la lumière et ternes dans les
fièvres adynamiques; rouges , brillans, et ne pouvant supporter la lumière, ou au contraire insensibles, dans quelques fièvres ataxiques.

1430. La peau est sèche, crispée ou halitueuse,
dans la fièvre inflammatoire et dans la plupart
des phlegmasies ; elle est sèche et mordicante
dans la fièvre ardente et dans quelques fièvres
adynamiques. Dans d'autres fièvres adynamiques,
elle se couvre d'une perspiration fétide et âcre.

1431. Des frissons violens, suivis d'une chaleur
vive et brûlante au toucher, se développent dans
les fièvres bilieuses. On remarque des horripilations légères et des douleurs contusives des membres dans les fièvres pituiteuses. Il y a une distribu-

tion inégale de la chaleur dans les fièvres ataxiques.

1432. C'est particulièrement durant la première période des maladies que l'on peut observer la progression graduelle et successive d'action qui s'étend des parties supérieures aux parties inférieures. Les maladies éruptives paroissent d'abord sur la face et les membres supérieurs ; elles se portent ensuite sur le tronc et les membres inférieurs. Dans la première période de quelques autres maladies, ce sont également les parties supérieures qui sont attaquées ; dans la seconde période, l'affection se porte plus spécialement sur les parties inférieures. Ainsi, dans les fièvres muqueuses, on voit quelquefois le nez, la langue, la gorge, les bronches attaqués dans le commencement ; à une époque plus avancée, c'est la membrane muqueuse des intestins et celle des voies urinaires qui est particulièrement affectée. On observe que les accidens déterminés par la grossesse affectent d'abord les parties supérieures et ensuites les inférieures : les maux de tête, les nausées, les vomissemens, les cardialgies, etc., ne durent que jusqu'à la fin du troisième ou du quatrième mois ; c'est à cette époque qu'on voit survenir le gonflement des extrémités inférieures, etc. Une circonstance bien remarquable dans l'histoire de la jaunisse, c'est qu'elle commence d'abord par les parties supérieures, comme le blanc des yeux, le visage, le cou, et se répand successivement sur les autres parties. Ce sont aussi celles qu'elle affecte dans le principe qui s'éclaircissent les premières : les yeux font cependant une exception, et restent quelquefois jaunes long-temps après que la maladie a disparu des autres parties.

1433. La première période, le progrès ou l'augment des maladies répond à ce qu'on a appelé *temps d'irritation*, de *crudité*. Cette période a été nommée *temps d'irritation*, parce qu'il y a alors un augmentation manifeste de la sensibilité et de la contractilité, et que les solides paroissent être dans un état de rigidité ou d'irritation. L'expression de *crudité* semble avoir été tirée de la comparaison de la marche de la maladie à la végétation d'un fruit, ce qui probablement a aussi conduit à transporter à la médecine les mots *maturation, coction*, pour faire connoître l'état qui suit nécessairement la crudité dans les maladies. Il convient de rappeler ici les opinions de quelques médecins relativement à la crudité, de même qu'on le fera dans la suite pour la coction. La crudité est un mode particulier de l'économie animale dont l'essence nous échappe, dont les effets seuls nous sont connus ; elle doit être étudiée dans les solides, dans les humeurs, dans les rapports respectifs des humeurs aux solides.

1434. La crudité s'annonce dans les solides par un état de tension, d'éréthisme plus ou moins fort qui dérange toutes les sécrétions et amène dans le système organique une surcharge de parties hétérogènes. Les urines sont rouges, claires, aqueuses ou troubles, sans sédiment ; les déjections alvines sont séreuses, sans liaison, sans cohésion moelleuse. Cette tension des solides se lie souvent à l'affection de quelque viscère important qui déprave les humeurs qu'il doit fournir ; le coryza et le ca-

tarrhe pulmonaire en sont des exemples: dans le
premier temps du coryza, le liquide qui sort des
narines est cru, âcre, mordant, au point qu'il ex-
corie les parties sur lesquelles il coule; mais à mesure que la coction s'établit, il s'adoucit et change
de qualité. Pendant que ce dernier changement
se fait, il s'en opère ordinairement un semblable
dans les matières de quelques-unes des autres
sécrétions; les urines deviennent sédimenteuses,
ou bien il survient des sueurs critiques. Ici l'affection d'un viscère influe beaucoup sur les qualités
des liquides qu'il fournit, et sur celles de quelques uns des autres liquides qui sont sécrétés durant la maladie.

1435. Les humeurs et chacune de leurs molécules jouissant, selon la plupart des physiologistes,
d'une vie particulière, comme chaque fibrille du
système organique, éprouvent aussi diverses altérations dans les maladies. On a même observé que
les climats et les saisons influent beaucoup sur leurs
qualités dans l'état de santé. La crudité dans les
humeurs, qui a lieu durant les maladies, est une
altération, un dérangement de leur constitution
vitale, de cette manière d'être particulière qui en
agite et en mêle les molécules, les entretient dans
un état de mobilité et de cohésion respective, leur
donne des qualités adoucies et tempérées, et enfin
les assimile à notre propre substance, ou les rend
propres aux fonctions auxquelles elles sont destinées. On peut, sous quelques points de vue, comparer le défaut qui existe alors dans les humeurs au défaut de cohésion d'une émulsion cuite, dont toutes

les parties sont rapprochées mais ne forment pas
un tout homogène. Il faut remarquer qu'il n'est ici
question que des humeurs qui sont sous l'influence
de la maladie, et qui seules sont susceptibles de
crudité et de coction. Ce qui en a été dit n'a aucun rapport avec les qualités des humeurs contenues dans les premières voies, ni avec les humeurs
incuites qui doivent être promptement assimilées
ou rejetées, et qui ne sont pas sous l'influence de
la vie.

1436. De même que ce que l'on a appelé *crudité* dans les organes produit des changemens dans
les qualités des humeurs, celles-ci, altérées primi-
tivement ou consécutivement, réagissent à leur
tour sur les organes, et augmentent leurs affections maladives. Il existe ainsi une corrélation
respective entre la crudité des solides et celle des
humeurs; elle s'établit presque dès l'invasion de
la maladie et sous son influence : elle augmente
et diminue avec elle.

*De la deuxième Période, de la Violence ou de
l'Etat* (status) *des maladies, et de la Coction.*

1437. La seconde période, l'*état* des maladies
commence lorsque les symptômes sont parvenus
à leur plus haute intensité. Le trouble se prolonge
et devient plus apparent qu'il n'avoit encore été;
quelquefois de nouveaux symptômes se joignent
à ceux qui existoient ou les remplacent : cette
période cesse lorsque la maladie diminue de violence. Si la terminaison de la maladie est fâcheuse,

le plus souvent la mort survient dans la seconde période. C'est particulièrement dans cette période qu'il se fait un travail dont l'essence est inconnue, mais dont le terme est ordinairement le rétablissement des organes dans leur état naturel, et l'excrétion de matières qui ont acquis un caractère particulier. Le travail qui s'opère alors a souvent été désigné par les mots *coction* ou *maturation*.

1438. Quels que soient les changemens qui surviennent durant la coction, c'est toujours la fièvre, ou tout au moins l'action de la vie, rendue plus forte dans un ou dans plusieurs organes, qui la produit. L'augmentation des propriétés vitales, et particulièrement de la sensibilité et de la contractilité, est l'instrument dont la nature se sert pour terminer favorablement les maladies. Lorsqu'il y a une maladie locale, la coction est ordinairement accompagnée de la réunion de toutes les forces organiques, de l'exaltation des propriétés vitales dans l'endroit même de l'embarras. Le travail est presque semblable à celui de la suppuration. La différence principale qui existe, paroît consister en ce que, dans la suppuration, l'action ne se porte que dans un centre, tandis que, dans la coction, elle se dirige sur la fin vers plusieurs points excentriques.

1439. Parmi les médecins qui se sont occupés de la coction dans les maladies, il en est qui ne considèrent que l'état des solides ; d'autres ne fixent leur attention que sur les changemens qui se font dans les humeurs; d'autres enfin croient que les uns et les autres subissent des altérations.

Ces derniers pensent que les solides et les liquides, jouissant des mêmes propriétés, qu'ils possèdent cependant à divers degrés, subissent dans les maladies des changemens qui leur sont particuliers ; que, quelle que soit l'altération qui a été primitive, les solides et les liquides réagissent ensuite continuellement les uns sur les autres, et qu'une corrélation réciproque existe ainsi tant que dure la maladie.

1440. C'est uniquement, disent les médecins solidistes, l'éréthisme des organes, l'augmentation de la sensibilité et de la contractilité, qui, dans les maladies locales, fait affluer, et retient dans le lieu de l'embarras la portion de forces et de sucs nourriciers nécessaires à la coction. Les phénomènes qui accompagnent ce travail ne laissent, selon eux, aucun doute sur cette vérité. L'afflux des liquides suit toujours l'augmentation de la sensibilité : ceux-ci vont aboutir à l'endroit de la plus vive action : c'est ainsi que dans le phlegmon, par exemple, l'endroit qui en est le siége et les parties environnantes se tuméfient, tandis que les autres maigrissent. Il en est de même durant la première période des autres maladies aiguës : les propriétés vitales de certains organes s'exaltent ; ils deviennent par cette raison le centre de l'afflux des liquides ; et lorsque, dans la troisième période, ils reviennent à leur état naturel, ce relâchement et ce ramollissement des solides sont accompagnés d'une excrétion de matières modifiées par le travail qui a précédé.

1441. La coction n'est donc, suivant l'opinion

de ces solidistes, que la cessation de l'éréthisme des organes, et la sortie des matières excrémentitielles, dites *critiques*, un simple effet du retour des organes à leur état naturel.

1442. Les médecins humoristes ne regardent la coction que comme une assimilation, un changement des matières crues, et dont les qualités ne conviennent pas à la santé, en matières susceptibles d'être converties en la propre substance du corps, ou d'être rendues moins nuisibles et disposées à être évacuées par quelques couloirs.

1443. La première de ces opérations de la nature peut, selon l'opinion des mêmes médecins, être rapportée à celle que les anciens ont appelée *pepsis*, qui est la plus parfaite : telle est la résolution dans les inflammations. La seconde est celle qu'ils ont nommée *pépasme*, qui a lieu dans toutes les maladies où il se fait des évacuations de matière morbifique, par la seule action de la vie : la suppuration, dans les maladies inflammatoires, est de ce genre.

1444. La coction de la première espèce, disent-ils, est marquée par ce qui se passe dans les personnes qui ont une fièvre éphémère, causée par une trop grande quantité de chyle mêlée avec le sang. Cette agitation fébrile, supérieure à l'action ordinaire des vaisseaux, procure à ce chyle une élaboration ultérieure que cette action n'auroit pu lui donner; il se fait par là une assimilation des parties crues; elles se convertissent en bonnes humeurs, d'où peuvent être formés le sang et les autres fluides de l'économie animale. Ce change-

ment étant opéré, la fièvre cesse, sans aucune évacuation sensible de la matière qui l'avoit causée.
Mais un tel effet ne peut être produit que dans le
cas où la matière crue ne diffère guère des matières susceptibles d'être converties en matières
saines, et lorsque les efforts extraordinaires que la
nature doit faire pour opérer ce changement ne
sont pas bien considérables, ou durent si peu qu'il
n'en puisse pas résulter une altération pernicieuse dans les humeurs saines, laquelle ayant
lieu, rendroit nécessaire une évacuation sensible
de celles qui seroient viciées : c'est ce qui arrive
dans tous les cas où se fait la coction de la seconde espèce, qui est aussi toujours l'effet de la
fièvre, c'est-à-dire, de l'action de la vie plus forte
que dans l'état de santé. Dans cette dernière coction, les suites ne sont pas aussi salutaires que
dans la précédente. Le changement qui s'opère
alors donne à la cause matérielle de la maladie des
qualités moins nuisibles à l'économie animale,
en détruisant celles qui lui étoient le plus contraires; mais il ne rend jamais cette matière assez
différente d'elle-même, pour qu'elle puisse devenir
utile. Toute la perfection dont elle est susceptible,
ne fait que la rendre disposée à être évacuée hors
des vaisseaux de la partie dont elle trouble les
fonctions.

1445. L'humeur viciée dont il faut que la coction se fasse, demande plus ou moins d'action fébrile, selon qu'elle est d'une nature plus ou moins
tenace et rebelle; ainsi, dans les fièvres éphémères et autres maladies légères, la nature n'a

33

souvent pas besoin de procurer le *pépasme*, comme dans l'exemple allégué ci-dessus, où le vice ne consiste que dans une trop grande abondance de chyle; la coction qui s'en fait est semblable à celle de la digestion ordinaire dans les secondes voies; elle n'est qu'un peu plus laborieuse; c'est le vrai *pepsis*, ou s'il faut quelque chose de plus, et que la nature doive procurer quelque élaboration, elle est très-peu considérable : ce n'est qu'une transpiration plus forte, une petite sueur, ou, tout au plus, un léger cours de ventre. Dans les fièvres putrides, la nature a un travail plus difficile; elle a même souvent besoin d'être aidée pour qu'elle puisse venir à bout de préparer la matière morbifique et la disposer à l'évacuation, qui, souvent, doit être copieuse et se faire à plusieurs reprises.

1446. La matière critique, ajoutent les mêmes auteurs, est un mélange de la matière morbifique et de sucs nourriciers intimement unis, et qui ont reçu une altération propre et spécifique. Ils se fondent, 1°. sur ce que les évacuations que produisent les purgatifs à la fin des maladies parfaitement jugées ne sont pas glaireuses comme dans le principe; 2°. sur la maigreur qui survient dans le cours de la maladie, quoique les malades ne fassent que peu ou point de déperdition; 3°. enfin, sur ce que la matière morbifique et les humeurs excrémentitielles ne sont pas capables de cette liaison et de cette consistance que doit avoir la matière sur laquelle se sont exercés les actes de la coction; 4°. les urines, les crachats, les abcès, etc., en un mot, toutes les excrétions qui ont lieu à la fin des maladies, présentent des caractères qu'elles n'ont pas dans l'état de crudité, et qui annoncent leur mélange avec les sucs nourriciers.

1447. Il est des maladies qui paroissent ne pas éprouver de coction : telles sont quelques fièvres purement nerveuses; telles sont encore quelques affections nerveuses chroniques, et toutes les maladies qui dépendent d'un excès d'inanition, et où les alimens sont les seuls remèdes.

1448. La coction se fait successivement et par degrés : tous les actes de la nature sont soumis à un certain ordre et à une certaine mesure de temps. Celle qui s'établit brusquement et sans régularité ne mérite aucune confiance, ainsi qu'Hippocrate en a fait la juste remarque : *Si quid in morbis fiat præter rationem, non fidendum.* Aph. 27, sect. II. On doit étudier les signes de la coction dans les différentes excrétions qui sont relatives aux parties sur lesquelles la maladie porte plus spécialement son action. Ainsi, il faut les chercher dans les urines, lorsqu'elle s'exerce dans le système de la circulation; dans les déjections, lorsqu'elle porte sur les premières voies; dans les crachats, lorsqu'elle intéresse les organes de la respiration. En général, toutes les excrétions désignent quel est l'état de la partie qui les fournit, et les qualités qu'elles acquièrent donnent la mesure des progrès de la coction.

1449. Il importe beaucoup au médecin de distinguer le temps de la coction, non-seulement par rapport au jugement qu'il doit porter sur les événemens heureux ou malheureux, mais encore pour qu'il sache ce qu'il doit faire. La médecine expectante est, en général, celle qui convient ici le mieux, comme le conseille Hippocrate : *Incipientibus morbis, si quid movendum videtur, move; vigentibus verò, quietem agere melius est.* Aph. 29, sect. II.

1450. Il est des causes qui s'opposent à ce que la coction ait une marche prompte et régulière : telles sont, entre autres, les passions, les constitutions atmosphériques qui ressemblent à celle de l'automne, et l'âge avancé.

1451. La crainte, l'inquiétude et la tristesse font éprouver dans l'épigastre un poids auquel se joint un resserrement habituel : on est presque anéanti à l'extérieur, on est abattu. Ces phénomènes montrent clairement que le centre d'action est la région épigastrique. On voit aisément que, tant que cet état dure, la coction ne peut se faire que tard et difficilement.

1452. La constitution automnale est un obstacle à la coction. Hippocrate avoit déjà remarqué que les maladies de l'automne étoient longues et d'un jugement difficile : *In inconstantibus tempestatibus inconstantes et difficiles judicantur.* Cette constitution est très-variable, et la nature ne peut avoir aucune détermination fixe et constante. L'effort se porte plus au dehors ou au dedans, selon qu'il fait chaud ou froid : ainsi, la nature est fréquemment déconcertée dans ses mouvemens : chaque fois qu'elle rallie ses forces pour les porter vers le lieu de l'embarras, elle est détournée ailleurs par les variations brusques de l'atmosphère qui ont très-souvent lieu dans cette constitution. Elle est surtout pernicieuse aux vieillards et aux personnes épuisées, parce que leur foiblesse ne leur permet pas de supporter des changemens si subits de l'atmosphère. Les saisons ont donc une véritable influence sur la coction, et par conséquent sur la terminaison heureuse ou malheureuse des maladies. Hoffmann et Huxham après lui ont observé qu'en général celles-ci ne se terminent jamais plus heureusement que lorsque le ciel est serein, quand le mercure se soutient élevé dans le baromètre pendant un certain temps.

1453. L'âge auquel la nature détermine les mouvemens vers les organes intérieurs est encore une circonstance défavorable à la coction. Cette nouvelle détermination commence dans l'âge viril. Dans l'enfance, la nature tend au développement du corps; les mouvemens se portent vers les parties supérieures et vers les extérieures : aussi les efforts que tente la nature, à cet âge, pour détruire les embarras qui la gênent sont-ils accompagnés d'accidens qui éclatent à la tête et vers la peau. Dans la jeunesse, la poitrine devient le centre de ses efforts; l'action est déjà plus circonscrite : dans la virilité, l'action se porte davantage vers l'intérieur, l'organe externe perd peu à peu son activité, et les entrailles reçoivent un surcroît d'action qui augmente de jour en jour. L'âge avancé n'est donc point favorable à la coction, vu que les mouvemens nécessaires à la perfection de

ses actes ne sont point assez libres par rapport
à leur tendance vers le centre.

De la troisième Période , du Déclin (decrementum), *ou de la Terminaison des Maladies , et
des Crises.*

1454. La troisième période, la terminaison ou
le déclin des maladies, est marquée par une diminution sensible de la violence et du nombre des
symptômes. La terminaison est quelquefois subite, d'autres fois elle se manifeste progressivement. Dans le dernier cas, quoique le malade soit
encore abattu par la maladie, il la supporte beaucoup mieux, et l'on observe les signes suivans,
qui varient selon le genre et l'espèce de la maladie : les fonctions se rapprochent de l'état naturel ; la fièvre et les douleurs s'apaisent ; les
sensations et les facultés intellectuelles sont plus
libres ; la stupeur, la somnolence et les convulsions diminuent ou disparoissent ; les yeux reprennent leur état ordinaire ; le malade rend par
le nez des matières épaisses, dont la sortie facilite
la respiration ; la langue s'humecte sur ses bords
et à sa base ; les déjections diffèrent moins de ce
qu'elles sont durant la santé ; la peau est molle,
moite, humectée ; des crachats blancs, épais et de
facile éjection commencent à paroître.

1455. La maladie ne se termine pas toujours
ainsi. Au moment de la plus grande violence des
symptômes, il survient quelquefois des évacuations subites et abondantes, après lesquelles il ne

reste plus que de la foiblesse ; d'autres fois le malade succombe, ou il reste attaqué d'une maladie plus ou moins grave qui succède à la première.

1456. Le changement en mieux ou en pis qui se manifeste durant la violence de la maladie a été appelé *crise* ou *jugement*.

1457. La doctrine des crises, des jours critiques et de leurs différens effets, a été un des principaux sujets de controverse entre les médecins, et l'on doit être étonné que les ouvrages publiés sur une matière aussi importante, qui pouvoit être éclaircie par l'observation, aient présenté jusqu'à ce jour autant d'incertitude et d'obscurité. Il suffisoit, en effet, de recueillir avec soin les histoires d'un grand nombre de maladies, et de présenter ensuite des conclusions générales déduites de ces faits particuliers, pour décider l'importante question des crises. Nous n'avons donc rien de mieux à faire que d'exposer les résultats des observations que nous avons faites depuis près de vingt ans, et d'établir ainsi la doctrine des crises sur les histoires des maladies. Cette méthode est la meilleure que nous puissions suivre pour démontrer l'inutilité, les défauts et les erreurs de la plupart des écrits qui ont été publiés sur les crises.

1458. *Hippocrate* est le premier qui ait traité des crises, et il est en même-temps un des auteurs qui en ont parlé avec le plus d'exactitude. Il y a crise, dit-il (*liber de Affectionibus, Vander-Linden,* ii, p. 165), dans une maladie, lorsqu'elle augmente ou diminue considérablement, quand elle dégénère en une autre maladie, ou bien lorsqu'elle cesse entièrement. Les ouvrages de Galien sur les crises contiennent les mêmes principes que ceux du vieillard de Cos. Il ne perd aucune des occasions qui se présentent de confirmer les sentences d'Hippocrate. Dans le Commentaire sur l'aphorisme 13 du livre II, il dit : la crise ou le jugement est toute mutation subite dans les maladies amenant la santé ou la mort. Selon le même auteur (*Commentaire* III *sur les Pronostics*), le mot *crise*, *jugement*, emprunté du barreau, indique un changement brusque dans les maladies, qui peut se faire de quatre manières, 1°. les malades sont tout-à-coup guéris; 2°. ils éprouvent un grand changement en mieux; 3°. ils meurent aussi-tôt; 4°. ils vont beaucoup plus mal.

1459. Le mot *crise*, employé seul, est ordinairement pris en bonne part, et restreint à signifier les crises salutaires. Une crise est salutaire lorsqu'elle est suivie d'une évacuation, d'un dépôt, d'une éruption qui change évidemment l'état du malade en mieux, et qui le conduit à la guérison. Il y a deux espèces de crises salutaires : les premières sont ordinairement précédées et accompagnées de signes alarmans : ainsi, dans le temps que le malade éprouve les agitations les plus vives, une fièvre très-forte, une grande chaleur, un délire phrénétique, sa maladie est quelquefois subitement terminée, jugée, comme disoit Hippocrate, par une abondante hémorrhagie du nez. Les crises salutaires de la seconde espèce se font ordinairement sans que les symptômes de la maladie paroissent s'aggraver dans le temps qu'elles

s'opèrent. Les évacuations utiles qui sont le produit de ces crises durent souvent plusieurs jours,
pendant lesquels la maladie diminue peu à peu
et par degrés, jusqu'à ce qu'elle soit entièrement
terminée. Ainsi le catarrhe et la péripneumonie
sont ordinairement jugés par une expectoration
louable, facile, abondante, qui, durant plusieurs
jours, soulage par degrés le malade, jusqu'à ce
qu'il soit guéri. On a proposé, pour éviter toute
espèce d'équivoque et de confusion, de conserver le nom de *crises* proprement dites à celles
de la première espèce, et de se servir du mot *lysis*
pour désigner les crises salutaires de la seconde
espèce.

1460. On distingue encore les crises en régulières et en irrégulières, en parfaites et en imparfaites, en mauvaises et en mortelles.

1461. Les crises régulières sont précédées de
signes particuliers à chacune d'elles; elles arrivent
au temps indiqué par les signes de coction, et
aux jours où l'on a reconnu qu'elles arrivent le
plus souvent et le plus avantageusement. Les
crises irrégulières viennent après les signes de
coction qui ont varié, ou dans les jours qui ne
sont pas reconnus pour des jours critiques, ou
du moins dans des jours où elles n'arrivent pas
ordinairement. Les crises parfaites terminent entièrement et avantageusement la maladie; elles
sont toujours suivies de quelques évacuations
sensibles ou de quelque dépôt considérable. Les
crises imparfaites sont insuffisantes pour la guérison; elles diminuent seulement la violence de

la maladie; elles paroissent dans quelques cas avoir terminé la maladie, mais c'est pour peu de temps. Les mauvaises crises comprennent celles qui sont prématurées, et qui arrivent sans coction, celles qui évacuent sans soulager, celles qui jettent sur un organe essentiel la matière morbifique. En la jetant sur le poumon, elles peuvent donner lieu à la phthisie; sur l'oreille, à la surdité; sur les yeux, à la cécité, etc.

1462. Les crises mortelles, ou font périr promptement le malade, ou déterminent des accidens si graves qu'ils amènent ensuite une terminaison fâcheuse de la maladie. Il arrive souvent que le malade ne succombe que deux ou trois jours après une crise mortelle. Le jour de la mort est donc simplement celui dans lequel se consomme l'effet d'une telle crise; et ce jour n'est pas toujours le même que celui durant lequel cette crise commence et s'opère effectivement.

1463. On observe des crises dans presque toutes les maladies aiguës. Elles sont évidentes dans les fièvres inflammatoires, bilieuses, muqueuses, dans les différentes phlegmasies, dans la plupart des hémorrhagies. Les fièvres adynamiques et ataxiques simples en subissent rarement d'apparentes. Les crises sont moins communes dans les maladies chroniques que dans les maladies aiguës : on les remarque cependant assez souvent dans la manie, l'hypochondrie, la mélancolie, l'apoplexie, les hydropisies essentielles, etc. Si l'on n'a pas toujours reconnu les crises dans les maladies chroniques, c'est que, pour les voir, il falloit apporter

une attention plus soutenue que dans les maladies
aiguës. Les mouvemens critiques sont difficiles à
distinguer quand les périodes des maladies sont
fort éloignées les unes des autres, et lorsque ces
périodes se développent irrégulièrement à cause
du dérangement que produisent les remèdes mal
placés, et un grand nombre d'autres circonstances
auxquelles le malade est exposé, qui troublent sans
cesse les efforts de la nature. D'ailleurs il arrive
souvent que le médecin ne considère pas les mouvemens critiques avec autant de soin dans une maladie chronique que dans une maladie aiguë; souvent aussi le même médecin n'observe pas les divers temps d'une maladie chronique, et ne peut
pas voir les crises, qui ne s'opèrent que dans la dernière période. Enfin, la marche des maladies chroniques est quelquefois seulement ralentie lorsque
déjà l'on compte sur la guérison : alors les crises
ne se font point, ou sont très-imparfaites. Les médecins qui ont publié des monographies des maladies aiguës et des affections chroniques que nous
avons indiquées, ont presque tous parlé de crises.
Ces observateurs, qui se sont spécialement occupés
de l'étude d'une seule maladie dont ils ont examiné
avec soin la marche et les symptômes, et qui, la
plupart, ont rapporté beaucoup de faits particuliers, ont reconnu les mouvemens critiques. Les
écrits de ces hommes laborieux sont des autorités
d'un grand poids, ils doivent suppléer à l'expérience de ceux qui n'ont pu se convaincre par
leurs propres sens de l'existence des crises. Ce sont
des récits de ce qui a été vu avec d'autant plus d'im-

partialité, que ceux qui les faisoient n'avoient pas
l'intention de décider la question dont nous nous
occupons : ils se bornoient à transmettre ce qu'ils
avoient observé. On ne balancera pas à leur accor-
der plus de confiance qu'aux vagues discussions
des auteurs de Traités particuliers sur les crises, et
même de quelques Traités généraux de médecine
qui n'ont point été écrits d'après l'expérience.

1564. Les crises paroissent dans certaines saisons, dans un certain âge, dans quelques maladies et dans certains tempéramens, bien plus souvent que dans tout autre. Ainsi, les hémorrhagies
sont plus communes dans le printemps, dans les
étés qui sont secs, chez les personnes de l'âge de
quinze ans jusqu'à trente-cinq, d'un tempérament
sanguin, et dans les maladies aiguës. Les sueurs
se manifestent dans l'été, chez les hommes gras et
robustes, d'un âge au-delà de trente ans, dans les
maladies inflammatoires et dans les fièvres intermittentes. Le flux de ventre survient particulièrement dans l'automne, chez les adultes d'un tempérament bilieux, dans les maladies qui ont des redoublemens précédés de froid. On observe les
urines critiques dans l'hiver et le printemps, dans
les tempéramens pituiteux. Au reste, cette dernière évacuation arrive assez indifféremment dans
tous les âges, dans chaque saison, et dans la plupart des maladies aiguës.

1465. Les crises sont plus rares chez les sujets
affoiblis par l'âge ou par toute autre cause, dans
les régions humides et froides, pendant les vicis-
situdes remarquables et subites de l'atmosphère,

lorsque les malades ont été trop débilités par le traitement.

1466. Les flux critiques ne sont pas toujours semblables dans les mêmes maladies. Ils varient tant par rapport aux qualités des substances évacuées, et aux époques auxquelles ils surviennent, que par rapport aux organes par lesquels ils se font. Les fièvres gastro-adynamiques ou putrides sont jugées bien souvent par des déjections alvines, dont la matière est tantôt jaunâtre, liée, semblable à une purée homogène, et tantôt brune et presque noire. Dans une fièvre ardente, un jeune homme sera guéri le septième jour par un saignement de nez; une jeune fille le sera le même jour par un écoulement abondant des menstrues; un homme d'un certain âge ne le sera que le quatorze, par les sueurs ou par quelque autre évacuation. Les catarrhes se terminent par les crachats, les sueurs ou les urines. Des abcès, des éruptions terminent avantageusement certaines maladies chroniques.

1467. La durée des flux critiques est très-variable. Les crises qui s'opèrent par les hémorrhagies, par les urines ou par les déjections alvines durent rarement plus de douze à vingt-quatre heures, et quelquefois même beaucoup moins de temps. Quelquefois aussi des sueurs et des crachats critiques ne se prolongent pas au-delà de quelques heures; mais dans beaucoup d'autres circonstances, ces deux évacuations critiques continuent plusieurs jours avant que les maladies se terminent complètement. On a vu des dépôts et des gangrènes critiques se former en quelques heures : ordinairement leur marche n'est pas aussi rapide.

1468. Tout écoulement critique est déterminé par la nature. Il n'est pas permis à l'art d'en changer la route et le temps. La suppression des hémorrhagies critiques produit un grand nombre de maladies. Lorsque les sueurs, ou seulement les transpirations un peu abondantes qui se manifestent après les fièvres scarlatines, sont contrariées, il survient souvent des anasarques. Les fièvres de mauvais caractère, diverses névroses, ont succédé à des sueurs des pieds ou des mains qu'on avoit arrêtées. La répercussion de dartres anciennes a été suivie d'hydro-thorax, de manie, de mélancolie. De même, chez une fille dont les menstrues sont arrêtées, souvent les évacuations sanguines artificielles ne peuvent point faire cesser les symptômes produits par la suppression.

1469. Les crises surviennent lorsque les maladies ont atteint leur plus haut degré. Dans leurs deux premières périodes, il se fait un travail dont l'essence nous est inconnue, mais dont le terme est ordinairement le rétablissement des organes dans leur état naturel et l'expulsion de matières qui ont acquis des qualités particulières. C'est, disent quelques médecins, lorsque les humeurs crues et viciées ont pris des qualités plus bénignes et ont éprouvé une coction parfaite, qu'elles peuvent être évacuées par excrétion ou portées sur quelques organes où elles forment des dépôts.

1470. Pendant les crises, quelquefois les malades sont extrêmement fatigués ; d'autres fois ils se trouvent soulagés dès que l'évacuation critique commence à se faire. Dans les deux circonstances, lorsque la crise a été salutaire, et que l'excrétion a été complète, le soulagement n'est plus momentané, les propriétés vitales et les fonctions rentrent sous les lois qui les gouvernoient avant, la fièvre cesse, et le malade, acquérant chaque jour de nouvelles forces, passe par degrés de la convalescence à la santé parfaite.

1471. La matière critique peut obéir à différentes impulsions. Dans quelques circonstances, la crise se fait par une seule voie ; ainsi, les sueurs ou les hémorrhagies, les urines ou les déjections alvines suffisent quelquefois pour la terminaison heureuse des maladies. Il arrive plus souvent que l'on observe diverses évacuations critiques simultanées ou successives ; par exemple, les urines critiques sont fréquemment accompagnées d'autres évacuations critiques, telles que les selles, les crachats, les sueurs, etc.

1472. Il y a deux grandes directions de l'effort et de la matière critiques ; l'une, qui est salutaire, porte sur les membranes muqueuses, sur le tissu cellulaire et sur les glandes qui avoisinent l'extérieur du corps ; l'autre, qui est pernicieuse, a lieu vers les cavités intérieures, vers des organes nécessaires à la vie.

1473. Lorsque la direction critique se porte vers la peau, les glandes ou les membranes muqueuses, la crise est ordinairement favorable. Toutes les crises de cette espèce ne sont cependant pas également bonnes. Celles qui se font par

les selles, les urines, les sueurs, les hémorrhagies ; celles qui ont lieu les jours critiques, et
après avoir été annoncées par des mouvemens
arrivés dans un jour décrétoire ; celles enfin qui se
font dans la direction naturelle et par les conduits
convenables à la maladie, sont les meilleures.

1474. Quand la matière critique se dirige vers
l'intérieur, elle forme les crises dites *par métas-*
tase, et se fixe sur quelques-uns des viscères des
trois grandes cavités. Les métastases sont ordinairement mortelles : quelquefois cependant elles
sont suivies de maladies chroniques plus ou moins
fâcheuses.

1475. Ce seroit se livrer à une exagération dé-
placée que de prétendre que les crises ne manquent
jamais. La vérité de leur apparition est bien prouvée par les observations ; mais on doit convenir
qu'elles ne terminent point toutes les maladies,
et même que, dans celles où elles se font remarquer, il arrive quelquefois qu'on ne les observe
pas. Pour établir la doctrine des crises, il n'est
pas nécessaire qu'il n'y ait aucune exception, il
suffit que les mouvemens critiques se reproduisent
constamment dans presque toutes les maladies aiguës, et dans un grand nombre de maladies chroniques, lorsque leur cours n'est pas interrompu
par une médecine trop active ou par d'autres imprudences. Nihel et Bordeu, qui ont traité des
crises, ont rapporté des relevés faits dans les ouvrages de deux observateurs dont la véracité est
généralement reconnue, et qui ont vécu dans des
lieux et des temps bien différens. De quarante-

deux maladies aiguës dont *Hippocrate* nous donne l'histoire dans le premier et le troisième livre des Epidémies, on en trouve dix-sept guéries par les crises arrivées en différens jours; de même, de quarante-huit malades de fièvres putride, ardente, maligne, dont *Forestus* rapporte les observations dans son second livre, dix-neuf ont été jugés heureusement par des flux critiques.

1476. Quelle est la cause des crises? On trouve autant de sentimens divers sur cette matière qu'il y a de systèmes différens dans l'art de guérir. Plusieurs célèbres médecins ont cherché à découvrir cette cause, et la plupart ont différé d'opinion. Les uns, comme les Pythagoriciens, ont assigné pour principes des changemens critiques, la force des nombres; les autres, l'influence de la lune (Galien) et du soleil, ou de quelques autres planètes; un mouvement particulier de l'humeur mélancolique (Fracastor); les mouvemens combinés de l'atrabile avec la bile et la pituite (Prosper Alpin); la force expultrice du cœur, la prétendue fermentation de nos humeurs, l'augmentation d'action de nos organes, la force de la vie, l'âme. Enfin, chacun, selon son idée, a formé une hypothèse et a donné une dénomination particulière à la cause des crises. On peut remarquer que la plupart ne se sont distingués d'Hippocrate que par le changement de nom. Ce célèbre vieillard, qui connoissoit toute la difficulté qu'il y avoit à développer cette cause, l'attribuoit à la nature.

1477. *Hippocrate*, observateur habile et histo-

34

rien véridique, avoit établi la doctrine des crises;
Asclépiade et les méthodistes, guidés par la pré-
vention, nièrent les crises et les jours critiques.
Ils accusèrent *Hippocrate* de s'être laissé entraîné
par les dogmes de Pythagore sur les nombres;
ils attaquèrent *Galien*, qui étoit resté fidèle aux
principes consignés dans les écrits du père de la
médecine. *Galien* ne leur répondit que par les
observations, et, par ce moyen si simple et si sûr,
il confondit toujours ses adversaires. Je vais en
rapporter un exemple bien frappant. Ce médecin
est appelé auprès d'un malade avec deux disciples
de *Thémison*; il s'approche du lit, et ayant examiné les symptômes, il assure que le jeune homme
va être délivré par une hémorrhagie. Les méthodistes tournent en ridicule ce pronostic, ils con-
seillent une saignée; mais ils sortent bientôt
couverts de confusion, lorsqu'ils voient le malade
avoir en effet une hémorrhagie nasale abondante.
Asclépiade a eu bien des imitateurs dans les
siècles suivans : *Celse* a été le plus illustre. Mais
peut-on adopter le sentiment de ceux qui refusent
d'admettre les crises, lorsqu'il a été combattu
successivement et d'une manière victorieuse, par
Galien, *Duret*, *Baillou*, *Fernel*, *Sydenham*,
Forestus, *Stahl*, *Baglivi*, *Van-Swiéten*, *Stoll*,
Pinel, et lorsque tous les jours l'observation clinique vient confirmer celle de ces grands maîtres?
Galien ne s'est pas borné à examiner les mouvemens critiques, cette subtilité d'esprit qu'on lui
reconnoît partout, lui a fait mêler le système à
l'observation, et prétendre que la lune étoit la

cause des jours critiques, etc. Les Barbares s'étant emparés de l'Europe, les Arabes furent les seuls qui y exercèrent l'art de guérir. Ils embrassèrent les subtilités du galénisme, et y mêlèrent toutes les extravagances de l'astrologie. Il n'est pas surprenant qu'après toutes les idées erronées que nous ont laissées les astrologues et les galénistes sur les crises, ces dernières aient été négligées ou rejetées par bien des médecins, lorsqu'au renouvellement des lettres on combattit le galénisme et la plupart des opinions répandues dans les écoles. Les systèmes, cependant, ne sont pas la seule cause qui ait fait méconnoître les crises dans les maladies. Tel médecin n'approche d'un malade que pour le charger de remèdes; il se croiroit déshonoré s'il le quittoit sans laisser une ordonnance; par les saignées, les vomitifs, les purgatifs et les autres médicamens, il intervertit la marche des maladies, ou il épuise les forces des malades : comment peut-il voir survenir des crises? Tel autre médecin observe superficiellement, et n'apporte pas l'attention suffisante et nécessaire pour examiner le cours des maladies et les effets de la nature. Quelques autres médecins prêtent d'abord leur attention; mais, parce qu'ils ne rencontrent pas les crises chez les premiers malades qu'ils voient, ou parce qu'elles sont incomplètes et n'amènent pas les changemens que l'on espéroit, ils se croient en droit de mépriser la doctrine des crises, et de conclure qu'elles n'existent point. Enfin, il est des médecins qui nient les crises par entêtement pour une opinion adoptée avant d'avoir vu des malades, ou par d'autres motifs peu honorables.

1478. Puisqu'il est démontré par l'observation que la plupart des maladies se terminent par des crises, lorsqu'on n'entrave pas la marche salutaire de la nature, il est important de les prévoir et de les annoncer, c'est même un talent qui fixe la vénération des hommes. Mais avouons avec Hippocrate que les signes précurseurs sont quelquefois difficiles à reconnoître, et qu'il faut alors une sagacité exercée pour les apercevoir. Les crises sont souvent précédées de symptômes alarmans : le trouble physique et moral augmente, la fièvre redouble, la nuit qui précède la crise est fatigante par le délire, les veilles, l'assoupissement, la dyspnée, l'obscurcissement de la vue, des douleurs, des larmes, une extrême inquiétude et autres signes semblables, qui, s'ils paroissoient au commencement de la maladie et avant la coction, seroient périlleux et très à redouter; mais qui, dans la violence de la maladie, et après la coction, annoncent ordinairement une crise prompte et salutaire.

1479. Avant que les signes que nous venons d'exposer se manifestent, souvent d'autres signes indiquent qu'une crise se fera : tels sont ceux qui annoncent la coction, et quelques autres qui, isolés, sont douteux et équivoques, mais qui, par leur réunion, acquièrent beaucoup d'importance; comme, par exemple, d'être maître de soi, de supporter aisément la maladie, de respirer facilement; un bon pouls, le visage peu altéré, un

TABLEAU

DES CRISES PRINCIPALES.

Les crises s'opèrent :

Sur les membranes muqueuses par..
- exhalation sanguine. . .
  - Hémorrhagie
    - du nez (épistaxis).
    - des bronches (hémoptysie).
    - de l'estomac (hématémèse).
    - des intestins.
    - de l'utérus (ménorrhagie).
    - des voies urinaires (hématurie).
  - Flux......
    - menstruel.
    - hémorrhoïdal.
- excrétion augmentée.. . .
  - Écoulement muqueux du nez.
  - Crachats.
  - Vomissement.
  - Déjections.

Sur le système dermoïde par.......
- sueurs.
- éruptions aiguës et chroniques.

Sur le système glanduleux par.....
- flux d'urine.
- salivation.
- parotides.
- bubons.

Sur le système cellulaire par......
- gonflement de diverses parties du corps.
- charbon.
- furoncle.
- gangrène.
- dépôts purulens.

coucher convenable, de l'égalité dans l'exercice des diverses fonctions.

1480. Outre les signes généraux qui font connoître la perturbation critique, on observe encore des signes particuliers qui précèdent et annoncent chaque crise. Je vais les exposer successivement, en suivant l'ordre du tableau ci-joint.

1481. *Hémorrhagies.* Les hémorrhagies critiques sont très-avantageuses dans la fièvre inflammatoire et dans les phlegmasies. Selon *Hoffmann*, c'est même la terminaison la plus favorable de la fièvre ardente, soit que le sang flue par le nez ou les vaisseaux hémorrhoïdaux; soit qu'il s'écoule par l'utérus. En général, ces hémorrhagies sont précédées par le refroidissement et l'éréthisme de la peau, par des frissonnemens dans tous les membres, par un pouls rebondissant, la chaleur, le prurit et la démangeaison de l'organe par lequel l'évacuation doit se faire.

1482. *Épistaxis.* La crise par une hémorrhagie nasale est celle dont on a le plus longuement énuméré les signes précurseurs, qui sont la rougeur et le gonflement de la face et des yeux, les illusions d'optique représentant des objets brillans et rouges, les pleurs involontaires, la pesanteur des tempes, le battement des artères temporales, le tintement d'oreilles, la surdité, le délire léger ou l'assoupissement, le gonflement des veines, la tension du cou, une douleur gravative au front et à la racine du nez, enfin le prurit et la démangeaison des narines : le pouls est vite, dur, plein, inégal; la respiration devient

plus fréquente et plus difficile; une tension non
douloureuse survient dans la région précordiale.
Quelques médecins assurent que l'hypochondre
droit se tuméfie lorsque l'hémorrhagie doit se
faire par la narine droite, et que c'est au contraire
le gauche qui éprouve la tension lorsque l'écoulement doit avoir lieu par la narine gauche. Là
constriction spasmodique de tout le corps, la pâleur, le refroidissement des membres inférieurs
et un frisson général précèdent quelquefois les
hémorrhagies nasales critiques.

1483 On observe plus fréquemment cette crise
dans les régions méridionales, pendant les ardeurs
de l'été, et chez les jeunes-gens et les adultes qui
ont, dans l'état de santé, une prédisposition habituelle à ces écoulemens. Elle est plus familière
aux fièvres inflammatoires, ardentes, et, en général, aux phlegmasies aiguës des organes situés
au-dessus du diaphragme. On la voit aussi dans
l'hépatite, la splénite et le rhumatisme articulaire.

1484. S'il y a seulement écoulement de quelques gouttes de sang par le nez, il n'y a point
de crise, et c'est un signe alarmant. L'hémorrhagie nasale qui ne procure aucun soulagement
est un signe fâcheux. Cette hémorrhagie est ordinairement mortelle lorsqu'elle est excessive, avec
convulsions, perte des forces, syncope, sueurs
partielles et refroidissement des extrémités. Lorsque les convulsions ne surviennent pas durant
une violente hémorrhagie nasale, il arrive souvent
qu'une syncope fait cesser l'hémorrhagie, et que
le malade se rétablit ensuite.

1485. *Hémoptysie, hématémèse, hématurie.*
L'hémoptysie, l'hématémèse, les hémorrhagies
intestinales, l'hématurie, sont presque toujours
de fausses crises, des crises funestes. Elles ont
toutes un signe commun, la tension et la sensibilité des hypochondres. On les voit dans les
fièvres jaunes, pestilentielles, adynamiques, ataxiques; dans la petite-vérole confluente, la scarlatine, le scorbut. Les femmes échappent plus facilement au danger de toutes ces hémorrhagies
pernicieuses.

1486. *Flux menstruel.* Les hémorrhagies utérines jugent quelquefois promptement les maladies aiguës, telles que la fièvre inflammatoire, la
pleurésie, le rhumatisme, etc. Avant ces évacuations sanguines, les malades éprouvent des
douleurs gravatives aux lombes et aux aînes, de
la tension dans la région hypogastrique; elles ressentent de l'ardeur et du prurit dans les parties
sexuelles; les paupières sont cernées, le visage est
souvent pâle. On doit ajouter à ces signes des hémorrhagies utérines, le gonflement des seins, les
urines rares et sans couleur, des horripilations et
l'éréthisme de la peau. Le pouls est inégal, vite et
un peu dur.

1487. Dans les maladies aiguës, l'éruption abondante, et avant terme, du flux menstruel, tient
lieu quelquefois de l'hémorrhagie du nez, et les
juge de même. Très-souvent les règles paroissent
dans le cours d'une fièvre sans produire aucun
changement sensible : dans bien des cas, c'est
presque un événement indifférent qui ne suspend

en rien l'action du médecin, quand d'ailleurs il y a des indications pressantes.

1488. *Flux hémorrhoïdal.* La fièvre inflammatoire, la pleurésie, la péripneumonie, l'hépatite et plusieurs autres phlegmasies peuvent être jugées par le flux hémorrhoïdal. *Stahl* dit que son rétablissement est quelquefois critique dans la phrénésie; mais c'est particulièrement dans l'hépatite, la néphrite, la mélancolie, l'hypochondrie et la manie, qu'on observe l'effet salutaire de cette évacuation. Des douleurs dans la région lombaire et dans les aînes, une sensation de chaleur et de prurit dans le rectum, de pression vers l'anus et le périnée, de fréquentes envies d'uriner et d'aller à la selle; des borborygmes, des flatuosités, un léger gonflement des hypochondres, la pâleur de la face, le pouls roide, inégal quant à la force des battemens, sont les signes du flux hémorrhoïdal critique.

1489. *Coryza.* L'écoulement séroso-muqueux qui s'établit par les narines dans le coryza, est d'abord symptomatique de cette affection. Il s'épaissit ensuite, devient plus muqueux, jaunâtre ou verdâtre, et forme la crise la plus fréquente de l'inflammation de la membrane muqueuse des narines. Quelquefois aussi il est critique dans les fièvres essentielles. La marche de l'écoulement muqueux des narines est analogue à celle de l'expectoration pulmonaire. Ces excrétions se succèdent, sympathisent et se confondent souvent.

1490. *Crachats.* La crise par les crachats est ordinaire dans la péripneumonie et dans le catarrhe pulmonaire. Ils servent encore de crise partielle dans un assez grand nombre de fièvres, soit par sympathie, soit qu'une affection de la membrane muqueuse des voies pulmonaires se complique avec d'autres maladies. On peut espérer, dans les inflammations de poitrine, que la crise se fera, au moins en partie, par l'expectoration, lorsque les crachats qui étoient, au début de la maladie, aqueux, teints de sang, écumeux, s'épaississent peu à peu, et lorsque le sang qui y étoit mêlé disparoît par degré. Si chaque effort d'une toux *grasse* amène un crachat épais, bien lié, *cuit*, d'un blanc sale ou d'un jaune légèrement fauve; si ces crachats n'ont point d'odeur; s'ils ne sont ni salés ni amers; si cette expectoration est prompte, facile, abondante; si elle soulage; si la difficulté de respirer diminue; si enfin le pouls, devenu moins fréquent, reprend de la plénitude; de l'égalité, de la force, et affecte le rythme du pouls supérieur, l'expectoration est critique.

1491. *Vomissement*. Les crises parfaites se font rarement par le vomissement, qui ne sert souvent qu'à alléger les symptômes et à favoriser l'heureuse issue de la maladie, en enlevant la complication d'embarras stomacal.

1492. Les signes qui précèdent ordinairement le vomissement sont le dégoût des alimens et des boissons, l'enduit jaunâtre de la langue, une bouche amère, des nausées, la céphalalgie susorbitaire, quelquefois une douleur de tête si violente que le crâne semble s'ouvrir, le vertige, la cardialgie, le tremblement de la lèvre inférieure, la sali-

vation, une foiblesse générale, le refroidissement
des extrémités, le pouls fréquent, dur et intermittent.

1493. *Déjections.* Le flux de ventre critique
s'observe dans beaucoup de maladies aiguës, et
même dans quelques maladies chroniques. Des
selles copieuses, liées, semblables à une purée homogène, jaunes, tirant quelquefois sur le brun,
jugent souvent les embarras gastrique et intestinal,
l'hépatite et les inflammations de poitrine compliquées de symptômes gastriques : des déjections
muqueuses et abondantes opèrent fréquemment la
crise dans la dysenterie, la fièvre muqueuse simple
ou compliquée d'adynamie, et les affections catarrhales. Enfin l'hydropisie commençante et la mélancolie ont été, dans quelques cas, guéries par
des déjections critiques.

1494. Les borborygmes, un léger météorisme
du ventre, les éructations, les flatuosités, les té-
nesmes, un sentiment de tension sur la région
lombaire, des douleurs vagues dans les extrémités
inférieures, le développement du pouls, l'inégalité des pulsations de trois en trois, leur intermittence sans ordre, sans régularité (ce qui forme le
principal caractère du pouls intestinal), annoncent
une diarrhée critique.

1495. *Sueurs.* Les sueurs critiques jugent souvent les fièvres inflammatoires, bilieuses, muqueuses, la pleurésie, la péripneumonie, l'hépatite,
le catarrhe pulmonaire, le rhumatisme. *Fracastor*
nous a transmis l'histoire d'une épidémie de fièvres
putrides dont la crise la plus heureuse se faisoit par

les sueurs. Les hydropisies sans lésion organique
sont quelquefois complètement terminées par
cette excrétion qui rétablit la santé. Un pouls plein,
mou, souple, ondulant, des frissons suivis d'un
mouvement fébrile et précédés d'une sécrétion
moindre de l'urine, d'une diminution dans les excrétions alvines, et de l'élévation non douloureuse
des hypochondres, la rougeur de la face, la peau
souple, humectée, et éprouvant un certain prurit,
tels sont les signes qui présagent les sueurs critiques, et avec d'autant plus de certitude, que les
maladies dont les individus ont été atteints précédemment ont eu le plus habituellement cette terminaison.

1496. Il faut distinguer avec soin la sueur critique d'avec les sueurs des redoublemens, ou d'avec
celle qui caractérise le troisième stade d'un accès de
fièvre intermittente. La sueur qui paroît partielle-
ment, telle que celle du front, de la face, du cou,
de la poitrine, tandis que la peau des autres parties du corps reste sèche et dans un état de constriction, est symptomatique : elle est toujours défavorable. Il n'en est pas de même des légères
sueurs des membres inférieurs qui surviennent
dans les affections catarrhales, et qui se manifestent ordinairement vers la fin de la nuit et les
premières heures du jour : ces sueurs forment des
crises partielles et incomplètes qui diminuent la
violence des maladies.

1497. *Éruptions*. L'éruption miliaire et le pemphigus sont les affections exanthématiques que
l'on peut regarder comme critiques dans les ma-

ladies. Les autres éruptions sont, ou seulement
symptomatiques, comme les pétéchies, les taches
de pourpre, les ampoules ortiées ; ou bien des
maladies essentielles qui, quelquefois, viennent
compliquer les maladies qui s'étoient manifestées
les premières, et qui, d'autres fois, leur succèdent : tels sont les érysipèles. L'éruption miliaire
est critique si les symptômes alarmans disparoissent, si le malade sent un prurit et des picote-
mens, si le millet est général, et si les pustules,
d'autant moins dangereuses qu'elles sont plus tardives, n'ont point paru avant le septième ou le
huitième jour. Les pustules petites, nombreuses,
pressées, sont d'un fâcheux augure. L'absence du
gonflement de la peau, l'affaissement des vésicules, la rentrée de l'éruption produisent le vomissement, les convulsions, le hoquet, la mort.
Quelquefois la miliaire sort à diverses reprises ; si,
à chaque éruption, il survient un adoucissement
des symptômes, la maladie sera longue, et chaque
éruption est une crise incomplète. Une éruption
de pemphigus n'est critique que dans les maladies
chroniques. Des éruptions psoriques, des dartres
sont quelquefois critiques, et surviennent après
les affections catarrhales aiguës et chroniques.
Les dartres critiques diffèrent des autres crises,
en ce qu'elles se manifestent ordinairement par
degrés, et que souvent elles sont presqu'aussi
fâcheuses que les maladies auxquelles elles servent
de crise. Quelques médecins assurent que la plique
a été critique dans des cas d'apoplexie, de convulsions, d'épilepsie (Voy. *Journ. de Médec.*,

t. XXIV, p. 71, le Traité de la *Plique*, par *Dela-fontaine*).

1498. *Urines.* Les fièvres inflammatoire, bilieuse, muqueuse, et plusieurs phlegmasies, telles que la pleurésie, la péripneumonie, l'hépatite, la néphrite, les catarrhes pulmonaire et vésical; enfin, parmi les maladies chroniques, les hydropisies, la manie, guérissent quelquefois par un écoulement abondant et facile d'une urine colorée, sans être ardente, transparente lorsque le malade la rend, et déposant ensuite un sédiment égal, cohérent et blanc ou rosé. Selon quelques médecins, les urines critiques à sédiment blanc appartiennent plus particulièrement aux fièvres inflammatoires, et celles à sédiment rougeâtre, aux fièvres bilieuses. On peut espérer une crise par les urines si, après des signes critiques, il se manifeste un sentiment de pesanteur sous les hypochondres, une tension gravative dans l'hypogastre, un chatouillement brûlant dans les organes urinaires, et plus spécialement vers la vessie.

1499. Le pouls qui précède les urines critiques, et que l'on a appelé *myure* (*myurus*), donne trois ou quatre pulsations qui vont progressivement en décroissant. Ordinairement trois ou quatre jours avant les crises par les urines, on observe un nuage ou un énéorème plus ou moins circonscrit.

1500. *Salivation.* La salivation critique se remarque fréquemment dans l'angine tonsillaire. On la voit quelquefois survenir dans la fièvre bi-

lieuse, dans la fièvre muqueuse, dans la manie, etc.
Sydenham l'a observée à Londres comme solution
principale des fièvres continues des années 1667
et 1668. Les médecins qui ont décrit les maladies
qui régnèrent à Breslaw en 1700, ont aussi remarqué des salivations critiques. La salivation
commence dans la petite-vérole en même-temps
que l'éruption ou peu après, se tarit au onzième
jour, et reparoît quelquefois après deux jours
d'intervalle.

1501. *Parotides.* Les parotides critiques se
montrent particulièrement dans les fièvres adynamiques, les ataxiques et les pestilentielles. Elles
se manifestent seules, ou en même-temps que
d'autres évacuations critiques, et présentent les
caractères d'une inflammation modérée. Elles
croissent, s'élèvent peu à peu avec chaleur, rougeur, douleur, et arrivent à une bonne suppuration, ou se résolvent par degrés. Les signes qui
annoncent les parotides critiques sont un léger
frisson, une douleur de tête violente avec assoupissement, stupeur, bourdonnement d'oreilles,
surdité. Ordinairement la figure est alors pâle,
gonflée, quelquefois très-rouge; les hypochondres
sont tendus et sensibles, la respiration est plus
difficile, enfin on voit s'élever près de l'oreille
une tumeur luisante et rougeâtre. Les symptômes
fébriles qui précèdent les parotides critiques diminuent ou disparoissent lors de leur apparition. Les
parotides sont plus ou moins considérables : souvent il n'y a qu'une seule parotide d'un petit volume, quelquefois aussi elles surviennent des deux

côtés, et elles sont assez étendues pour gêner les mouvemens de la mâchoire et de la déglutition. Les parotides critiques sont rares. Le pronostic qu'on peut porter sur ces tumeurs est relatif au degré de force ou de foiblesse du malade, et à plusieurs autres circonstances. Lorsque la nature, fatiguée par la longueur de la maladie, ou épuisée par sa violence, ne peut opérer qu'une crise im-parfaite, cet effort impuissant est quelquefois funeste au malade. Si le gonflement est lent, s'il est peu considérable, et s'il diminue bientôt après avoir commencé, l'on doit craindre une délitescence soudaine et presque toujours mortelle. La résolution de l'engorgement critique de la parotide, quoiqu'elle soit accompagnée de danger, n'est pas toujours également fâcheuse, et l'émission d'une urine copieuse et sédimenteuse, ou une diarrhée salutaire, succèdent quelquefois à l'affaissement des parotides, comme cela arriva à *Hermippe de Clazomène.* (*Hipp.*, *Épid.*, liv. I.)

1502. *Gonflement des testicules.* Le gonflement des testicules dans les maladies aiguës est quelquefois une crise avantageuse. On trouve dans le trente-unième volume du *Journal de la Société de Médecine de Paris*, trois observations de gonflemens des testicules qui furent critiques dans des affections catarrhales : chez le premier malade, le gonflement survint le neuvième jour de la maladie ; chez le second, il se manifesta vers le quinzième jour. Le troisième malade ne s'aperçut du gonflement de testicule que dans le courant du cinquième septénaire.

1503. *Bubons.* Le bubon critique appartient particulièrement à la fièvre pestilentielle. On le remarque cependant quelquefois dans les fièvres adynamiques-ataxiques. On croyoit que le bubon pestilentiel avoit pour siége les glandes axillaires et inguinales; M. *Larrey* assure, dans ses *Mémoires de Chirurgie*, avoir disséqué des bubons après la mort de plusieurs pestiférés, et en avoir trouvé le siége dans le tissu cellulaire. Si l'éruption d'un ou de plusieurs bubons est suivie d'un véritable soulagement, si la fièvre se modère et que les symptômes diminuent, si les forces se soutiennent, si la tumeur tend à une prompte suppuration, le bubon est critique : il laisse des espérances. Lorsqu'au contraire, après une éruption subite, le bubon cesse de croître, lorsque l'inflammation locale n'est pas suffisante, et qu'il s'affaisse sur-le-champ, il annonce une mort prochaine.

1504. *Gonflement de diverses parties du corps.* Le gonflement du visage, des mains, des extrémités inférieures, de toutes les parties du corps, est au nombre des crises partielles qui jugent les fièvres ataxiques, muqueuses, vermineuses, et quelquefois la péripneumonie. Dans la petite-vérole, et même dans la plupart des autres maladies éruptives, le gonflement peut être regardé comme une crise partielle. Il commence par le visage, le cou, et se manifeste successivement sur les autres parties.

1505. *Furoncles.* Des furoncles plus ou moins nombreux, et qui se manifestent successivement

ou simultanément, sont critiques dans quelques
maladies. A la fin des maladies aiguës, et surtout
des petites-véroles, même inoculées, il survient
quelquefois des furoncles qui semblent servir à
une sorte de dépuration que la nature procure.
Les maniaques et les hypochondriaques ont aussi
de ces crises qui jugent plus ou moins complètement leurs maladies.

1506. *Gangrène.* En général, toutes les tumeurs, tous les exanthèmes qui surviennent dans
le cours des maladies aiguës, peuvent se terminer
par la gangrène. Néanmoins, on observe plus
souvent, 1°. la pustule gangréneuse, qui se manifeste dans les fièvres ataxiques et pestilentielles.
Cet anthrax des fièvres de mauvais caractère doit
être distingué de l'anthrax essentiel qui est le produit d'une cause locale extérieure. 2°. Les escarres
gangréneuses critiques, qui attaquent, dans les maladies aiguës, la peau qui recouvre le coccix, et
même celle de quelques autres parties, surtout
lorsqu'il existe déjà des plaies sur ces dernières.
Si l'apparition d'une escarre gangréneuse apaise
la fièvre et les symptômes alarmans qui l'accompagnent, si la tumeur se circonscrit, si la gangrène se borne promptement, si la nature est
assez puissante pour défendre et séparer les parties
saines des parties frappées de mort, ce charbon
ou cette escarre gangréneuse doit être appelé critique, puisqu'il termine la maladie. Le charbon
des fièvres pestilentielles est très-souvent symptomatique : dans ce cas, la fièvre persiste, les accidens s'aggravent, le pouls devient plus mou,

35

plus foible, plus fréquent, les forces s'anéantissent, la mort est prochaine. Il est avantageux que
les charbons paroissent sur des parties très-garnies
de muscles, de tissu cellulaire, et les plus éloignées
de la tête. On voit rarement plus de trois ou quatre
charbons sur le même individu, dans les fièvres
pestilentielles.

1507. *Dépôts purulens.* Si la maladie se prolonge sans aucune évacuation sensible et sans affoiblissement considérable ; si la fièvre se soutient ; si le malade éprouve, sans cause manifeste, des horripilations, du froid, des frissons
qui reviennent par intervalles ; s'il rend depuis
plusieurs jours des urines claires, ténues, en
grande abondance ; s'il survient des sueurs partielles, on doit attendre un dépôt critique. Les
dépôts favorables surviennent aux extrémités :
ils sont d'une consistance molle et sans dureté
dans leur circonférence ; ils s'élèvent en dehors
et en pointe ; ils suppurent facilement. Le développement d'un dépôt doit être rapide ; celui qui
s'accroît lentement est d'un fâcheux augure. Les
dépôts qui se forment dans les cavités intérieures
du corps, dans les membranes et dans le paren-
chyme des viscères, sont extrêmement dangereux : alors les premiers symptômes d'irritation
reparoissent ; le pouls se concentre et s'accélère,
et si le pus ne trouve point une issue au dehors
par les voies particulières à chaque organe, il
survient une fièvre hectique qui est presque toujours funeste.

1508. Les jours critiques (*judicatorii dies*) sont

ceux dans lesquels se font les crises. Il y a plusieurs
différences entre les jours critiques. On nomme
jours critiques par excellence, ou simplement
jours critiques, ceux dans lesquels surviennent
les crises les plus fréquentes et les moins dangereuses. Ces jours critiques n'ont pu être déterminés qu'en examinant scrupuleusement les divers
changemens qui se faisoient chaque jour dans les
maladies : or, les observations d'Hippocrate, de
Galien, de Duret, de Forestus, de Baillou, de Fernel, de Van-Swiéten, et d'un grand nomdre d'autres médecins anciens et modernes, ont parfaitement démontré l'influence de la révolution septénaire sur les progrès de la coction et sur les
crises; en sorte que, quoique les grands changemens qu'éprouve une maladie puissent à la ri-
gueur se faire tous les jours, il y a cependant, dans
la durée de la maladie, des jours qui, bien plus
positivement que tous les autres, sont affectés aux
changemens qui doivent avoir une terminaison
heureuse.

1509. De tous les jours critiques, le plus puis-
sant et le plus parfait est le septième, puis le quatorzième, le vingtième, le vingt-septième, le trente-
quatrième, le quarantième, le soixantième, le qua-
tre-vingtième, le centième et le cent vingtième qui,
selon *Galien*, est établi par *Hippocrate* le dernier
des jours critiques. Ensuite les crises ne se font
plus en suivant les jours, mais en suivant les mois
et les années.

1510. On appelle aussi quelquefois *jours cri-*
tiques ceux qui tiennent le milieu des semaines

et qui les séparent en deux, comme le quatrième,
le onzième et le dix-septième, et les analogues,
parce que souvent il s'y fait de bonnes crises. Ils
ont cependant plus de force pour annoncer ce qui
doit arriver dans le quaternaire suivant, que pour
former la crise, et les dénominations de *jours in-*
dicateurs ou *contemplatifs* leur conviennent mieux
que celle des *jours critiques.*

1511. Il résulte des observations que le septième jour est éminemment affecté aux changemens heureux qu'une maladie peut éprouver, et
que le quatrième jour est l'indicateur de ce septième; ainsi, lorsque l'état de crudité se termine
le quatrième, et qu'il s'établit alors des signes de
coction, on a lieu de présumer que cette maladie
finira le septième d'une manière heureuse. Le quatorzième est aussi éminemment critique, et le onzième est aussi indicateur du quatorzième; et le
onzième et le quatorzième sont entre eux dans les
mêmes rapports que le quatrième et le septième de
de la première révolution septénaire.

1512. Il y a peu de différences dans les opinions
des médecins sur les jours critiques des deux premiers septénaires; mais il n'en est pas de même des
périodes suivantes. Les uns (*Archigène* et *Dioclès*)
ont prétendu que ces périodes subséquentes
doivent être comptées de la même manière que les
deux premières: que la troisième période devoit
commencer le quinzième jour et finir le vingt-
unième, de manière que les jours critiques de cette
période devoient être le dix-huitième et le vingt-
unième. *Hippocrate* a prétendu, au contraire,

que la troisième semaine étoit liée à la deuxième,
que le quatorze commençoit l'une et terminoit
l'autre, et que les jours critiques étoient le dix-
septième et le vingtième; en sorte que, dans les
calculs d'Hippocrate, auxquels il a été conduit par
une multitude d'observations, trois semaines consécutives ne font que vingt jours révolus, parce
que la troisième semaine est liée avec la seconde,
et que le même jour achève l'une et commence
l'autre; ainsi, le quatorzième jour finit la seconde
semaine et commence la troisième; de même, le
trente-quatrième jour finit la cinquième semaine
et commence la sixième, et ainsi de suite pour les
révolutions suivantes.

1513. Il y a encore d'autres jours nommés *in-
tercalaires* ou *incidens*, tels que le troisième, le
cinquième, le sixième, le neuvième, dans lesquels arrivent quelquefois les crises, mais rarement. Elles ne sont alors ni bonnes ni certaines,
et elles ont été rapportées à la nature irritée et
provoquée par la maladie, d'où quelques médecins ont encore appelés ces jours *provoca-
teurs*.

1514. Dans les deux premiers septénaires, les
maladies marchent en général plus promptement,
et la violence des redoublemens peut provoquer
la nature et donner lieu aux crises qui se font
dans les jours incidens, qui ne sont point mesurés
par la révolution septénaire: tels sont le troisième
et le cinquième dans la première semaine, le neuvième dans la seconde. Aussi, après le vingtième
jour, il ne se fait plus de crises semblables, et le

nombre des jours critiques est alors fort diminué.

1515. Tous les autres sont appelés *non décré-*
toires, tels que le deux, huit, dix, douze, treize,
quinze, seize, dix-huit, dix-neuf, et plusieurs
autres, qui ne sont ni décrétoires, ni indicateurs,
ni intercidens. Ils ont aussi été nommés *jours*
vides, parce qu'il est rare qu'il s'y fasse de bonnes
crises, qu'ils n'indiquent rien, et qu'ils ne suppléent presque jamais les jours critiques.

1516. Les jours critiques ne sont pas toujours
semblables dans les mêmes maladies. Ils varient
suivant l'âge, la force, le tempérament, le régime
des malades, selon les climats, les saisons, suivant le mode de traitement. Chez les sujets robustes, les maladies se terminent plus vite, et les
jours critiques surviennent plutôt que chez les
sujets foibles; mais, quoique retardés chez ces
derniers, ils arrivent constamment des jours fixes
comme chez les premiers. Ainsi, dans les fièvres
inflammatoires ou bilieuses, dans les phlegmasies,
la crise qui n'a pu se faire le septième jour, peut
survenir tous les jours suivans, mais il est rare
qu'elle s'opère d'autres jours que le neuvième,
le onzième ou le quatorzième, etc. La nature,
simple dans ses opérations, produit des effets
uniformes quant à leur apparition; seulement ses
forces sont plus énergiques dans un malade que
dans un autre : le jugement de la maladie se fera
chez le premier le septième jour; tandis que,
chez le second, il ne se fera que le onzième ou le
quatorzième.

1517. Les crises surviennent ordinairement les

jours critiques, et il est rare qu'elles s'opèrent d'autres jours. Ainsi, quoique les maladies se terminent tous les jours, il n'en est pas moins vrai que le plus souvent elles finissent les jours spécialement indiquées. De quarante-huit malades atteints de fièvre putride, ardente, maligne, dont *Forestus* rapporte les observations dans son second livre, cinq furent jugés au quatre, vingt-deux au sept, sept au quatorze, deux au onze, un au dix-sept, et un au vingt-un ; et ces faits démontrent la différence des jours : car, si de quarante-huit maladies les trois quarts finissent aux jours critiques, ces jours-là ne sauroient être confondus avec les autres ; et si, parmi ces jours critiques, il y en a qui de trente-huit maladies en jugent vingt-deux, d'autres sept, comme le sept et le quatorze l'ont fait dans les observations dont il s'agit, il n'est pas douteux que ce sept et ce quatorze ne méritent la préférence sur les autres. On peut, à l'exemple d'*Aimen*, auteur d'une *Dissertation sur les jours critiques*, tirer, dans un nombre presque infini de maladies, quelques faits de terminaisons arrivées chaque jour depuis le premier jusqu'au vingtième jour ; mais si l'on recueille indistinctement un très-grand nombre d'histoires de maladies, on verra que, dans la plupart des cas, les crises se sont manifestées les jours annoncés comme critiques.

1518. La terminaison des maladies à des époques fixes n'est pas plus étonnante qu'une foule d'autres faits que l'on observe se reproduire à des termes fixes : un temps égal s'écoule chaque année depuis la floraison jusqu'à la maturation des fruits; les phases de la lune et des autres planètes reviennent aux mêmes époques. Comme dans la nature rien ne se fait qu'avec le temps; et que, pour chaque effet particulier, il faut un temps proportionné, il faut par conséquent un temps déterminé pour le retour des organes à leur état de santé, et pour l'élimination des matières qui sont devenues nuisibles. Les effets constans, réguliers, qui surviennent au bout d'un certain temps dans le corps, démontrent qu'ils dépendent d'une action de nos organes qui opère à des termes fixes. La durée de la gestation chez les femmes, la dentition, les menstrues, la mue de la voix, la sortie de la barbe, la croissance, la nutrition, les sécrétions, le changement du chyle en sang ont des temps réglés, et prouvent que l'action de nos organes produit les mêmes effets dans des temps égaux.

1519. On se plaint souvent de ce que la doctrine d'*Hippocrate* n'est pas uniforme dans ses différens ouvrages. Un relevé exact des terminaisons des maladies consignées dans le premier et le troisième livre des Épidémies n'est, dit-on, pas d'accord avec ce qui se trouve énoncé dans les Aphorismes et les Pronostics. On ne prend pas garde qu'Hippocrate devoit parler un langage fort différent dans un livre où il exposoit les faits tels que la nature les lui offroit, et dans celui où il généralisoit un très-grand nombre de faits, où il les classoit et les présentoit dans un ordre systématique.

1420. La doctrine des jours critiques établie par

Hippocrate ne peut être regardée comme fondée sur les dogmes des Pythagoriciens sur la vertu des nombres, puisque l'observation confirme tous les jours les assertions du père de la médecine, lorsque le cours ordinaire des maladies n'est pas interverti par une médecine tumultueuse qui attaque successivement les symptômes les plus apparens. Si l'on admettoit qu'un autre motif que le strict examen de la marche des maladies a pu le déterminer à reconnoître des jours critiques, ne seroit-ce pas la considération des grands changemens que le corps éprouve, et qui répondent à la révolution septénaire ? Ce qui démontre avec évidence qu'*Hippocrate* ne s'est pas écarté de la rigoureuse manière de philosopher qu'on lui a de tout temps reconnu, en créant la doctrine des jours critiques, c'est que des observateurs, sur la sagacité et sur la candeur desquels nous avons le plus de droit de compter, nous ont appris qu'ils avoient vu constamment les mêmes terminaisons des maladies, et aux mêmes époques qu'*Hippocrate* avoit remarquées dans la Grèce. Les phénomènes vitaux présentent, il est vrai, des variétés : on observe quelques exceptions dans certains lieux, dans certains climats, ou par d'autres circonstances; les phénomènes de la vie ne peuvent être soumis à un calcul rigoureux, et à des règles complètement invariables; mais toutes les observations partielles ne prouvent rien contre la doctrine des jours critiques, constatée dans tous les siècles par les médecins de la plus haute réputation. C'est à la campagne, c'est dans les villes, parmi les personnes qui mènent une vie simple et régulière, et qui ne sont pas débilitées par des excès ou par une extrême vieillesse; c'est en évitant de faire une médecine trop active, quelquefois salutaire et plus souvent nuisible; c'est en se bornant à combattre des complications ou des efforts vicieux de la nature, qu'on peut vérifier la doctrine des crises. Je peux assurer que, depuis plus de vingt années que je me livre à l'exercice de la médecine, j'ai constamment observé les crises aux époques indiquées par *Hippocrate*, lorsqu'une médecine perturbatrice ne dérangeoit pas la marche naturelle des maladies. Les élèves qui ont suivi mes cours de médecine clinique à l'hospice de la Salpêtrière, ont souvent vu les crises s'opérer les jours critiques, même chez les vieillards.

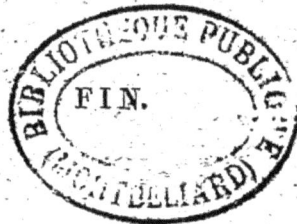

FIN.

TABLE DES ARTICLES.

FIN DE LA TABLE DES ARTICLES.

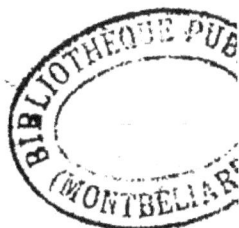

jamais vue. Elle est morte. Elle n'est plus de ce monde, celle qui aurait pu vous inquiéter. Ainsi, je vous prie, supportez ceci avec votre douceur ordinaire.

NAUSISTRATE.

Quoi, ma douceur ordinaire? Ah, malheureuse! je voudrais bien que ce fût là sa dernière folie : mais puis-je l'espérer? Puis-je croire que l'âge le rendra sage? Il était déjà vieux alors, si c'est la vieillesse qui donne de la retenue. Suis-je plus jeune et plus belle? Ai-je plus d'attraits que dans ce temps-là, Démiphon? Que me direz-vous pour me faire espérer que pareille chose n'arrivera plus?

PHORMION *(à part).*

Si quelqu'un veut assister aux funérailles de Chrémès, qu'il se dépêche. Voilà comme je m'y prendrai. Allons, allons, attaque maintenant Phormion qui voudra, je l'équiperai comme Chrémès. Il a beau faire sa paix, je l'ai assez puni. Sa femme a là une chanson à lui corner aux oreilles le reste de ses jours.

NAUSISTRATE.

J'ai mérité sans doute un pareil traitement. Faut-il, Demiphon, que je vous rappelle en détail comment j'en ai usé avec lui?

.

www.ingramcontent.com/pod-product-compliance
Lightning Source LLC
Chambersburg PA
CBHW031734210326
41599CB00018B/2582